Jahrbuch der medizinischen Psychologie 5

Schriftleitung

E. Brähler, Gießen   B. F. Klapp, Berlin
J. W. Scheer, Gießen

Herausgeber

E. Brähler, Gießen   B. Dahme, Hamburg
S. Davies-Osterkamp, Düsseldorf
G. Ehle, Berlin   B. F. Klapp, Berlin
U. Koch-Gromus, Freiburg   S. Maes, Leiden
M. Perrez, Fribourg   H. P. Rosemeier, Berlin
J. W. Scheer, Gießen   L. R. Schmidt, Trier
H. Schröder, Leipzig   U. Tewes, Hannover
R. Verres, Hamburg   B. Wimmer-Puchinger, Wien
A. Zink, Berlin

Psychologische Probleme in der Reproduktionsmedizin

Herausgegeben von
E. Brähler   A. Meyer

Mit 14 Abbildungen und 12 Tabellen

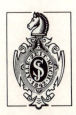

Springer-Verlag

Berlin Heidelberg New York
London Paris Tokyo
Hong Kong Barcelona

Prof. Dr. Elmar Brähler
Zentrum für Psychosomatische Medizin
Justus-Liebig-Universität Gießen
Abt. Medizinische Psychologie
Friedrichstraße 36, W-6300 Gießen

Dipl.-Psych. Annelene Meyer
Evangelisches Zentralinstitut für Familienberatung
Matterhornstraße 82–84, W-1000 Berlin 38

ISBN 3-540-52553-X Springer-Verlag Berlin Heidelberg New York

CIP-Titelaufnahme der Deutschen Bibliothek
Psychologische Probleme in der Reproduktionsmedizin / hrsg. von E. Brähler; A. Meyer.
Berlin; Heidelberg; New York; London; Paris; Tokyo; Hong Kong; Barcelona: Springer, 1991
(Jahrbuch der medizinischen Psychologie; 5)
ISBN 3-540-52553-X (Berlin ...)
ISBN 0-387-52553-X (New York ...)
NE: Brähler, Elmar [Hrsg.]; GT

Dieses Werk ist urheberrechtlich geschützt. Die dadurch begründeten Rechte, insbesondere die der Übersetzung, des Nachdrucks, des Vortrags, der Entnahme von Abbildungen und Tabellen, der Funksendung, der Mikroverfilmung oder der Vervielfältigung auf anderen Wegen und der Speicherung in Datenverarbeitungsanlagen, bleiben, auch bei nur auszugsweiser Verwertung, vorbehalten. Eine Vervielfältigung dieses Werkes oder von Teilen dieses Werkes ist auch im Einzelfall nur in den Grenzen der gesetzlichen Bestimmungen des Urheberrechtsgesetzes der Bundesrepublik Deutschland vom 9. September 1965 in der jeweils gültigen Fassung zulässig. Sie ist grundsätzlich vergütungspflichtig. Zuwiderhandlungen unterliegen den Strafbestimmungen des Urheberrechtsgesetzes.

© Springer-Verlag Berlin Heidelberg 1991
Printed in Germany

Die Wiedergabe von Gebrauchsnamen, Handelsnamen, Warenbezeichnungen usw. in diesem Werk berechtigt auch ohne besondere Kennzeichnung nicht zu der Annahme, daß solche Namen im Sinne der Warenzeichen- und Markenschutz-Gesetzgebung als frei zu betrachten wären und daher von jedermann benutzt werden dürften.

Produkthaftung: Für Angaben über Dosierungsanweisungen und Applikationsformen kann vom Verlag keine Gewähr übernommen werden. Derartige Angaben müssen vom jeweiligen Anwender im Einzelfall anhand anderer Literaturstellen auf ihre Richtigkeit überprüft werden.

Satz: Elsner & Behrens GmbH, Oftersheim
19/3140-543210 – Gedruckt auf säurefreiem Papier

Vorwort

„Ein Kind um jeden Preis" – notfalls auch ohne Sexualität mit Hilfe der Techniken der modernen Reproduktionsmedizin? Um diese Frage zentrieren sich die Beiträge im Schwerpunktteil A des vorliegenden Jahrbuchbandes der medizinischen Psychologie aus psychologischer Sicht.

Obwohl die Bedeutung psychosozialer Faktoren bei der Entstehung und Behandlung auch von ärztlicher Seite immer wieder betont wird, finden psychologische Probleme im Bereich der Reproduktionsmedizin immer noch viel zu wenig Berücksichtigung. So sind die psychologischen Bedingungen, die zu ungewollter Kinderlosigkeit führen, insbesondere bei der wachsenden Anzahl sog. „idiopathischer Sterilität" noch weitgehend ungeklärt. Trotz der enormen physischen, sozialen materiellen und psychischen Belastungen und Risiken der medizinischen Behandlung unterziehen sich immer mehr Paare dieser Behandlung, wenngleich ihre Bemühungen meist nicht durch den ersehnten „Erfolg" eines Kindes gekrönt werden. Während eine beträchtliche Anzahl von Paaren schließlich doch noch ohne medizinische Behandlung ein Kind bekommt, sind viele nach einer langwierigen Behandlung genötigt, meist ohne professionelle Hilfe ihre Unfruchtbarkeit zu akzeptieren und zu betrauern. Nur wenige reproduktionsmedizinische Teams beziehen Psychologen in die Kooperation bei der Beratung und Begleitung der Paare (vor, während und nach der medizinischen Behandlung) mit ein. Viele Probleme im Bereich der Fortpflanzungsmedizin wurden von psychologischer Seite bisher noch zu wenig erforscht.

Der vorliegende Band will insofern zur Verbesserung der Kooperation von Medizinern und Psychologen im Bereich der Fortpflanzungsmedizin beitragen, als er über den derzeitigen Stand der psychologischen Forschung in diesem Bereich informiert und die psychologischen Probleme, denen ungewollt kinderlose Paare vor, während und nach der Behandlung ausgesetzt sind, stärker ins Blickfeld rückt und erhellt.

Im Buchteil A, Teil I, wird eine Übersicht über Probleme der Fertilität und Infertilität aus psychosomatischer Sicht sowie eine kritische Bestandsaufnahme der derzeitigen empirisch-psychologischen Forschung im Bereich von In-vitro-Fertilisation und heterologer Insemination gegeben. Die Schwerpunkte und methodischen Probleme bisheriger Forschung und die Notwendigkeit bzw. Aufgabenfelder zukünftiger medizinpsychologischer Forschung im Bereich der Reproduktionsmedizin werden verdeutlicht.

Teil II beschäftigt sich mit Fragen der Indikation und Prognose bei der Sterilitätsbehandlung mit Hilfe künstlicher Befruchtungstechniken. Er informiert über Risiken und Erfolgsaussichten der medizinischen Behandlung sowie Fehlerwartungen der Paare an die Behandlung und erhellt einzelne Faktoren, die die individuelle Psychodynamik und Paardynamik einer Sterilitätskrise bzw. „Sterilitätskarriere" betreffen. Er soll dazu beitragen, der allgemeinen Überschätzung des medizinischen Behandlungserfolges entgegenzuwirken, und soll darauf hinwirken, psychologische Aspekte bereits im Prozeß der Entscheidungsfindung und der Indikationsstellung vor einer etwaigen medizinischen Behandlung stärker zu berücksichtigen und Psychologen zur Beratung hinzuziehen.

Teil III beschäftigt sich mit Fragen der Verarbeitung der Behandlung durch künstliche Befruchtungstechniken mit und ohne den erwünschten Erfolg, die bisher zu wenig berücksichtigt wurden. Besonders belastende Momente im Verlauf der medizinischen Behandlung werden aufgezeigt. Problematisch erscheint vor allem, daß viele Paare nach erfolgloser Behandlung mit ihrem Sterilitätsproblem ohne spezifische Betreuung allein zurechtkommen müssen. Die Beiträge liefern somit Ansatzpunkte für zukünftige Untersuchungen im Hinblick auf eine adäquate psychologische Betreuung der Paare während und nach der medizinischen Behandlung.

In Teil IV werden eingehendere Überlegungen zur Betreuung ungewollt kinderloser Paare durch Psychologen angestellt. Welche Aufgabenfelder und Probleme ergeben sich für Psychologen bei der Betreuung der Paare begleitend zur medizinischen Behandlung? Wie gestaltet sich die Psychologe-Arzt-Patienten-Beziehung, und wie könnte eine Kooperation mit dem medizinischen Reproduktionsteam aussehen? Inwiefern können Psychologen einen eigenständigen Beitrag und eine Alternative zur medizinischen Behandlung anbieten? Die aufgrund einer verhaltenstherapeutischen Paartherapie erzielten Veränderungen und Erfolge im somatischen und psychischen Bereich bei Kinderwunschpaaren werden beispielhaft vorgestellt.

In einem eigenen Beitrag wird in Teil V die ethische Problematik der Reproduktionsmedizin angesprochen. Den ethischen Richtlinien der Ärzteschaft wird die derzeitige Praxis der In-vitro-Fertilisation kritisch gegenübergestellt.

Unabhängig vom Schwerpunktthema liefert Teil B als forschungsstrategischer Beitrag der medizinischen Psychologie eine Bestandsaufnahme der zahlreichen Verfahren zur Erfassung von Krankheitsverarbeitung.

Der umfangreiche Rezensionsteil (Teil C) enthält Besprechungen der wichtigsten aktuellen Bücher zum Thema Schmerz.

Die historischen Seiten (Teil D) geben passend zum Schwerpunktthema einen Beitrag des Gynäkologen H. Roemer zum Thema „Sterilität und Schwiegermutter" aus dem Jahre 1953 wieder. (Nach H. Roemer wird der Wissenschaftspreis des „Deutschen Kollegiums für psychosomatische Medizin" benannt.)

Berlin/Gießen, im Herbst 1990   *Elmar Brähler,*
                                                                    Annelene Meyer

Autorenverzeichnis

Argiriou, Christos, Dr. med.
Abt. Frauenheilkunde, Zentrum Operative Medizin I
Christian-Albrechts-Universität Kiel
Michaelisstraße 16, W-2300 Kiel 1

Bents, Hinrich, Dr. phil., Dipl-Psych.
Psychosomatische Fachklinik Bad Pyrmont
Bombergallee 10, W-3280 Bad Pyrmont

Bernt, Helga, Dr. phil., Dipl.-Psych.
Nervenklinik der Universität Rostock
Gehlsheimer Straße 20, O-2500 Rostock

Bernt, Wolf-D., Dr. med.
Frauenklinik der Universität Rostock
Doberaner Straße 142, O-2500 Rostock

Beutel, Manfred, Dr. phil., Dipl.-Psych.
Institut und Poliklinik für Psychosomatische Medizin,
Psychotherapie und Medizinische Psychologie, TU München
Langerstraße 3, W-8000 München 80

Brähler, Elmar, Prof. Dr. rer. biol. hum.
Zentrum für Psychosomatische Medizin, Justus-Liebig-Universität Gießen
Abt. Medizinische Psychologie
Friedrichstraße 36, W-6300 Gießen

Buck, Sybille
Abt. Frauenheilkunde, Zentrum Operative Medizin I
Christian-Albrechts-Universität Kiel
Michaelisstraße 16, W-2300 Kiel 1

Davies-Osterkamp, Susanne, Prof. Dr. rer. soc.
Klinik für Psychotherapie und Psychosomatik, Rheinische Landesklinik
Bergische Landstraße 2, W-4000 Düsseldorf 12

Fiegl, Jutta
Institut für Sterilitätsbetreuung
Trauttmansdorffgasse 3a, A-1130 Wien

Franke, Paul R., Dr. med.
Klinik für Gynäkologie und Geburtshilfe, Medizinische Akademie Magdeburg
Leipziger Straße 44, O-3090 Magdeburg

Franz, Carmen, Dipl.-Psych.
Ambulanz für Schmerzbehandlung, Georg-August-Universität Göttingen
Robert-Koch-Straße 40, W-3400 Göttingen

Heiss, Barbara, Dr. phil., Dipl.-Psych.
Fachklinik Hochsauerland
Zu den drei Buchen 2, W-5948 Schmallenberg 2

Hölzle, Christine, Dr. phil., Dipl.-Psych.
Institut für Medizinische Psychologie, Westfälische Wilhelms-Universität
Domagkstraße 3, W-4400 Münster

Kemeter, Peter, Dr.
Institut für Sterilitätsbetreuung
Trauttmansdorffgasse 3a, A-1130 Wien

Knorre, Peter, Dr. med.
Gynäkologische Abteilung und Schwangerenbetreuung, Zentrale Poliklinik
Am Kleistpark, O-1200 Frankfurt/Oder

Mettler, Liselotte, Prof. Dr. med.
Abt. Frauenheilkunde, Zentrum Operative Medizin I
Christian-Albrechts-Universität Kiel
Michaelisstraße 16, W-2300 Kiel 1

Meyer, Annelene, Dipl.-Psych.
Evangelisches Zentralinstitut für Familienplanung
Matterhornstraße 82–84, W-1000 Berlin 38

Muthny, Fritz, Priv.-Doz. Dr. med. Dr. phil., Dipl.-Psych.
Psychologisches Institut, Universität Freiburg, Abt. Rehabilitationspsychologie
Belfortstraße 16, W-7800 Freiburg

Springer-Kremser, Marianne, Univ.-Doz. Dr.
Institut für Tiefenpsychologie und Psychotherapie, Universität Wien
Währinger Gürtel 18–20, A-1090 Wien

Strauß, Bernhard, Dr. phil., Dipl.-Psych.
Abt. Psychotherapie und Psychosomatik, Zentrum für Nervenheilkunde
Christian-Albrechts-Universität Kiel
Niemannsweg 147, W-2300 Kiel 1

Ulrich, Dagmar, Dipl.-Psych.
Institut für Hormon- und Fortpflanzungsforschung
Lornsenstraße 4, W-2000 Hamburg 50

Wiesing, Urban, Dr. med.
Institut für Theorie und Geschichte der Medizin
Waldeyerstraße 27, W-4400 Münster

Wildgrube, Klaus, Dr. phil., Dipl.-Psych.
Abt. Medizinische Psychologie, Medizinische Hochschule Hannover
Konstanty-Gutschow-Straße 8, W-3000 Hannover 61

Verzeichnis der Gutachter

Folgende Kolleginnen und Kollegen haben sich freundlicherweise für dieses Jahrbuch als Gutachter/innen zur Verfügung gestellt:

C. Brähler, Gießen
W. Bräutigam, Heidelberg
I. Florin, Marburg
M. Geyer, Leipzig,
H. Lang, Würzburg
S. Maes, Leiden/NL
H. Molinski, Düsseldorf
P. Petersen, Hannover
H. Pohlmeier, Göttingen

H. J. Prill, Bonn
H. D. Rösler, Rostock
L. R. Schmidt, Trier
H. Schröder, Leipzig
J. Siegrist, Marburg
M. Stauber, München
D. Vaitl, Gießen
R. Verres, Hamburg
H. Zenz, Ulm

Inhaltsverzeichnis

A. Psychologische Probleme in der Reproduktionsmedizin

I. Problemdarstellung und -aufriß

Fertilität und Infertilität aus psychosomatischer Sicht
P. Knorre 3

Psychologische Untersuchungen im Rahmen künstlicher
Befruchtungstechniken; eine kritische Bestandsaufnahme
S. Davies-Osterkamp 15

II. Zur Indikation und Prognose

Risiken und Erfolgsaussichten der In-vitro-Fertilisation
C. Hölzle 39

Kontraindikationen zu einer forcierten Sterilitätsbehandlung
aus medizinpsychologischer Sicht
P. R. Franke 56

Fallstudien zur In-vitro-Fertilisation unter besonderer Berücksichtigung
der Position der Ehemänner
M. Springer-Kremser 66

Psychologische Aspekte der In-vitro-Fertilisation und des intratubaren
Gametentransfers
H. Bernt, W.-D. Bernt 75

III. Zur Verarbeitung

Die In-vitro-Fertilisation im Rückblick:
Subjektives Erleben und psychische Folgen im Urteil betroffener Paare
B. Strauß, C. Argiriou, S. Buck, L. Mettler 89

Katamnestische Untersuchung von Paaren mit Kindern
nach In-vitro-Fertilisation oder Samenspende
J. Fiegl, P. Kemeter 111

IV. Zur psychologischen Betreuung

Psychologische Betreuung von Sterilitätspatienten:
Aufgaben, Probleme und konzeptionelle Überlegungen
B. Strauß, D. Ulrich 127

Verhaltenstherapeutische Paartherapie bei Kinderwunschpatienten
H. Bents 144

V. Ethische Aspekte

Behandlung oder Experiment? Die Praxis der In-vitro-Fertilisation
und die ethischen Richtlinien der Ärzteschaft
U. Wiesing 159

B. Forschungsstrategien in der medizinischen Psychologie

Möglichkeiten und Grenzen der klinischen Erfassung
von Krankheitsverarbeitung
F. A. Muthny, M. Beutel 177

C. Rezensionen

Schmerz – up to date
C. Franz, B. Heiss, K. Wildgrube 211

D. Historische Seiten

Sterilität und Schwiegermutter
H. Roemer 231

A. Psychologische Probleme in der Reproduktionsmedizin

I. Problemdarstellung und -aufriß

Fertilität und Infertilität aus psychosomatischer Sicht

P. Knorre

Zusammenfassung

Zahlreiche Erfahrungen aus der Infertilitätsbehandlung lassen vermuten, daß psychosozialen Faktoren im biologischen Prozeß der Fortpflanzung eine große Bedeutung zukommt. Anhand eigener Untersuchungen werden der relative Charakter der Fertilität und die psychosomatischen Zusammenhänge mit der Einschränkung der Fortpflanzungsfähigkeit beider Partner dargestellt und eine Definition der Infertilität unter diesen Bedingungen versucht. Die daraus resultierenden Konsequenzen für die Behandlung infertiler Paare werden diskutiert.

Summary

Extensive experience in the treatment of infertility has made researchers aware of the presumed importance of psychosocial factors in reproduction. The results of my own research demonstrate the relative character of fertility and how psychosomatic factors are connected with restricted fertility under these conditions. The consequences for treatment of infertile couples are discussed.

Durch eine Vielzahl neuer Behandlungsmethoden ist es in den vergangenen 20 Jahren zu einer stürmischen Entwicklung der Reproduktionsmedizin gekommen. Die moderne Hormontherapie, die Mikrochirurgie, verbesserte Inseminationsverfahren, aber nicht zuletzt die extracorporale Befruchtung haben nicht nur bei den Betroffenen den Eindruck erweckt, alle Probleme aus der ungewollten Kinderlosigkeit wären lösbar geworden, wenn auch unter erheblichem medizinischen Aufwand.
    Leider hält dieser optimistische Eindruck einer kritischen Untersuchung nicht stand.

- Die Schwangerschaftsraten als Maß des Behandlungserfolges haben sich trotz der verbesserten diagnostischen und therapeutischen Möglichkeiten seit 1960 kaum erhöht (Haake u. Rodriguez 1981). Das gilt auch für die In-vitro-Fertilisation.

- Die diagnostizierte Störung der Fertilität läßt sich zwar beseitigen, die gewünschte Schwangerschaft tritt jedoch nur in einem kleinen Teil der Ehen ein (Schmidt-Elmendorff u. Kämmerling 1977; Saunders et al. 1979). Dafür wird gelegentlich ein Symptomwechsel auf eine andere Fertilitätsstörung beobachtet (Knorre u. Hernichel 1985).
- Ein überdurchschnittlicher Teil der Schwangerschaften nach Infertilitätsbehandlung endet als Abort, Extrauteringravidität oder als Totgeburt (Becker 1980). Wir haben bei einer erhöhten Schwangerschaftsrate auch eine Zunahme von solchen Mißerfolgen registriert (Knorre u. Schüßling 1986).

Andere Beobachtungen lassen erhebliche Zweifel an der Effektivität der Reproduktionsmedizin entstehen.

- Herold (1984) berichtet überdurchschnittliche Erfolge allein nach Beratung und bewußt hinausgezögerter Sterilitätsdiagnostik.
- In einem großen Teil der Ehen führen Placebos ebenso zur Gravidität wie eine gezielte Therapie (Hinton et al. 1979; Wright et al. 1979).
- Nach Lübke u. Stauber (1972) treten höchstens ein Drittel aller Schwangerschaften im direkten zeitlichen Zusammenhang mit der durchgeführten Therapie ein.
- Weder aus den klinischen Untersuchungsbefunden (Freischem et al. 1984), noch aus dem Ausmaß organischer Schädigungen (Epple 1975; Knorre u. Löper 1982) lassen sich prognostische Aussagen für den Erfolg der Sterilitätsbehandlung ableiten.

Die kritische Beurteilung solcher Erfahrungen und die Unzufriedenheit mit den Behandlungsergebnissen werfen die Frage auf, ob nicht andere, nichtbiologische Faktoren die Fertilität entscheidend zu beeinflussen vermögen. Damit ist der Ansatz für die Untersuchung psychischer Prozesse und ihrer möglichen Wirkung auf die Infertilität gegeben.

Zu einigen Besonderheiten des Symptoms Infertilität

Die Beeinträchtigung der Fortpflanzungsfunktion des Menschen ist aus biologischer Sicht sehr vielgestaltig. Daraus läßt sich die Vermutung ableiten, daß die Infertilität auch in ihrer Psychogenese multifaktoriell und uneinheitlich ist (Knorre 1986). Die mangelnde Beachtung dieser Möglichkeit hat zu berechtigter Kritik (Noyes u. Chapnick 1964) geführt.

Für die Annäherung an das Problem scheint uns vorerst der Hinweis notwendig, daß die Infertilität lediglich die Störung einer nicht lebensnotwendigen Körperfunktion ist und keine Krankheit im üblichen Sinn. Wir sprechen deshalb lieber vom „Symptom Infertilität". Dabei halten wir die früher gebrauchte Unterscheidung der Begriffe „Sterilität" als Unvermögen zur Konzeption und „Infertilität" als Unvermögen zum Austragen einer Schwangerschaft für weniger wichtig. Trotz unterschiedlicher biologischer und psychosomatischer Pathomechanismen ist das Ergebnis beider Funktionsstörungen eine Kinderlosigkeit.

Für die betroffenen Paare, aber auch für den behandelnden Arzt ist die Infertilitätsbehandlung auf die Erlangung eines *sozialen Erfolges* gerichtet (van Hall 1983). Die Beeinträchtigung des Lebensgefühls durch die Unfruchtbarkeit betrifft also primär den sozialen Bereich (Nijs u. Rouffa 1975). Das schließt nicht aus, daß die Bewältigung des Problems zur Krise und damit zu sekundären psychosomatischen Reaktionen führen kann (Bresnick u. Taymor 1979).

Wir können die Infertilität auch deshalb als soziales Symptom bezeichnen, weil sie immer an eine *heterosexuelle Paarbeziehung gebunden* ist. Von medizinischen Handlungen abgesehen, kann Fertilität nur durch Sexualität erreicht werden. Damit bedeutet ein Kind nicht nur Gewinn an sozialer Potenz – mit ihm wird der Umwelt auch sexuelle Potenz dokumentiert. Diesem Gedanken wurde bislang nur wenig Aufmerksamkeit gewidmet, obwohl sexuelles Unvermögen als schwerer gesellschaftlicher Makel empfunden wird. Nicht zuletzt erklärt sich auch hieraus der auf dem kinderlosen Paar lastende Druck und die eigentliche Motivation dafür, alle möglichen Strapazen der Behandlung auf sich zu nehmen.

Infertilität wird erst dann zum Symptom, wenn das eigene Unvermögen bewußt registriert wird. Die stärkere Beachtung der Thematik in den Medien, besonders im Hinblick auf spektakuläre Behandlungsverfahren, hat sicher auch dazu geführt, daß das Problemdenken der Paare zugenommen hat. Immer häufiger erscheinen sehr junge, noch nicht oder gerade verheiratete Paare in der Sprechstunde mit der Bitte um Infertilitätsbehandlung. Das diesen Patienten eigene Defektgefühl beschreibt Pasini (1980) als charakteristisch für die Infertilität. Da jedoch in solchen Fällen von einer körperlichen Bestätigung der Infertilität kaum die Rede sein kann, muß das Unvermögen stärker gefühlt als registriert worden sein. Neben der Erfahrung, daß ein solches Problembewußtsein die Betreuung des Paares erheblich erschwert und sich dadurch die Notwendigkeit einer Behandlung nachträglich bestätigt, werten wir ein solches Verhalten auch als Hinweis auf die Psychogenese der Infertilität.

Andererseits kennen wir viele Ehen, die über Jahre keine Kontrazeption betreiben, für die jedoch das Leben ohne Kind kein Problem darstellt. Nach Bierkens (1973) sind es immerhin ein Drittel aller Paare, die niemals wegen einer Infertilität behandelt werden, in den USA offenbar noch mehr (Prill 1971).

Aus der Erfahrung mit behandelten infertilen Paaren, aber auch aus Gesprächen mit fertilen Ehepaaren wissen wir, daß deren Schwangerschaften oft erst unter besonderen emotionalen Bedingungen eintraten, gelegentlich sogar zu einem Zeitpunkt des Zyklus, an dem eine Konzeption undenkbar schien. Jürgensen (1983) teilt solche Beobachtungen für nicht gewollte Schwangerschaften im Zusammenhang mit aktuellen Trennungssituation mit. Auch uns wurden Schwangerschaften anläßlich von Ehescheidungen mehrfach berichtet.

Für das Verständnis der Infertilität scheint uns deshalb die Beachtung des relativen Charakters der Fertilität von wesentlicher Bedeutung. Wir können weder von sicherer Fertilität, noch von sicherer Infertilität sprechen, solange uns die tieferen Zusammenhänge nicht bekannt sind. Ein Wechsel von einem Funktionszustand in den anderen scheint jederzeit möglich. Es fällt bei der Analyse solcher Phasen allerdings auf, daß es immer wieder psychische Prozesse sind, die fördernd oder hemmend auf die Reproduktionsfunktion Einfluß nehmen. Es fällt weiterhin auf, daß die Antwort auf identische psychische Einflüsse individuell sehr unterschiedlich ausfällt, so daß offenbar innere Bedingungen entscheidend sind. Damit scheint uns eine psychosomatische Betrachtung der Infertilität ausreichend legitimiert.

Beiträge zur psychosomatischen Infertilitätsforschung

Die Durchsicht des einschlägigen Schrifttums läßt eine große Zahl von unterschiedlichen Ansätzen der Annäherung an die Problematik erkennen. Für die Erklärung der Schwierigkeiten und Grenzen der psychosomatischen Infertilitätsforschung scheint uns eine kurze Besprechung der wesentlichen Richtungen geraten.

Es verwundert nicht, daß die ersten wichtigen Hinweise von Psychoanalytikerinnen, Therese Benedek (1951) und Helene Deutsch (1953), gegeben wurden. Dem gespannten Verhältnis der Medizin zur Psychoanalyse ist offenbar die geringe Beachtung der Beiträge zuzuschreiben. Die Anerkennung psychoanalytischer Ergebnisse wird aber auch durch die zwangsläufige Orientierung am Einzelfall erschwert. Für diesen speziellen Fall wird aufgrund der eindrucksvollen Zusammenhänge eine Psychogenese akzeptiert, eine Verallgemeinerung jedoch abgelehnt. Nur so ist es zu erklären, daß die erhebliche Zahl kasuistischer Mitteilungen über psychosomatische Zusammenhänge der Infertilität nicht mehr bewirkt hat, als die Häufigkeit der psychogenen Infertilität in medizinischen Lehrbüchern mit 10–20% anzugeben.

Die Erforschung neurohormonaler, neurovegetativer und neuroimmunologischer Mechanismen hat auch der Infertilitätsforschung neue Wege eröffnet. Als Beispiel dafür seien die Untersuchungen von Richter (1982) über die sekundäre Amenorrhöe genannt. Immerhin läßt sich auch im Tierexperiment die Beeinflussung nachvollziehen (Bieglmayer et al. 1980).

Bereits vor 30 Jahren erhob Fikentscher (1959) die Forderung, das infertile Paar nur als Einheit aufzufassen und zu behandeln. Trotzdem konzentrieren sich die Untersuchungen vorwiegend auf die Frau. Erst der Hinweis von Goldschmidt u. De Boor (1976), die Infertilität sei eine ins Somatische verdrängte Beziehungsstörung des Paares, lenkte das Interesse in breiterem Umfang auf die Beziehungsstrukturen. Stauber (1979) beschreibt für kinderlose Paare typische Beziehungsmuster und deren Veränderungen nach Erfüllung des Kinderwunsches. Goebel u. Dieckhoff (1983) bestätigen diese Ergebnisse und belegen gleichzeitig, daß solche Strukturen nicht erst durch die Infertilität entstanden sind.

Hieran wird eine wesentliche Schwierigkeit der psychosomatischen Infertilitätsforschung deutlich: Die Auffälligkeiten im Wesen und Verhalten vieler Partner infertiler Ehen sind kaum zu übersehen, werden in der Regel jedoch dem Leiden unter der Kinderlosigkeit zugeschrieben. Da uns bislang Langzeitstudien – sie müßten spätestens in der Pubertät beginnen – nicht vorliegen, ist oft nicht zu entscheiden, ob beispielsweise die depressive Grundstimmung infertiler Frauen (Stauber 1979) primär vorhanden oder erst durch den nicht erfüllten Kinderwunsch entstanden ist.

Der Analyse des Kinderwunsches ist in der Infertilitätsforschung bisher wenig Aufmerksamkeit geschenkt worden, nicht zuletzt wegen der Annahme, daß der Wunsch nach einem Kind zumindest für jede Frau ein primäres Bedürfnis sei

(Deutsch 1953). Andererseits scheint die Erforschung des Kinderwunsches an die Grenzen der Rationalität unserer Wissenschaften zu reichen und der Begriff so vielschichtig zu sein, daß ein unbedachter Gebrauch eher Verwirrung schaffe (Petersen u. Teichmann 1983). In verschiedenen Arbeiten (Stauber 1979; Goebel u. Dieckhoff 1983; Petersen 1987) kommt jedoch zum Ausdruck, daß dem Kind vom infertilen Paar fast immer eine bestimmte Funktion zugedacht und die Bedeutung des Kindes für die Familienbildung in diesen Fällen nicht mehr selbstverständlich ist. Wir werden also die Infertilität nur verstehen können, wenn wir auch solche Gesichtspunkte in unsere Betrachtungen einbeziehen.

Eigene Ergebnisse zur Psychosomatik der Infertilität

Nach dem Vorschlag von Mai et al. (1972) unterziehen wir seit 1978 infertile Ehen einem semistrukturierten, biographisch und situationsorientierten Interview, anfangs – zur Erleichterung der Erkennung von Zusammenhängen mit klinischen Befunden – nach der medizinischen Basisdiagnostik und mit jedem Partner einzeln. Einzelheiten der Methode wurden bereits mitgeteilt (Knorre 1986). Seit 1985 werden die Interviews aus praktischen Erwägungen mit beiden Partnern gemeinsam geführt und, als Schlußfolgerung aus den Erfahrungen, überwiegend zu Beginn der Infertilitätsdiagnostik. Wir haben bislang etwa 250 Paare mit den unterschiedlichsten klinischen Infertilitätsursachen untersucht und mindestens 2 Jahre nach dem Interview beobachtet.

Nach Auswertung der ersten 83 untersuchten Ehen lassen sich in deutlicher Abhängigkeit vom (nach den klinischen Untersuchungsergebnissen) vermutlich die Kinderlosigkeit verursachenden Partner, charakteristische psychische Merkmale feststellen (Knorre 1986). Im Vergleich der Ergebnisse mit denen von sicher fertilen Ehen (mit 2 Kindern und einer dritten, unterwünschten Schwangerschaft ohne Infertilitätsbehandlung) fällt dabei eine Häufung von Negativerlebnissen in Kindheit und Jugend sowie in früheren Partnerbeziehungen bei den Frauen und Männern der infertilen Paare auf. Offenbar hiermit zusammenhängend, zeigen sich diese stärker neurotisiert, angstbesetzt und in ihren Partner- und Sexualbeziehungen beeinträchtigt.

In den sterilen Ehen ohne erkennbare klinische Infertilitätsursache spielen solche frühen Erfahrungen seltener eine Rolle. Dafür ist hier ein deutlicher Einfluß aus der beruflichen Tätigkeit (höherer Ausbildungsgrad, berufliche Belastung und Unzufriedenheit mit der Arbeit) und dem Verständnis der Geschlechterrolle zu registrieren.

Auch die geringere Zahl früherer Negativerlebnisse in den Fällen von sekundärer Infertilität muß hervorgehoben werden. Hier haben negative Schwangerschaftserlebnisse und damit zeitweise Enttäuschungen in der Partnerbeziehung sowie Schuldgefühle die größte Bedeutung.

Die Partnerbeziehungen der infertilen Paare zeigen sich häufig symbiotisch verklammert und damit scheinbar stabil, in einem geringeren Teil aber offensichtlich gestört. Nur bei weniger als 10% der Paare entsteht beim Untersuchenden der Eindruck einer harmonischen, auf gegenseitiger Akzeptanz beruhenden Beziehung!

Von besonderer Bedeutung scheint uns, daß der Kinderwunsch in vielen Fällen zwanghafte Züge trägt und der funktionale Charakter des gewünschten Kindes kaum verdeckt wird. Am häufigsten wird die Erwartung deutlich, daß mit dem Kind die bestehende Ehesituation verbessert oder die Probleme gelöst werden. Diese Hoffnung beschreibt auch Stauber (1979), sie wird jedoch sehr selten erfüllt (Becker 1980). Auch die Notwendigkeit des Nachweises der sozialen und sexuellen Potenz wird mehr oder weniger unverschleiert verbalisiert.

Für sehr bedenklich halten wir den Versuch, mit dem gewünschten Kind eigene emotionale Schwierigkeiten zu bearbeiten, Ängste zu bekämpfen (zu übertragen) und Spannungen abzubauen. Mit den Partnern, die einen überwertigen Kinderwunsch nennen, sind davon immerhin ein Drittel aller Paare betroffen.

Sehr selten ist die Beobachtung, daß einer der Partner im Interview erklärt, er wolle eigentlich gar kein Kind. Aber bei 80% der Paare (!) äußert mindestens ein Partner erhebliche Bedenken am Kinderwunsch. Die Zweifel stammen häufig aus Befürchtungen um die Gesundheit des Kindes, aber auch aus den mit dem Kind auftretenden finanziellen, physischen und emotionalen Belastungen und Anforderungen. Wir bewerten deshalb die Ambivalenz des Kinderwunsches als charakteristisches Merkmal der Infertilität.

Die während der nachfolgenden Beobachtungszeit registrierten, überwiegend spontan eingetretenen Schwangerschaften (in 37% der Ehen) lassen eine unterschiedliche Wertigkeit der festgestellten psychischen Einflüsse für die Überwindung der Infertilität erkennen (Knorre 1986). Bei Zusammenfassung der Beobachtungen müssen schwere psychosexuelle Fehlentwicklungen als prognostisch sehr ungünstig beurteilt werden. Dagegen sind vordergründige, fast bewußte Fertilitätshemmnisse leicht überwindbar. Auch die Bereitschaft zur Auseinandersetzung mit sich selbst kann günstig beurteilt werden. Mit diesen Erfahrungen ergibt sich erstmals eine Möglichkeit, Vorhersagen über Erfolg oder Mißerfolg einer Infertilitätsbehandlung zu machen.

Aus unseren Ergebnissen ergibt sich eine Fülle von Indizien für eine Psychogenese der Infertilität. Zur Absicherung der Einzelbeobachtungen haben wir in einer noch nicht publizierten Blindstudie die Ergebnisse aus den Interviews zu 21 Faktoren (10 biographischen und 11 situativen Inhalts) zusammengefaßt. Die daraus entstandenen Paarcharakteristika von 132 infertilen und 25 fertilen Paaren wurden einer Clusteranalyse unterzogen, mit der eine fast vollständige (92%) Trennung der fertilen und infertilen Paare allein nach den psychischen Merkmalen gelang. Vergleicht man dieses Ergebnis mit den oben erwähnten Untersuchungen von Freischem et al. (1984), dann kommt offenbar psychischen Faktoren für die Entstehung einer ehelichen Infertilität ein höherer Stellenwert zu als körperlichen Befunden. Nach unseren Erfahrungen besteht damit an der Psychogenese der meisten Fälle von Infertilität kein Zweifel mehr. Nach dem Eindruck des Untersuchenden bestätigt sie sich bei jedem einzelnen Paar.

Als Konsequenz aus den Ergebnissen entsteht unsere Auffassung, daß bei *Vorhandensein* der für die Reproduktion notwendigen Organe und deren *Fähigkeit* zur Funktion jede Infertilität psychosomatischer Natur ist (Knorre 1986). Ein Ausschluß der Psychogenese kommt danach nur in Betracht, wenn diese Bedingungen nicht erfüllt sind.

Wir können weiterhin annehmen, daß die Möglichkeit, in einer Partnerbeziehung mit Infertilität zu reagieren, lange vorher erworben wird. Die Entstehung einer solchen Disposition hängt eng mit Erfahrungen im partnerschaftlichen und sexuellen Bereich (auch und besonders der Eltern) zusammen. Bei Hinzutreten aktueller, wiederum partnerschaftlich-sexueller Schwierigkeiten, wird eine temporäre Infertilität ausgelöst, deren Dauer von der Disposition und der Überwindbarkeit der Einflüsse abhängt. Es darf hierbei nicht vergessen werden, daß die aktuellen Probleme auch als Resultat der Entwicklung zu verstehen und deshalb nicht selten zwangsläufig sind.

Wir stützen uns mit unserer Erklärung der Infertilität auch auf die Feststellung von Siegrist (1980), nach der für die Entstehung einer Krankheit bestimmte Lebensereignisse oder die Häufung unerwarteter, unerwünschter und unbeeinflußbarer Ereignisse so belastend werden können, daß normale Bewältigungsmechanismen nicht mehr ausreichen und emotionale Spannungszustände mit neurohormonalen und pathophysiologischen Reaktionen auftreten. Bei dem insgesamt höheren emotionalen Spannungspotential infertiler Partner (Knorre 1986) scheint es nur natürlich, daß zur Aufrechterhaltung lebensnotwendiger Körperfunktionen die entbehrliche Funktion Fortpflanzung zeitweilig oder ständig außer Kraft gesetzt wird.

Unser Verständnis der Infertilität geht also dahin, daß unter den bestehenden persönlichen und partnerschaftlichen Bedingungen *kein* Kind entstehen soll (Knorre u. Hernichel 1985). Es muß hervorgehoben werden, daß von einer solchen Reaktion Frau und Mann betroffen sein können. Der Konflikt der Infertilität besteht zwischen dem bewußten Wollen und dem unbewußten Nicht-Wollen und drückt sich im Nicht-Können aus.

Es zeigt sich besonders an der Ambivalenz des Kinderwunsches, daß der Konflikt zumindest erfühlt oder erahnt wird. Die Bestätigung dieser Annahme erfolgt nicht selten durch die Erleichterung der Betroffenen, wenn der Untersucher auch für einen Verzicht auf ein Kind Verständnis zeigt, oder durch die Befriedigung, mit der ein Schwangerschaftsmißerfolg, wie ein Abort, registriert wird (Stauber 1979).

Infertilitätsberatung und Reproduktionsmedizin

Unser Wissen über die biologischen Vorgänge der Zeugung menschlichen Lebens ist relativ groß und wird fast täglich erweitert. Unser Wissen über die seelischen Vorgänge dabei ist dagegen gering (Petersen 1987). Fehlendes Wissen schließt jedoch die Existenz solcher Prozesse keineswegs aus – so viel lehren uns die psychosomatischen Zusammenhänge der Infertilität. Das Begreifen von Fruchtbarkeit und Unfruchtbarkeit wird nur über das Eindringen in die Psychodynamik gelingen.

Die Infertilität berührt eine Reihe von unterschiedlichen Beziehungen wie die der Partner zu sich selbst und zueinander, aber auch die Beziehung zum angestrebten Kind. Der Arzt gerät in der Infertilitätsbehandlung in alle diese Beziehungen hinein. Damit wird die Infertilitätsbehandlung ungleich komplizierter als jede andere medizinische Therapie. Unter dem Gesichtspunkt, daß die Behandlung allein auf die

Entstehung neuen Lebens gerichtet ist, stellt sich die Frage, wie weit die Verantwortung des Arztes auch das Kind einschließen muß.

Wir haben zu verdeutlichen versucht, daß die Bedingungen für eine optimale Entwicklung des Kindes nach unseren Beobachtungen in den meisten Ehen nicht oder kaum gegeben sind. Wir sind jedoch mit Petersen (1987) einer Meinung, daß Kinder zur Befriedigung ihrer Bedürfnisse aufgeschlossene Ehen brauchen, dagegen die Befriedigung allein elterlicher Bedürfnisse mit dem Kind unbewußter Mißbrauch ist. Für den Arzt stellt sich die Frage, ob er vom infertilen Paar mit seinen Maßnahmen für diesen Zweck benutzt wird, wie in manchen Ehen auch ein Partner vom anderen für eine Behandlung benutzt wird (Knorre 1986). Mehr als sonst scheint uns die Reflexion des eigenen Handelns als Arzt in der Infertilitätsbehandlung notwendig, insbesondere bei der Durchführung sehr eingreifender Maßnahmen (Insemination, In-vitro-Fertilisation).

Aus eigener, aber auch aus Erfahrung anderer, mit der Reproduktionsmedizin befaßter Ärzte läßt sich festellen, daß in der Infertilitätsbehandlung ein starker Erfolgszwang spürbar ist. Die Ursache dafür wird meistens der Forderung des Paares nach einem Kind und dem Leiden unter der Kinderlosigkeit zugeschrieben. Analysiert man diesen Druck etwas genauer, dann kommt deutlich die Befürchtung des Arztes zum Ausdruck, an einem scheinbar geringen (gemessen an der Unabänderlichkeit einer unheilbaren Erkrankung) medizinischen Problem zu versagen. Hilflosigkeit ist in der Infertilitätsbehandlung vom Arzt kaum zu ertragen.

Infertile Paare neigen zum häufigen Arztwechsel (Stauber 1979) und zur Übertragung des eigenen Unvermögens auf den Arzt (Knorre 1986). Beide Verhaltensweisen müssen vom Arzt verarbeitet werden. Es erhebt sich dabei die Frage, ob nicht manche Maßnahme der Infertilität der ärztlichen Hilflosigkeit und seiner Frustration oder Kränkungsgefahr zuzuschreiben ist. Hierüber scheinen uns Untersuchungen dringend erforderlich. Im Verlauf der von uns geübten Betreuung zeigt sich überraschenderweise, daß die meisten Paare ein zurückhaltendes, aber verständnisvolles Vorgehen des Arztes sehr positiv und erleichtert aufnehmen. Es wird demnach von der Selbstkontrolle des Arztes abhängen, wie weit seine Handlungen von realen oder befürchteten Beziehungsproblemen mit dem Paar beeinflußt werden.

Wir betrachten es als notwendige Voraussetzung für eine Infertilitätsbehandlung, den Hintergrund der Behandlungs*motive* aufzuklären. Erst damit wird das erforderliche Maß an Verständnis für das Paar erreicht, ein Einstieg in die Aufdeckung psychischer Einflüsse gefunden und eine tragfähige Basis für die Betreuung geschaffen. Gerade der Betreuungsfunktion kommt nach unseren Erfahrungen die größte Bedeutung in der Infertilitätsbehandlung zu. Das betrifft nicht nur den Abbau von störenden Insuffizienzgefühlen oder die gemeinsame Beratung von Maßnahmen (Bresnick u. Taymor 1979), sondern v.a. die kontinuierliche Bearbeitung der psychosomatischen Infertilitätsursachen.

Die Bereitschaft der Paare zur Mitarbeit an der Aufdeckung ihrer Schwierigkeiten ist sehr unterschiedlich und muß oft erst behutsam geweckt werden. Damit wird vom Arzt nicht zur Engagement, sondern auch konkretes medizinpsychologisches Wissen verlangt. Die Abwehr des Paares, aber auch die Unsicherheit des Arztes auf dem ihm fremden Gebiet sind sicher Gründe dafür, daß psychosomatische Gesichtspunkte in der Infertilität seltener Beachtung finden.

Dabei zeigen unsere Erfahrungen, daß ein konsequenter psychosomatischer Therapieansatz eine stabile Arzt-Paar-Beziehung entstehen läßt, die weit über die eigentliche Infertilitätsbehandlung hinaus Bestand hat. Ein Problem der Reproduktionsmedizin besteht offenbar darin, daß mit der Geburt eines Kindes das Behandlungsziel erreicht ist oder nach Ausschöpfen aller Möglichkeiten die Behandlung mit dem Hinweis auf eine Adoption eingestellt wird. Die Paare sind sich damit plötzlich selbst überlassen, obwohl sich die Schwierigkeiten – Bewältigung der Elternschaft oder endgültiger Verzicht – zuspitzen (Nijs u. Rouffa 1975; Stauber 1979; Becker 1980). Wir haben wiederholt festgestellt, daß die emotionale wie die physische Belastung nach der Geburt des Kindes für die ehemals infertile Mutter die Grenze des Ertragbaren erreicht oder überschreitet - mit dem Ergebnis einer Wochenbettdepression oder -psychose. Aber auch nach einer Adoption kommt es zu emotionalen Spannungen und Ängsten wie etwa das Kind nicht versorgen oder lieben zu können. Wir werden von Eltern adoptierter oder durch donogene Insemination gezeugter Kinder bei Konflikten in der Familie in Anspruch genommen und sehen unsere Verantwortung auch in dieser Aufgabe.

Die Bewältigung der endgültigen Infertilität ist offenbar kein abgeschlossener Prozeß: Wir haben viele Jahre nach Abschluß der Behandlung akute Exazerbationen der Infertilitätskrise bearbeiten müssen, die durch Veränderung der Lebensumstände oder das nahende Alter entstanden waren. Hieran beweist sich der Wert einer zu Beginn der Infertilitätsbehandlung entstandenen, stabilen Arzt-Paar-Beziehung. Durch die langjährige und besonders während der Infertilität belastungserprobte Beziehung wird die Bearbeitung späterer Schwierigkeiten wesentlich erleichtert. Die einzige Gefahr sehen wir dabei in der Entstehung einer Abhängigkeit vom Arzt, zu denen Partner infertiler Beziehungen besonders neigen (Goebel u. Dieckhoff 1983). Das Problem relativiert sich allerdings bei ständiger Beachtung der Eigenständigkeit des Paares.

Auf einen wichtigen Gesichtspunkt des psychosomatischen Herangehens an die Infertilität ist noch hinzuweisen: Das schwierige Problem der Infertilitätsprophylaxe scheint uns nicht mehr unlösbar, wenn die mitgeteilten Erfahrungen bei der Betreuung gynäkologischer Patientinnen berücksichtigt werden. Nach unseren Beobachtungen sind bestimmte, für die Infertilität charakteristische Verhaltensweisen schon bei jungen Patientinnen, lange vor dem Auftreten einer Infertilität, festzustellen. Dazu gehören besonders das „Defektdenken" (Pasini 1980) – häufig aus Zyklusanomalien oder funktionellen Beschwerden abgeleitet –, das konflikthafte Erleben früher Partnerbeziehungen, die ambivalente Einstellung zur Kontrazeption, die ambivalente Beziehung zur Sexualität und das konflikthafte Erleben früher Schwangerschaften.

Es erweist sich, daß bei entsprechender Aufmerksamkeit diese Probleme leicht zu erkennen und bei rechtzeitiger Bearbeitung spätere Schwierigkeiten mit der Fertilität deutlich seltener sind. Andererseits wird offensichtlich, daß sich die Infertilitätsbetreuung nicht auf die eigentliche Infertilität beschränkt, sondern eine Aufgabe der ärztlichen Langzeitbetreuung ist.

Im Rahmen des vorliegenden Beitrags ist es nicht möglich, alle Seiten der Problematik erschöpfend zu behandeln. Wir meinen jedoch, daß es unserer Auffassung vom psychosomatischen Charakter der Infertilität nicht widerspricht, wenn eine Reihe von Fragen vorerst unbeantwortet bleiben.

Es könnte der Eindruck entstanden sein, mit der Mitteilung unserer Erfahrungen sollte einer alternativen Reproduktionsmedizin entsprochen werden. Diesem Eindruck muß entschieden begegnet werden: Die Einbeziehung psychosomatischer Zusammenhänge scheint uns die einzige Möglichkeit, die komplizierte Vorgänge um die Fertilität und ihrer Hemmung zu begreifen. Es kann uns deshalb nur an einer Integration dieser Gedanken in die moderne Reproduktionsmedizin gelegen sein, um den gestellten Anforderungen auch wirklich gerecht zu werden.

Literatur

Becker R (1980) Schwangerschaftsverlauf, Geburt und postpartale Entwicklung bei Sterilitätspatientinnen mit schließlich erfülltem Kinderwunsch. Med. Dissertation, FU Berlin

Benedek T (1951) Die Funktionen des Sexualapparates und ihre Störungen. In: Alexander F (Hrsg) Psychosomatische Medizin. De Gruyter, Berlin, S 170–210

Bieglmayer C, Spona J, Adamiker D, Jettmar W (1980) Basale und LH-RH-stimulierbare Gonadotropinfreisetzung nach Transportstreß bei der männlichen Ratte. Endokrinology 75:304–310

Bierkens PB (1973) Psychologische aspecten van het kinderloze echtpaar. Ned Tijdschr Geneeskd 117:770–775

Bresnick E, Taymor ML (1979) The role of counseling in infertility. Fertil Steril 32:154–156

Deutsch H (1953) Psychologie der Frau. Huber, Bern

Epple R (1975) Multiple Fertilitätsstörungen beider Ehepartner mit nachfolgender Schwangerschaft. Geburtshilfe Frauenheilkd 35:138–140

Fikentscher R (1959) Die modernen Aufgaben auf dem Gebiet der Fertilitätsforschung und der Sterilitätsbehandlung. Z Geburtshilfe Gynäkol 152:1–6

Freischem CW, Knuth UA, Langer K, Schneider HPG, Nieschlag E (1984) The lack of discriminant seminal and endocrine variables in the partners of fertile and infertile women. Arch Gynaköl 236:1–12

Goebel P, Dieckhoff U (1983) Zur Psychodynamik von Ehepaaren mit Kinderwunsch funktioneller und/oder organisch bedingter Sterilität. In: Studt HH (Hrsg) Psychosomatik in Forschung und Praxis. Urban & Schwarzenberg, München, S 496–503

Goldschmidt O, De Boor C (1976) Psychoanalytische Untersuchungen funktionell steriler Ehepaare. Psyche (Stuttg) 30:899–923

Haake KH, Rodriguez L (1981) Gibt es einen Wandel in den Ursachen der weiblichen Sterilität? In: Bernoth E, Donat H (Hrsg) Die kinderlose Ehe. Selbstverlag, Magdeburg, S 67

Hall E van (1983) Psychosocial and emotional aspects of infertility. J Psychosom Obstet Gynaecol 2:219

Herold K (1984) Erfahrungen mit einem Neurosenscreening bei Ehepaaren mit Kinderwunsch. Zentralbl Gynäkol 106:585–589

Hinton RA, Egdell LM, Andrews BE, Clarke SK, Richmond SJ (1979) A double-blind cross-over study of the effect of doxycycline on mycoplasma infection and infertility. Br J Obstet Gynaecol 86:379–383

Jürgensen O (1983) Schwangerschaftskonfliktberatung. Abtreibung unter dem Aspekt von unbewältigten Trennungsversuchen. Sexualmedizin 12:15–18

Knorre P (1986) Die Sterilität der Ehe als psychosomatisches Phänomen. In: Höck K (Hrsg) Psychotherapie und Grenzgebiete, Bd 7. Barth, Leipzig, S 73–87

Knorre P, Hernichel F (1985) Psychische Faktoren bei isthmischem Tubenverschluß. Zentralbl Gynäkol 107:288–293

Knorre P, Löper W (1982) über die Spontanheilung einer Sterilität mit ungünstiger Prognose beider Ehepartner. Z Ärztl Fortbild 76:92–93

Knorre P, Schüßling G (1986) Zum Ausgang von Schwangerschaften nach Behandlung einer ehelichen Sterilität. Zentralbl Gynäkol 108:175–181

Lübke F, Stauber M (1972) Analyse therapeutischer Erfolge bei sterilen Ehepaaren unter Berücksichtigung der Diagnostik psychogener Sterilität. Geburtshilfe Frauenheilkd 32:192–201

Mai FM, Munday RM, Rump EE (1972) Psychiatric interview comparisons between infertile and fertile couples. Psychosom Med 34:431–440

Nijs P, Rouffa L (1975) AID-couples: Psychological and psychopathological evaluation. Andrologia 7:187–194

Noyes RW, Chapnick EM (1964) Literature on psychology and infertility. Fertil Steril 15:543–558

Pasini W (1980) Psychosomatik in Sexualität und Gynäkologie. Hippokrates, Stuttgart

Petersen P (1987) Manipulierte Fruchtbarkeit. Problematik der Retortenbefruchtung (JvF) aus der Sicht eines Psychosomatikers. Fertilität 3:99–109

Petersen P, Teichmann A (1983) Der Kampf um die Fruchtbarkeit. Über die ärztliche Bedeutung des Embryotransfer. Dtsch Ärztebl 80/45:1–5

Prill HJ (1971) Psychogene Faktoren der Sterilität und Infertilität. Gynäkologe 3:148–152

Richter D (1982) Psychosomatisch und endokrinologisch orientierte Diagnostik und Therapie des sekundären Amenorrhoe-Syndroms. Behandlungsergebnisse von 100 Amenorrhoe-Patientinnen. Gynäkologe 15:173–189

Saunders DK, Hunter C, Haase HR, Wilson GR (1979) Treatment of luteal phase inadequacy with bromocriptine. Obstet Gynecol 53:287–289

Schmidt-Elmendorff H, Kämmerling R (1977) Vergleichende klinische Untersuchungen von Clomiphen, Cycloferil und Epimestrol. Geburtshilfe Frauenheilkd 37:531–541

Siegrist J (1980) Die Bedeutung von Lebensveränderungen für den Ausbruch einer Krankheit. Med Klin 75:770–777

Stauber M (1979) Psychosomatik der sterilen Ehe. Grosse, Berlin

Wright CS, Steele SJ, Jacobs HS (1979) Value of bromocriptine in unexplained primary infertility: A double-blind controlled trial. Br Med J 40:1037–1039

Zum Ergebnis

Der Beitrag referiert Probleme psychischer Bedingungen bei der Genese, Therapieresistenz und spontanen Rückbildung der Infertilität.

Unter Berücksichtigung der Ergebnisse einiger kritischer Studien zu Erfolgsraten von Infertilitätsbehandlungen wirft der Autor zunächst die Frage nach nichtbiologischen Einflußfaktoren auf und stellt den relativen Charakter von Fertilität heraus. In diesem Zusammenhang wird ein Literaturüberblick über die psychosomatische Infertilitätsforschung gegeben. Darüber hinaus werden Ergebnisse aus eigenen Untersuchungen zur Psychosomatik der Infertilität vorgestellt. Die zugrundeliegenden Daten entstammen einem semistrukturierten, biographisch und situationsorientierten Interview, das an 83 Paaren mit unterschiedlichen Infertilitätsursachen durchgeführt wurde. Aufgrund daraus getroffener Erkenntnisse gelangt der Autor zu der Auffassung, „daß bei Vorhandensein der für die Reproduktion notwendigen Organe und deren Fähigkeit zur Funktion jede Infertilität psychosomatischer Natur ist. Ein Ausschluß der Psychogenese kommt danach nur in Betracht, wenn diese Bedingungen nicht erfüllt sind".

Zur Untermauerung dieser These wird eine eigene, noch nicht publizierte Blindstudie erwähnt, in der nach einer clusteranalytischen Auswertung „eine fast vollständige Trennung (92%) der fertilen und infertilen Paare allein nach psychischen Merkmalen gelang". Die Untersuchung wurde an 132 infertilen und 25 fertilen Paaren zu 21 Faktoren durchgeführt, wobei 10 biographischen und 11 situativen Inhalts waren. Unter Bezugnahme der referierten Ergebnisse gibt der Autor Empfehlungen zur Beachtung psychosomatischer Zusammenhänge in der Infertilitätsberatung.

Die Redaktion

Psychologische Untersuchungen im Rahmen künstlicher Befruchtungstechniken; eine kritische Bestandsaufnahme

S. Davies-Osterkamp

Zusammenfassung

Es wird ein Überblick über Forschungsinhalte und Methodik empirischer Untersuchungen aus dem deutsch- und englischsprachigen Raum zu den psychosozialen Aspekten künstlicher Befruchtungstechniken – In-vitro-Fertilisation (IvF) und heterologe Insemination (HI) – gegeben. Schwerpunkt dieser Untersuchungen ist die psychische Verfassung von Paaren, die eine solche Behandlung wünschen; die psychischen Belastungen durch diese Behandlungsformen, die eheliche Situation und kindliche Entwicklung nach erfolgreicher Behandlung werden ebenfalls thematisiert. Die psychischen Bedingungen und Folgen der nicht erfolgreichen Therapien sind hingegen kaum beachtet worden. Es wird empfohlen, daß zukünftige Untersuchungen sich vermehrt dieser Themenstellung widmen, um damit auch eine bessere empirische Grundlage zur Frage der Beratung und Betreuung der betroffenen Paare aus psychologischer Sicht zu erhalten.

Summary

An overview is given of the contents and methods of studies reported in German or English on the psychosocial aspects of in vitro fertilization and artificial insemination by donor. The main topic of these studies is the psychological characteristic of patients desiring such treatment. Further topics are the psychological strains associated with these treatments and the marital relationship and the development of the child after a successful treatment. The psychological factors which may determine the outcome of therapy and the consequences of unsuccessful therapies have not been investigated in a systematic fashion. It is recommended that future studies should address these questions which are of fundamental importance for the counseling of infertile couples.

Einleitung

Zur Bewertung der Sterilitätstherapie und insbesondere der Methoden künstlicher Reproduktion werden häufig psychologische Gesichtspunkte herangezogen. Dies hat damit zu tun, daß der *Erfolg* reproduktionsmedizinscher Eingriffe sich in den meisten Fällen nicht daran mißt, ob eine Beseitigung organischer Konzeptionshindernisse stattgefunden hat, sondern daran, ob der unerfüllt gebliebene Kinderwunsch erfüllt werden konnte. Die Indikation für Techniken der künstlichen Befruchtung ist grundsätzlich eine psychosoziale. Auch *Nebenwirkungen, Begleiterscheinungen* und *Folgen* dieser Maßnahmen werden häufig an psychologischen Kriterien gemessen. So beispielsweise, wenn es um die psychischen Belastungen der Therapie oder die Folgen der Erfüllung des Kinderwunsches für die Ehezufriedenheit geht.

Der Verweis auf psychologische Kriterien erweckt jedoch manchmal auch den Eindruck, als sollten psychologische Sachverhalte die ethischen Probleme der Reproduktionstechnologien *verdeutlichen* – wenn etwa eine psychologische Diagnostik von Kinderwunschpaaren unter Hinweis auf das Wohl späterer Kinder gefordert wird, oder als sollten sie diese Verfahren *rechtfertigen* – wenn etwa die Höhe der Scheidungsraten bei steril gebliebenen Paaren im Vergleich zu früher sterilen Paaren mit schließlich erfülltem Kinderwunsch angeführt werden.

Nach meiner Einschätzung eignen sich im Bereich der künstlichen Reproduktionstechniken psychologische Daten *nicht* dazu, die ethischen Probleme dieser Techniken zu klären oder gar zu lösen. Die grundsätzliche Problematik der IvF liegt darin, daß mit der Entwicklung dieser therapeutischen Technik eine Methode vorliegt, die zum einen auch in nichttherapeutischen Zusammenhängen einzusetzen ist und zum anderen mit möglichen Folgen verbunden ist – wie z. B. die Möglichkeit zur „Ersatzmutterschaft", „Ei- und Embryonenspende", Mehrlingsschwangerschaften und Entwicklung selektiver Abtreibungstechniken, Forschung an menschlichen Embryonen –, die heute in ihrer ganzen Bandbreite noch gar nicht überschaubar sind. Insofern ist die Einschätzung, daß diese Technik mehr Probleme schafft als sie löst, sicher nicht unrealistisch.

Vielleicht ist die häufig implizite Verknüpfung psychologischer und ethischer Gesichtspunkte der Grund dafür, daß psychologische Forschungsergebnisse in der Fachliteratur häufig sehr selektiv berichtet oder daß hier Kenntnisse schlichtweg behauptet werden. So findet sich z. B. in dem neuesten Handbuch der Reproduktionsmedizin (Bettendorf u. Breckwoldt 1989) in dem Kapitel „Insemination" der an keiner Stelle belegte Satz „Umfangreiche katamnestische Untersuchungen von Ehepaaren mit heterolog gezeugten Kindern geben immer wieder zu erkennen, daß die Ehen besonders stabil sind, die Scheidungsrate deutlich niedriger liegt als in der Normalbevölkerung, die Entscheidung zur heterologen Insemination in keinem Fall bedauert wird und daß alle Ehepaare, noch einmal vor dieselbe Frage gestellt, den gleichen Weg wieder gewählt hätten" (Neulen 1989, S. 513). Drückt sich hier eine Bagatellisierung möglicher Folgeprobleme künstlicher Reproduktionstechniken aus, findet sich in der psychosomatischen Fachliteratur zur Sterilitätstherapie häufig eine Tendenz zur Pathologisierung der betroffenen Frauen bzw. Paare. Als Beispiel sei die im deutschen Sprachraum von Kritikern der Reproduktionsmedizin häufig zitierte Dissertation von Becker (1980) genannt.

Der Autor wertete 400 Krankenakten von 655 Patientinnen aus der Kinderwunschsprechstunde einer Berliner Klinik (Stauber 1979), bei denen eine Schwangerschaft eingetreten war, nach Daten zum Schwangerschafts- und Geburtsverlauf aus. Der Schwund der Stichprobe ergab sich durch unvollständige Geburtsakten bzw. durch die Tatsache, daß 136 dieser Schwangerschaften mit einem Abort endeten. In einer zweiten Untersuchungsreihe wurde in einer Nachuntersuchung diesen 400 Paaren Fragebögen zugeschickt, die Rücklaufquote betrug 22%; in welchen Merkmalen antwortende Patientinnen sich von der Ausgangsstichprobe unterscheiden bleibt unklar.

Trotz dieser geringen Rücklaufquote sind die Interpretationen der ermittelten Befunde stellenweise weitreichend; so interpretiert der Autor selbst (S. 128) beispielsweise den Befund einer überdurchschnittlich hohen (im Vergleich zu einem Kontrollkollektiv, das *sämtliche* Schwangere aus 3 Jahren erfaßte) Beteiligung an der Schwangerenberatung, den Hinweis in der Nachbefragung auf einen eher „milden Erziehungsstil" sowie die „großzügige Bereitstellung von Kinderzimmern selbst in kleinen Wohnungen" (S. 128) als Hinweis auf eine betont ängstlich-protektive Haltung gegenüber Schwangerschaft und Wunschkind. Ulrich et al. (1988) weisen auf das Untersuchungsergebnis hin, daß „25% in der Stichprobe von 655 Fällen Verhaltensauffälligkeiten zeigten", ohne zu erwähnen, daß sich die 25% eben nicht auf 655 Fälle, sondern auf die 22%ige Responserate von 400 Fällen – also 88 Fälle – beziehen und bei den „Verhaltensauffälligkeiten" Mehrfachnennungen möglich waren. Petersen (1987) schreibt unter Bezug auf die Arbeit von Becker „mit 7% lag diese (Scheidungs-) Rate um das etwa Dreifache höher als bei einer vergleichbaren Gruppe im gleichen Zeitraum in Berlin" (S. 103) ohne auf die Selektivität der nachuntersuchten Gruppe zu verweisen und auch ohne darauf zu verweisen, daß die Zahlen zur angeblich „vergleichbaren" Gruppe sich bezogen auf den Zivilstand *schwangerer* Frauen aus 3 Jahrgängen bzw. auf die dem Statistischen Jahrbuch entnommenen Daten zum Zivilstand der Westberliner Bevölkerung.

Die Liste der einseitig gefärbten Darstellung gerade der Ergebnisse von Becker (1980) ließe sich fortsetzen. Hier wurde darauf verwiesen, um zu demonstrieren, daß psychologischen Ergebnissen im Rahmen der Reproduktionsmedizin offensichtlich *auch* die Funktion zukommt, Argumentationshilfen für die eigenen Standpunkte zu ethischen Fragen dieser Techniken zu liefern[1].

Im folgenden soll eine zusammenfassende Darstellung der empirischen psychologischen Forschung im Rahmen künstlicher Befruchtungstechniken versucht werden. Sie soll sich nicht beziehen auf alle möglichen Formen der Sterilitätsbehandlung, sondern allein auf jene, in denen die Sexualität bei der Zeugung keine Rolle spielt, die heterologe Insemination und die In-vitro-Fertilisation mit anschließendem Embryotransfer[2]. Unberücksichtigt bleiben deshalb auch Untersuchungen zur Psychologie der Sterilität (vgl. zusammenfassend z. B. Edelmann u. Connolly 1986; Knorre 1986; Dennerstein u. Morse 1988; Ulrich 1988; Ulrich et al. 1988; Stauber 1988). Die Arbeiten beziehen sich auf die Fundstellen einer systematischen Literaturrecherche für den Zeitraum Januar 1980–März 1989. Es wurden nur publizierte englisch- und deutschsprachige Arbeiten berücksichtigt; Einzelfalldarstellungen bleiben ausge-

---

[1] Vergleichbares findet sich natürlich in anderen Bereichen psychologischer Forschung, insbesondere aber auch in der Frauenheilkunde, in der ärztliche Maßnahmen häufig Implikationen für die Stellung von Frau und Familie haben und mit moralischen Wertungen verknüpft sind. Vgl. hierzu z. B. die Ausführungen von Wille (1978) zur Bewertung von Sterilisationsfolgen oder die kritische Arbeit von Petersen (1986, Kap. 5 und 6) zur wissenschaftlichen Literatur zum Schwangerschaftsabbruch.

[2] Der kürzlich entwickelte intratubare Gametentransfer und die homologe Insemination bleiben hier unberücksichtigt. Ebenso die psychologischen Implikationen jener Varianten, in denen es um Ei-, Embryonenspende oder um Leihmutterschaft geht. Hierzu gibt es auch keine systematischen Untersuchungen.

spart, ebenso Untersuchungen, deren Forschungsmethodik so ungenau dargestellt wurde, daß eine Bewertung der Ergebnisse nicht möglich ist. Es wird deutlich werden, daß wir bei dieser Darstellung uns nur auf eine geringe Zahl empirischer psychologischer Untersuchungen beziehen können. Trotz der großen Verbreitung der künstlichen Reproduktionstechniken und der schnellen Entwicklung speziell der IvF in den letzten Jahren[3], ist der Umfang psychologischer Forschung in diesem Bereich sehr gering geblieben. Die Notwendigkeit der Beachtung psychosozialer Aspekte wird zwar von ärztlicher Seite in letzter Zeit häufiger betont, in Forschung und Praxis hat sich dies jedoch bisher nicht niedergeschlagen.

Im folgenden wird nicht eine Darstellung aller Einzelbefunde dieser Arbeiten angestrebt. Im Vordergrund wird vielmehr die Darstellung von Fragestellungen, Hauptergebnissen und Forschungsmethodik stehen[4].

Zur psychologischen Situation von Paaren vor In-vitro-Fertilisation und heterologer Insemination

In-vitro-Fertilisation

Die erste systematische Untersuchung zur psychischen Verfassung von Paaren vor IvF wurde 1984 publiziert (Haseltine et al. 1984). Seither sind insgesamt 10 Arbeiten erschienen[5]. Die Stichprobengröße pro Untersuchung schwankte zwischen n = 29 Paaren (Given et al. 1985) und n = 348 Frauen (Shatford et al. 1988).

In der Mehrzahl der Arbeiten wurden Frauen und Männer untersucht, nur in dreien ausschließlich die Frauen (Callan u. Hennessey 1988; Shatford et al. 1988; Demyttenarre et al. 1988). Zur Forschungsmethodik ist zu vermerken, daß in fast allen dieser Untersuchungen psychologische Tests und Interviews zur Diagnostik eingesetzt wurden, nur eine Untersuchung (Callan u. Hennessey 1988) verzichtet auf das Interview. Während die Interviews sich meist um die Sterilität und ihre Bewältigung, die Einstellung zur Behandlung (Freeman et al. 1985; Haseltine et al. 1984; Shatford et al. 1988) drehte und in einigen Untersuchungen zusätzlich Daten zur Partnerschaft, Sexualität oder zum Kinderwunsch erhoben wurden (Bernt et al. 1985; Morse u. Dennerstein 1985; Fagan et al. 1986; Demyttenaere et al. 1988), handelte es sich bei den Tests meist um Persönlichkeitstests bzw. spezielle Skalen zu Angst und Depressivität bzw. der Paarbeziehung und der Sexualität. Das Untersuchungsziel wurde dabei nicht immer explizit erwähnt, aus der Auswahl der Tests

---

[3] Nach Schill (1987) bieten in der BRD 15–20 Zentren die HI an. Nach der neuesten IvF-Statistik (Fertilität 1988) gibt es in der BRD mindestens 51 Arbeitsgruppen, die die IvF anbieten. Tauber (1985) schätzt, daß in der BRD jährlich 1000–1200 Kinder nach HI geboren werden, das seien rund 0,2% des gesamten Geburtenguts.

[4] Wird über dieselbe Patientengruppe mehrfach berichtet, wird die jeweils neueste Publikation zu diesem Thema berücksichtigt. Psychologische Untersuchungen, die sich mit der Einstellung zu diesen Techniken befassen, sind nicht berücksichtigt.

[5] Nicht berücksichtigt ist die Arbeit von Leiblum et al. (1987a), da es sich hier um eine hochselegierte Stichprobe handelt.

kann jedoch geschlossen werden, daß als allgemeine Fragestellungen die nach psychischen Auffälligkeiten in Persönlichkeitsstruktur, Sexualität und Paarbeziehung im Vordergrund standen.

Aus der Zusammenschau der Befunde sichere, generalisierbare Aussagen über die Häufigkeit psychischer Probleme bei IvF-Patientinnen zu machen, verbietet sich jedoch aus einer Reihe von Gründen: der wichtigste ist die Frage, ob es sich in den verschiedenen Untersuchungen um nach vergleichbaren Kriterien zusammengesetzte Untersuchungsgruppen handelt. In den meisten Untersuchungen sind Selektionskriterien psychosozialer Art nicht angegeben oder es findet sich nur der Hinweis, daß die Paare verheiratet sein mußten (Freeman et al. 1985; Shatford et al. 1988) bzw. die Frauen eine bestimmte Altersgrenze nicht überschritten haben sollten (Shatford et al. 1988; Bernt et al. 1985). Nur in einer Untersuchung wird explizit erwähnt, daß der Eindruck einer stabilen Paarbeziehung Voraussetzung für die Aufnahme der Behandlung war (Shatford et al. 1988). Auch der Zeitpunkt der Untersuchung ist meist nicht angegeben und nur in 4 Arbeiten wird explizit erwähnt, daß es sich bei den untersuchten Personen um konsekutiv in das Behandlungsprogramm aufgenommene Patienten handelt (Freeman et al. 1985; Haseltine et al. 1984; Morse u. Dennerstein 1985; Shatford et al. 1988). Weiterhin fehlen in der Mehrzahl der Untersuchungen Vergleichsgruppen; lediglich in 4 Untersuchungen wurden verschiedene Patientengruppen verglichen: Morse u. Dennerstein (1985) und Shatford et al. (1988) verglichen Frauen mit verschiedenen Sterilitätsursachen, Callan u. Hennessey (1988) verglichen Frauen, die niemals schwanger waren, mit solchen, die bereits mindestens einmal schwanger waren und Demyttenaere et al. (1988) verglichen Frauen vor IvF mit Frauen vor Donor-Insemination.

Nun zu den Ergebnissen:
In der Mehrzahl der Arbeiten wurden die durchschnittlichen Testprofile auf Auffälligkeiten untersucht mit dem Ergebnis, daß sich im Vergleich mit den Normstichproben keine Unterschiede nachweisen ließen, die Patientinnen bzw. Paare im Mittel also unauffällig waren (Freeman et al. 1985; Given et al. 1985; Haseltine et al. 1984; Bernt et al. 1985, Fagan et al. 1988) oder sich in einigen Skalen sogar Abweichungen im Sinne einer stabileren psychischen Verfassung bzw. besonders „gesunden" Selbstdarstellung fanden (Haseltine et al 1984; Given et al. 1985; Shatford et al. 1988; Sahaj et al. 1988). Bei einem Vergleich von Patientinnen mit „funktioneller" und „organischer" Sterilität stellten Morse u. Dennerstein (1985) bei *beiden* Gruppen eine erhöhte Extraversion fest, auch die Skalen zur ehelichen Anpassung lagen über der Norm. Die Neurotizismuswerte für die „organische" Gruppe waren niedrig, jene für die „funktionelle" Gruppe erhöht.

Wurden auch die Einzelprofile der Tests auf Normabweichungen untersucht und die Interviewdaten in die Auswertung einbezogen, zeigte sich folgendes Bild: Psychische Dysfunktionen wurden bei 8–20% der Frauen bzw. Männer diagnostiziert: Bernt et al. (1985) ermittelten bei einem „Neurose-Screening" anhand eines Beschwerdefragebogens nur für 2 von 32 Personen „suspekte" Befunde. Bei Fagan et al. (1986) fanden sich bei 14.4% der Frauen und Männer DSM-III-Diagnosen und bei 15.5% der Paare hatte einer der Partner sexuelle Dysfunktionen nach den DSM-III-Kriterien; Freeman et al. (1985) ermittelten anhand der klinischen Skalen des MMPI bei 16% der Frauen und 18% der Männer psychische Dysfunktionen. Morse

u. Dennerstein (1985) gaben an, daß bei 20% der Frauen eine psychiatrische Pathologie vorlag. Deutlich außerhalb dieses Bereichs liegende Befunde berichten lediglich Demyttenaere et al. (1988) bei einem allerdings sehr groben Kriterium: Anhand der Amsterdamer Variante des Eysenck Personality Inventory wurden 28 von 66 Frauen vor IvF (42%) als „neurotisch" eingestuft[6]. Bei ihnen fanden sich auch häufiger Hinweise auf Sexualstörungen als bei den nicht neurotischen Frauen.

Die Interpretation dieser im Mittel unauffälligen Befunde ist nun allerdings unterschiedlich. Während die Mehrzahl der Untersucher sie als Hinweis darauf deuten, daß IvF-Paare im Mittel psychisch unauffällig sind oder sogar eine psychisch besonders stabile Gruppe darstellen, wird von anderen Autoren gerade die Unauffälligkeit als auffällig gedeutet. So weisen etwa Haseltine et al. (1984) auf eine Diskrepanz zwischen den unauffälligen testpsychologischen Befunden und den Ergebnissen des Interviews hin, interpretieren dies als Zeichen einer Tendenz zur Überanpassung bei diesen Paaren – die sich auch in den testpsychologischen Skalen zur sozialen Erwünschtheit niederschlug – und schließen daraus auf eine erhöhte Bereitschaft für psychosomatische Reaktionen. Auch die Untersuchungssituation selbst mag eine solche Haltung zur positiven Selbstdarstellung fördern: angesichts der kontroversen öffentlichen Diskussion um die künstliche Reproduktionstechniken, den langen Wartelisten an den Zentren, sowie der persönlichen Überzeugung, daß man sich als „gute potentielle Mutter" darzustellen habe, liegt die Annahme nahe, daß die Untersuchungssituation eine Tendenz zur positiven Selbstdarstellung nahelegt. In dem Bericht einer Betroffenen liest sich das so: „Zunächst soll man in der Klinik den Eindruck einer psychsich gesunden Frau vermitteln, um in die Behandlung aufgenommen zu werden. Anschließend muß man eine psychische Störung nachweisen, damit die Krankenkasse die Behandlungskosten übernimmt" (Sonnemann 1987, S. 55). Haseltine et al. (1984) meinen auf diese Tendenz zur positiven Selbstdarstellung und Angst- und Depressionsverleugnung auch aus dem Ergebnis schließen zu können, daß nach dem ersten IvF-Versuch – also zu einem Zeitpunkt als die Frage der Aufnahme in das Programm sich nicht mehr stellte – die Angstwerte signifikant höher als zu Beginn der Behandlung waren.

Ein abschließendes Urteil läßt sich nicht fällen, mit Ausnahme des ziemlich sicheren Ausschlusses der Vermutung, daß Paare, die sich der IvF unterziehen, psychisch besonders gestört seien; die ermittelten Raten psychischer Störungen liegen mit Ausnahme des Befundes von Demyttenaere et al. (1988) nicht höher als in der Allgemeinbevölkerung (Schepank 1987)[7].

Heterologe Insemination

Unsystematische, meist von Gynäkologen oder Andrologen selbst durchgeführte Untersuchungen (zusammenfassend s. Rosenkvist 1981) haben insgesamt zu einer eher positiven Bewertung der HI geführt; dem entgegen stehen Ergebnisse von

---

[6] Der Neurotizismuswert war auch signifikant höher als bei Frauen vor HI.

[7] Bein einem solchen Vergleich ist allerdings zu berücksichtigen, daß unter Paaren, die sich zu künstlichen Reproduktionstechniken entschließen, solche aus höheren Sozialschichten überrepräsentiert sind. Dieser Hinweis findet sich in fast allen Untersuchungen.

Psychiatern und Psychoanalytikern, die aufgrund von intensiven Einzelfallstudien vor HI warnen (zusammenfassend vgl. Berger 1982) und sogar den Wunsch nach HI selbst als Symptom einer gestörten Persönlichkeit werten.

Die HI wird schon bedeutend länger praktiziert als die IvF. Dennoch gibt es nur wenige systematische psychologische Untersuchungen zur psychischen Verfassung der Paare zu Beginn der Behandlung. Nach Rosenkvist (1981) und Berger (1982) lagen bis 1980 lediglich 4 systematische Interviewstudien vor. Von 1980 bis heute konnten 5 weitere Studien recherchiert werden, in denen eine größere Gruppe von Patienten systematisch per Interview und/oder Persönlichkeitstest untersucht wurde. In diesen Studien wurden zwischen $n=25$ und $n=100$ Frauen bzw. Paare untersucht; alle Autoren mit Ausnahme von Reading et al. (1982) untersuchten beide Partner. Fragen nach Auffälligkeiten in der Persönlichkeitsstruktur, der Stabilität und Qualität der Paarbeziehung und die Frage des beabsichtigten Umgangs mit der Geheimhaltung der HI (vgl. S. 26) standen im Vordergrund des Interesses.

Reading et al. (1982) legten 43 aus einer Stichprobe von 60 konsekutiv aufgenommenen Patientinnen Persönlichkeitstests (Eysenck-Personality-Questionnaire) vor. Erhöhte Skalenwerte auf der Neurotizismus- und Lügenskala, sowie verminderte Skalenwerte auf der Psychotizismusskala deuten die Autoren als Hinweis auf eine Überanpassung bei diesen Frauen. State- und Trait-Angst-Werte waren geringer als jene einer Stichprobe von neurotischen Patientinnen und auch in einem Fragebogen zur Sexualität schien diese ungestörter als bei einer Stichprobe von Frauen, die sich in Sexualtherapie befanden. Auch in diesem Zusammenhang weisen die Autoren allerdings darauf hin, daß dieses Ergebnis ebenfalls im Sinne einer sozialen Erwünschtheit interpretierbar sei.

Herrmann et al. (1984) untersuchten 57 Paare vor Beginn der HI mit einem halbstandardisierten Interview, dem Gießen-Test und einem Fragebogen zum sexuellen und partnerschaftlichen Verhalten. Von den 6 Gießen-Test-Skalen zeigten sich im Vergleich zur Normstichprobe auf 3 Skalen Auffälligkeiten: die Depressivität war bei den Frauen erhöht. Durchlässigkeit und soziale Resonanz waren bei Frauen und Männern erhöht. Die Daten aus dem Partnerschaftsfragebogen waren vergleichbar mit einer Gruppe „sexuell zufriedener" Paare; nur 3 von 57 Paaren wurden aus psychosozialen Gründen von der HI ausgeschlossen.

Das Ergebnis einer im Vergleich zur Normstichprobe erhöhten Durchlässigkeit im Gießen-Test fand sich ebenfalls in einer Untersuchung von Brähler u. Meyhöfer (1985) bei 25 Paaren vor HI; eine erhöhte Depressivität ließ sich hier jedoch nicht nachweisen. Bezüglich der Körperbeschwerden zeigte sich ein geringeres Ausmaß von Beschwerden in den Standardskalen und darüberhinaus auch weniger frauentypische Beschwerden im Vergleich zur Normstichprobe und zu einer Gruppe von Paaren mit Sterilitätsproblemen, bei deren Genese psychische Konflikte ursächlich beteiligt schienen. Die Paar-Gießen-Tests zeigten, daß diese Paare hinsichtlich ihrer Struktur heterogen waren; es ließen sich 4 verschiedene Paartypen unterscheiden.

Humphrey u. Humphrey (1987) konnten nach gründlicher psychologischer Untersuchung, in denen die Paarbeziehung, die Frage nach sexuellen Problemen und der Umgang mit der Sterilität im Vordergrund standen, nur bei 15 von 100 Paaren die Insemination uneingeschränkt empfehlen. Bei 31% hatte der Untersuchende geringfügige, bei 26% deutliche und bei 14% starke Bedenken. Nur bei 2 Paaren wurde empfohlen, die Behandlung nicht durchzuführen und 12% der Paare brachen aus unterschiedlichen Gründen die Therapie ab.

Die gründlichste Studie zur HI stammt von Rosenkvist (1981); 45 fortlaufend in das Programm aufgenommene Paare wurden vor Beginn der Behandlung und 18-24 Monate später untersucht. Bei 23% der Frauen und 31% der Männer fanden sich gravierende, von der Normalität abweichende psychische Störungen; bei 29% der Paare war einer der Partner im Verlauf seines Lebens wegen psychischer Störungen in Behandlung gewesen; aufgrund von 14 klinischen Indikatoren zur Qualität der Partnerschaft wurde diese in 3 Stufen bezüglich der Prognose ihrer Stabilität eingeschätzt. Ein geringes Ausmaß an Risikofaktoren fand sich bei 36%, ein hohes Ausmaß bei 33% der Paare.

Bezüglich der Interpretierbarkeit dieser Ergebnisse gelten dieselben methodischen Einschränkungen wie sie im Zusammenhang mit der IvF erwähnt wurden, v. a. bezüglich der offenen Frage vergleichbarer Selektionskriterien. Ein abschließendes Urteil ist auch hier also nicht zu fällen; auffällig ist aber immerhin, daß die *testpsychologischen* Untersuchungen – mit Ausnahme des erhöhten Depressionswertes bei Herrmann et al. (1984) – diese Paare als klinisch unauffällig mit einer Tendenz zur positiven Selbstdarstellung erscheinen lassen. In den Studien, die Daten aus *diagnostischen Interviews* verwerten, zeigte sich eine höhere Rate psychisch auffälliger Patientinnen und Patienten, die – ebenfalls wie bei der IvF – jedoch nicht über den in nichtklinischen Stichproben geschätzten Raten liegen (Rosenkvist et al. 1981).

Diskussion

Bei einem Vergleich der oben dargestellten Befunde mit der klinisch-psychosomatischen Literatur zur Sterilität und psychologischen Untersuchungen steriler Partnerschaften bzw. Frauen fällt auf, daß der Störungsgrad von Frauen/Paaren vor IvF oder HI geringer zu sein scheint als allgemein bei sterilen Paaren. In der psychologischen und psychosomatischen Literatur zur Sterilität wird berichtet, daß sterile Frauen v. a. hinsichtlich einer erhöhten Depressivität und eines geringen Selbstwertgefühls auffällig sind, wobei die Frage, ob dies ein Hinweis auf spezifische Persönlichkeitsmerkmale oder Folge der Sterilität ist, offen bleiben muß (vgl. z. B. Stauber 1979; Menning 1980; Mahlstedt 1985; Edelman u. Connolly 1986; Ulrich et al. 1988). Die Diskrepanz zwischen diesen klinischen Berichten – die z. T. auch testpsychologisch belegt sind – und den oben angeführten Untersuchungen läßt sich einerseits so deuten, daß Paare, die sich zur IvF oder HI entschließen und sich damit eine außergewöhnliche und belastende Behandlung zumuten, eine durch eine besondere psychische Stabilität gekennzeichnete Untergruppe steriler Paare sind (empirische Hinweise dafür finden sich bei Given et al. (1985) und Brähler und Meyhöfer (1985), oder daß sie in einem besonderen Maße zu einer positiven Selbstdarstellung neigen.

Diese Diskrepanz könnte sich allerdings auch damit erklären lassen, daß

- von den klinisch tätigen Psychosomatikern etwas wahrgenommen wird, was sich in standardisierten Tests nicht abbilden läßt,
- sie es mit selegierten Kollektiven zu tun haben oder

– sie in der Kinderwunschsprechstunde aufgrund ihrer ärztlichen Verantwortung und vielleicht auch aufgrund der besonderen Kenntnis der Dynamik der Mutter-Kind-Beziehung von der Vorstellung geleitet werden, daß künstlich gezeugte Kinder nur „idealen" Eltern geboren werden sollten, also von einem besonders hohen Standard psychischer Gesundheit speziell bei diesen Paaren ausgehen.

Die Frage, welche *prognostische* Bedeutung psychologischen Merkmalen für den weiteren Verlauf der Behandlung zukommt, ist bisher weitgehend ausgespart. Es gibt einige Hinweise dafür, daß es lohnenswert wäre, dieser Fragestellung nachzugehen. So berichtet Kemeter (1989) für IvF-Patientinnen, daß jene Untergruppe, bei denen die Fertilisierung der Eizellen mißlang, signifikant höhere Werte auf der Skala „Soziale Potenz" des Gießen-Tests aufwiesen als jene, bei denen die Fertilisierung erfolgreich war. Entsprechende Ergebnisse mit zusätzlich höheren Werten auf der Skala „Soziale Resonanz" fanden sich auch bei dem Vergleich von Frauen mit „erfolgloser" vs. „erfolgreicher" (Kriterium war hier die Schwangerschaft) HI (Kemeter 1989). Beide Befunde deuten darauf hin, daß gerade besonders gesund erscheinende Paare weniger Erfolg in der Therapie haben. Brähler et al. (1988) konnten anhand des Paar-Gießen-Tests Unterschiede in den Paarstrukturen von Paaren aufweisen, bei denen die Behandlung mit der HI unterschiedlich verlief.

Abschließend noch einige Bemerkungen zu den inhaltlichen Schwerpunkten der psychologischen Untersuchungen zur IvF und HI. Von in der Kinderwunschsprechstunde erfahrenen Psychosomatikern wird betont, daß eine Behandlung mit IvF oder HI erst dann versucht werden sollte, wenn die Paare die „Infertilitätskrise" bewältigt und ihre Sterilität akzeptiert haben (Stauber 1987; Berger 1982; Berger et al. 1986; Frick-Bruder 1989; Delaisi de Parseval u. Janaud 1986)[8]. Als ein Kriterium wird hier herangezogen, daß der Kinderwunsch nicht „fixiert" ist oder – besonders bei der idiopathischen Sterilität[9] – sich keine Anhaltspunkte dafür finden, daß der unerfüllte Kinderwunsch Ausdruck unbewältigter Identitäts- oder Paarkonflikte ist (vgl. z. B. Goldschmidt u. Jürgensen 1985). In diesen Fällen wird explizit vor einer forcierten Sterilitätsbehandlung gewarnt. Genau zu diesen Themen finden sich jedoch keine systematischen psychologischen Untersuchungen. Dies mag einerseits damit zu tun haben, daß klinische Indikatoren für die Bewältigung der Sterilitätskrise und zur Beurteilung der Dynamik des Kinderwunsches nicht entwickelt sind und andererseits komplexe Merkmale dieser Art weder anhand standardisierter Tests noch durch strukturierte Interviews zu erfassen sind.

---

[8] Dies zu beachten ist umso dringlicher, als mit zunehmender Perfektionierung dieser Techniken sich absehen läßt, daß sie zunehmend häufiger und zunehmend früher in der Patientenkarriere angewendet werden und auch die Indikation zunehmend relativ wird (vgl. Davies-Osterkamp 1989).

[9] Nach einer Statistik aus dem Jahre 1987 (Fertilität 1987) liegt die relative Häufigkeit der Indikation Idiopathische Sterilität für die IvF an den verschiedenen Zentren der BRD zwischen 0 und 44%!.

Belastungen der Therapie

Behandlungsabbruch

Als ein Indiz für die Belastung der Behandlung, aber auch als Indiz dafür, daß die Entscheidung zu Beginn der Behandlung doch nicht so eindeutig ist, läßt sich die hohe Abbruchquote bei diesen Formen der Sterilitätstherapie werten. Nach einer Entscheidung zur HI oder IvF scheint der Anteil der Paare, die eine Behandlung dann doch nicht aufnehmen oder sie vorzeitig beenden, hoch zu sein. Von organmedizinischer Seite gibt es hierzu keine systematischen Untersuchungen, dieses Faktum läßt sich aber auch aus einigen psychologischen Untersuchungen ableiten, in denen für die IvF Abbruchquoten bis zu 43% (Mao u. Wood 1984) und für die HI bis zu 44% (Snowden et al. 1985) angegeben wurden.[10]

Ein Behandlungsabbruch läßt sich nun allerdings nicht unbedingt als negativer Verlauf der Behandlung werten. So berichten etwa Mao u. Wood (1984) in einer Untersuchung von Paaren, die aus dem IvF-Programm vorzeitig ausschieden bei 9% der nachuntersuchten Frauen, daß sie ohne weitere Behandlung schwanger wurden! Weitere 36% hatten inzwischen ein Kind adoptiert. Bei Freeman et al. (1987) lag die „spontane" Schwangerschaftsrate im Kollektiv der nachuntersuchten Frauen – die letzte IvF-Behandlung lag mindestens 6 Monate zurück – bei 10%.

Kemeter (1989) betont auch aus Sicht des Behandelnden, daß, sofern man sich von dem Standpunkt, der Erfolg künstlicher Befruchtungstechniken messe sich allein an den Schwangerschafts- bzw. Geburtsraten, freimachen könne, der Entschluß die Behandlung abzubrechen oder diese nach einem ersten Kontakt gar nicht aufzunehmen, durchaus als positiver Verlauf gewertet werden könne. In seiner eigenen Praxis wird schon bei der telefonischen Anmeldung entschieden, ob bei einem Erstgespräch eine Psychologin hinzugezogen wird. Dies geschah bei etwa der Hälfte der Patientinnen. Dieser „Filter" hatte offensichtlich einen Effekt auf den weiteren Verlauf: 47% der Paare, die zusammen mit der Psychologin untersucht wurden, kamen nicht zur weiteren Behandlung, bei der anderen Gruppen waren dies nur 18%. Die Schwangerschaftsrate mit oder ohne (!) künstliche Befruchtung war in beiden Gruppen etwa gleich: 32% bzw. 27%.[11]

Über die Häufigkeit der einzelnen Gründe für den Abbruch der Behandlung lassen sich wegen der geringen Rücklaufquoten keine detaillierten Angaben machen: an den ersten Stellen genannt werden die Kosten und die psychischen Belastungen der Behandlung, Veränderungen im Kinderwunsch, eine zu große Belastung für die Paarbeziehung (Mao u. Wood 1984; Freeman et al. 1987; Rosenkvist et al. 1981).

---

[10] Auch hier ist einschränkend zu erwähnen, daß in vielen dieser Arbeiten zum Nachuntersuchungszeitraum ein Großteil der Patienten nicht befragbar waren. Die Antwortraten scheinen noch relativ hoch zu sein, wenn schon zu Beginn des Programms psychologische Untersuchungen als Routineangebot durchgeführt werden (Freeman et al. 1987: 61%; Kentenich et al. 1987: 60%) und besonders niedrig, wenn den Patienten lediglich zur Nachuntersuchung Fragebogen zugeschickt werden (Leiblum et al. 1987b: 34%; Mahlstedt et al. 1987: 38%).

[11] Es ist natürlich nicht auszuschließen, daß die Paare, die die Behandlung abbrachen, sie an einem anderen Zentrum begannen.

Ein besonderes Problem für die Patientinnen scheint die Entscheidung für eine *endgültige* Beendigung der Therapie zu sein. Trotz erfolgloser Therapie und Wissen um die weiterhin geringen Erfolgsaussichten scheint es einer großen Gruppe von Frauen/ Paaren schwerzufallen, diese Entscheidung zu treffen. Zwischen 50 und 70% der Paare, die die Therapie abgebrochen haben, geben in Nachuntersuchungen an, diese zu einem späteren Zeitpunkt doch wieder aufnehmen zu wollen (Mao u. Wood 1984; Freeman et al. 1987; Kentenich et al. 1987). Leiblum et al. (1987b) geben darüberhinaus an, daß 93% (!) der Paare, die eine IvF-Behandlung erfolglos abgeschlossen hatten (und nachbefragt werden konnten), bereit wären, bei der Entwicklung neuer Techniken sich mit diesen behandeln zu lassen. Dies läßt sich sicher auch als ein Indiz für eine Verschärfung der „Infertilitätskrise" werten. Freeman et al. (1987) berichten für jene Gruppe von Patientinnen, die sich nach erfolgloser IvF für eine Beendigung der Behandlung entschieden hatten, geringere Depressionswerte als für jene Frauen, die diese Entscheidung noch nicht getroffen hatten. Dieses Festhalten an einer möglichen Behandlung wird allgemein als Hinweis auf eine „Fixierung" des Kinderwunsches gewertet und es wird darauf verwiesen, daß die ständige Erweiterung reproduktionsmedizinischer Techniken eine solche Haltung fördert (Hölzle 1986).

Psychische Belastungen durch heterologe Insemination und In-vitro-Fertilisation

Die physischen und psychischen Belastungen der ärztlichen Sterilitätstherapie i. allg. und der künstlichen Reproduktionstechniken im besonderen sind durch publizierte Berichte betroffener Frauen (z. B. Sonnemann 1987; Fischer 1989; Ulmer-Otto 1989) bisher anschaulicher geworden als durch die wenigen publizierten systematischen Untersuchungen.

Die Belastungen durch HI sind in klinischen Berichten vielfältig beschrieben, selten jedoch systematisch untersucht; v. a. von Verschärfungen von Sexualstörungen und der Entwicklung von Ovulationsstörungen wird berichtet (Stauber 1986; Ulrich et al. 1988).

Das Erleben der einzelnen Behandlungschritte der IvF wurde von Mahlstedt et al. (1987), Hölzle (1989) und Kentenich et al. (1987) retrospektiv erfragt[12]. Übereinstimmend wird berichtet, daß

- unabhängig vom Ausgang der Therapie die Mehrzahl der Frauen diese als sehr belastend in Erinnerung hatten,
- die psychischen Belastungen als stärker eingestuft wurden als die physischen Belastungen und
- die größten Belastungen jene Therapieschritte mit sich bringen, in denen die Patientinnen sich passiv auf den erhofften Erfolg und wahrscheinlichen Mißerfolg der Behandlung einstellen müssen: Das Warten auf die Follikelreifung und das Ergebnis der Punktion, das Warten darauf, ob eine Befruchtung stattgefunden hat und das Warten bis zum Zyklusende stellen die Hauptbelastung dar.

---

[12] Die Antwortrate betrug bei Mahlstedt et al. (1987) 38%, bei Kentenich et al. (1987) 60%, bei Hölzle (1989) ist nicht angegeben, nach welchen Gesichtspunkten die Untersuchungsgruppe zusammengestellt wurde.

Zur Geheimhaltung der heterologen Insemination

Die Frage der Geheimhaltung der HI gegenüber den Kindern wird bei Snowden et al. (1985) ausführlich diskutiert; unter juristischen Aspekten wird sie bei Hirsch u. Eberbach (1987) behandelt. Sie wird hier angeschnitten, da vermutet werden kann, daß eine Hauptbelastung der Paare die Unsicherheit ist, wie sie mit dem Problem der Geheimhaltung der Zeugungsart umgehen sollen. Dies läßt sich daraus ableiten, daß zum Zeitpunkt der Therapie die Mehrzahl der Eltern dazu entschlossen ist, dem zukünftigen Kind nichts über seine Entstehungsbedingungen zu sagen; ein Teil ist bezüglich dieser Frage aber auch unsicher und verschiebt die Entscheidung auf einen späteren Zeitpunkt. Gleichzeitig jedoch informiert eine nicht unbeträchtliche Anzahl nahe Verwandte oder Freunde; nach verschiedenen Untersuchungen (vgl. zusammenfassend Rowland 1985; Humphrey u. Humphrey 1986; Sokoloff 1987; Daniels 1988) scheint es fast durchgehend so zu sein, daß die zukünftigen Eltern häufiger bereit sind, andere Personen als das eigene Kind über seinen familiären Status aufzuklären, wobei als Motiv vermutlich eher die psychische Entlastung und die Suche nach sozialer Unterstützung durch die Gespräche als die Aufklärung dieser Personen eine Rolle spielt. Diese Unsicherheit kann sich noch dadurch verstärken, daß auch „Experten" hier unterschiedliche Auffassungen vertreten. Snowden et al. (1985) plädieren in der Auswertung ihrer Ergebnisse aus Nachuntersuchungen von Paaren nach HI für eine Aufklärung der Kinder. Dem vielfach gehörten Argument, dies komme einer Stigmatisierung der Kinder gleich und würde die Vater-Kind-Beziehung belasten, setzen sie entgegen, daß die nach HI entstandenen Kinder Wunschkinder sind, daß mit der Aufklärung auch ein Abbau des Stigmas der Sterilität verbunden sei und daß aus der Geheimhaltung selbst weitere Belastungen für die familiären Beziehungen entstehen können. Von Reproduktionsmedizinern wird dagegen meist gefordert, eine Geheimhaltung beizubehalten und – außer mit den oben schon angeführten Argumenten – damit begründet, daß sonst die Sterilität des Vaters offenkundig werden müsse, oder daß der soziale Vater vielleicht doch der genetische Vater sei, denn diese Möglichkeit sei nur im Fall der Azoospermie auszuschließen (Beck 1984). Die grundsätzliche Problematik von Argumentationen dieser Art liegt in der Festschreibung einer Infantilisierung der Kinder, als hätten sie keine eigenen Rechte und Ansprüche (Rowland 1985). Vor allem von Sozialwissenschaftlern wird in diesem Zusammenhang auch auf die Erfahrung von Adoptionsfamilien verwiesen, die darauf deuten, daß ein Unklarlassen über den familiären Status der Kinder eine ständige Belastungsquelle darstelle, die für das Kind selbst eine traumatische Bedeutung erlangen könne. Aber auch dieser Standpunkt ist umstritten (vgl. Humphrey u. Humphrey 1986).

Nachuntersuchungen

In-vitro-Fertilisation

Als die Deutsche Presseagentur am 22.5.1989 über eine Party in Bourn Hall (Cambridgeshire, England) berichtete, die zum gemeinsamen Fest aller dort im

Reagenzglas gezeugten Kinder veranstaltet wurde, wurde auch erwähnt, daß seit dem 25. Juli 1978 – dem Geburtstag des ersten „Retortenkindes" – allein ein Bourn Hall 1295 Kinder gezeugt wurden. Schätzungsweise sollen es weltweit fast 10000–15000 sein. In der BRD waren es nach der letzten Statistik (Fertilität 1988), in welche die Angaben von 36 der 51 angeschriebenen Zentren eingingen, 1032 Geburten mit 1295 Kindern. „Diese Kinder sind so normal wie du und ich" soll Edwards anläßlich dieses Festes gesagt gaben, v. a. die Warnungen vor Mißbildungen hätten sich als unbegründet erwiesen. Eine methodenkritische Zusammenschau der Befunde zu diesen Fragen findet sich bei Holmes (1988), speziell zur Problematik der Mehrlingsschwangerschaften bei Price (1988), speziell zur Frage embryonaler und fetaler Mißbildungen bei Kola (1988).

Nachuntersuchungen zur *psychischen* Entwicklung der durch IvF geborenen Kinder gibt es nur vereinzelt; 2 Arbeiten wurden bisher publiziert[13], beide stammen aus Australien. Die Notwendigkeit einer Nachuntersuchung der psychosozialen Entwicklung der Kinder wird folgendermaßen begründet (Mushin et al. 1986):

- Diese Kinder werden als „besondere" Kinder angesehen. Damit können sie unrealistischen Erwartungen ausgesetzt sein und/oder Probleme, die in ihrer Entwicklung auftreten, können – wie es aus der Adoptionsforschung bekannt sei – ihrem Status zugeschrieben werden.
- Nicht verarbeitete psychische Konflikte im Zusammenhang mit der Sterilität der Eltern können deren elterliche Einstellungen und Fähigkeiten beeinflussen; sofern latente eheliche Konflikte nach der Geburt manifest werden, könnten auch diese dem Kind zugeschrieben werden.
- Eine erhöhte Wahrscheinlichkeit angeborener Schäden könne die Inzidenz von Entwicklungsbehinderungen erhöhen und
- könne die öffentliche Diskussion um die Problematik der künstlichen Reproduktion, sowie die Belastungen und Unsicherheiten, die mit ihr verbunden sind, die obigen Problembereiche noch verschärfen.

Mushin et al. (1988) untersuchten die ersten 52 in einer australischen Klinik (Monash IvF-Programm, Melbourne) gezeugten IvF-Kinder als Neugeborene und im Alter von etwa einem Jahr; ein Kind starb als Säugling, ein Elterpaar von Zwillingen lehnte die Teilnahme an der Untersuchung ab. 33 dieser Kinder (darunter 6 Zwillingspaare) wurden darüberhinaus zwischen dem 1. und 3. Lebensjahr hinsichtlich ihrer psychosozialen Entwicklung von einem erfahrenen Klinischen Psychologen bzw. Kinderpsychiater unter Einbeziehung der Eltern untersucht. Bei den nicht untersuchten Kindern wiesen die Berichte der Pädiater nicht auf Besonderheiten in ihrer Entwicklung. Mit Ausnahme der geburtshilflichen Daten und einer erhöhten Frühgeborenenrate – 15% der Kinder wurden vor der 32. Woche geboren – zeigten sich keine Besonderheiten; bei 66% der Kinder fanden sich zum Zeitpunkt der Nachuntersuchung keine physischen oder Verhaltensauffälligkeiten, bei der Hälfte dieser waren jedoch Verhaltensauffälligkeiten wie Schlafstörungen, Koliken oder Eßprobleme vorausgegangen. Bei den 33% (n = 11) der Kinder mit Entwicklungsstö-

---

[13] Von Stauber (1987) wird für den deutschen Sprachraum eine Publikation der Nachuntersuchung von Kindern aus dem Berliner IvF-Programm angekündigt.

rungen wurden diese in der Mehrzahl der Fälle (n = 7, 21% der Ausgangsstichprobe) als geringfügig eingeschätzt; bei 4 Kindern (12% der Gesamtgruppe) fanden sich schwerwiegende physische oder psychische Probleme, nur bei einem dieser Kinder ließen sich die Auffälligkeiten nicht auf die Frühgeburtlichkeit zurückführen. In der Diskussion dieser Befunde weisen die Autoren darauf hin, daß ihre Deutung vorläufig bleiben muß solange nicht größere Gruppen von Kindern untersucht und ihre Entwicklungsdaten mit jenen von Kontrollgruppen verglichen werden.

Die zweite bisher publizierte Untersuchung erfaßt 20 Kinder lediglich bis zum 1. Lebensjahr (Yovich et al. 1986). Auch hier waren die Daten zum Schwangerschafts- und Geburtsverlauf auffällig: z. B. bei 69% der Schwangerschaften Blutungen in der Frühschwangerschaft, bei 30% intrauterine Entwicklungsstörungen, bei 25% Geburten vor der 32. Woche und bei 50% Schnittentbindungen. Nach einem Jahr zeigten Entwicklungstests bei der Mehrzahl der Kinder im Normbereich oder über der Norm liegende Befunde, nur bei einem Kind lagen sie unter der Norm.

Beide Untersuchungen deuten also eher auf Risikofaktoren in Schwangerschafts- und Geburtsverlauf, nicht jedoch im Bereich der psychosozialen Entwicklung. Wegen der geringen Fallzahl und fehlenden Vergleichsgruppen – wobei sich allerdings die Frage stellt, welches dann adäquate Kontrollgruppen wären – können diese Befunde jedoch sicher nicht dahingehend gewertet werden, daß bei durch IvF gezeugten Kindern Bedenken bezüglich ihrer psychosozialen Entwicklung zerstreut sind.

Ergebnisse zur psychischen Verfassung von Frauen nach *erfolglosen* IvF-Versuchen liegen nur vereinzelt vor und sind deshalb schwer interpretierbar und vergleichbar, da die Responseraten extrem niedrig und die Katamnesedauer sehr heterogen sind; dennoch seien einige dieser Ergebnisse hier angeführt. Freeman et al. (1987) ermittelten keine schwerwiegenden psychischen Störungen bei den erfolglos behandelten Frauen. Leiblum et al. (1987a) berichteten bei einer hoch selegierten Stichprobe von einer Verbesserung der ehelichen Beziehung bei 25% der Paare; die Reaktionen auf die Erfolglosigkeit der Behandlung – v. a. Depressivität, Hoffnungs- und Hilflosigkeit – waren bei den Frauen stärker ausgeprägt als bei den Männern. Baram et al. (1988) berichteten bei Frauen mit mindestens einem erfolglosen IvF-Versuch, der zwischen 1 Monat und 3 Jahren zurücklag, daß 10% der Paare „spontan" schwanger wurden, 32% ein Kind adoptiert hatten, 48% der Frauen meinten, daß die IvF-Erfahrung eine positive Auswirkung auf ihre eheliche Beziehung gehabt habe, 20% gaben eine negative Auswirkung an. 66% der Frauen gaben als Folge der IvF depressive Episoden an, bei 13% fanden sich Suicidphantasien.

Heterologe Insemination

Nur 2 Nachuntersuchungen zur HI fragen primär nach der Entwicklung der Kinder (Jizuka et al. 1968; Clayton u. Kovacs 1982), in den anderen steht die Frage nach Qualität und Stabilität der Paarbeziehung (Leeton u. Brackwell 1982; Göbel u. Lübke 1987; Weller et al. 1989) oder die Einstellung zur Behandlung (Milsom u. Bergman 1982, Snowden et al. 1985) im Vordergrund. Die Daten zur Paarbeziehung sind grob, in den meisten Fällen wird die Häufigkeit von Scheidungen oder Trennungen angegeben; es wird wohl davon ausgegangen, daß die Aufrechterhaltung einer Ehe unabhängig von ihrer Qualität eine günstigere Voraussetzung für die Entwicklung der Kinder darstelle als ihre Trennung. Fast alle Autoren mit einer Ausnahme untersuchten lediglich die Paare, bei denen ein Kind durch HI gezeugt wurde; nur Göbel u. Lübke (1987) untersuchten auch Vergleichsgruppen, die nach erfolgloser HI adoptiert hatten oder kinderlos blieben. Die Zeiträume nach der Geburt sind innerhalb der einzelnen Untersuchungen variabel, liegen im Range von wenigen Monaten bis zum Erwachsenenalter der Kinder (Snowden et al. 1985). Die Bereitschaft zu Nachuntersuchungen bei den Eltern scheint relativ groß zu sein, z. T. sicher schlicht dadurch bedingt, daß dieselben Eltern wegen weiterer Kinder in Kontakt mit der entsprechenden Klinik waren. Die meisten Autoren berichten von hohen Responseraten, bei einigen ist allerdings nicht angegeben, nach welchen Kriterien die Paare in die Nachuntersuchungen aufgenommen wurden.

Die Ergebnisse zur kindlichen Entwicklung beruhen entweder auf den Angaben der Eltern, z. T. auch auf pädiatrischen Untersuchungen oder auf ausführlichen Interviews mit den Eltern oder Entwicklungs- und Intelligenztests. Die Ergebnisse deuten insgesamt auf mit ihren Kindern zufriedene Eltern und eher unauffällige oder hinsichtlich Entwicklung und Intelligenz überdurchschnittliche Kinder (Jizuka et al. 1968), wobei die Autoren der letzten Untersuchung explizit erwähnen, daß dieser Befund wohl mit der überdurchschnittlich hohen Sozialschicht der Eltern zusammenhinge. Lediglich Clayton u. Kovacs (1982) berichten von Auffälligkeiten bei einer größeren Anzahl von Kindern: 14 von 50 untersuchten Kindern zwischen dem 1. und 3. Lebensjahr hatten Probleme mit Hyperaktivität. Überängstlichkeit bzw. Überstimulation durch die Eltern werden als Erklärungen augeboten. Bei 4 Ehemännern meinten ihre Frauen, daß das Verhältnis zu dem Kind aufgrund fehlender Akzeptanz gestört sei.

Zwei deutschsprachige Untersuchungen beschäftigten sich vorwiegend mit der Frage der ehelichen Stabilität. In einer Untersuchung von Weller et al. (1989), in der explizit erwähnt wird, daß vor Aufnahme in die Behandlung eine „psychodiagnostische Eignungseinschätzung" stattfand, „um die allseitige Befähigung zur Elternschaft im Interesse der Ehepartner selbst und insbesondere für das angestrebte Kind nachzuweisen" (Weller et al. 1989, S. 84)[14], fand sich bei 173 Ehepaaren die zwischen 1973 und 1987 Kinder durch HI Kinder bekamen, eine Scheidungsquote von 1,7%. Das Ergebnis, daß bei mehr als der Hälfte der Paare (56,5% der Männer und 56,2% der Frauen) Sexualstörungen auftraten, ließen die Autoren unkommentiert. Göbel u. Lübke (1987) untersuchten die Paare zwischen 6 Monaten bis 15 Jahren nach der Geburt der Kinder und verglichen speziell die Beziehungsentwicklung von erfolgreich behandelten Paaren mit solchen, die erfolglos behandelt wurden[15], dann adoptiert hatten oder erfolglos behandelt wurden und keine Kinder hatten. Bei den

---

[14] Es wäre interessant zu erfahren, welche Kriterien die Autoren angelegt haben und wie valide diese sind!

[15] Von den erfolglos behandelten Paaren, die zusammen blieben, haben 60% mindestens ein Kind adoptiert, bei weiteren 20% ließ sich der Adoptionswunsch aus verschiedenen Gründen nicht realisieren.

ersten beiden Gruppen trennten sich 10% der Paare, von den Paaren ohne Kinder trennten sich 35,3%. Aufgrund von Interviews, die bei 62% der kontaktierten Paare zustandekamen, kamen die Autoren zu dem Schluß, daß sowohl die Paare nach HI als auch jene nach Adoption mit ihrer Entscheidung zufrieden waren.

Die aufschlußreichste Studie zur HI unter psychosozialen Gesichtspunkten stammt von Snowden et al. (1985); die von ihnen durchgeführten Interviews richteten sich auf die Praxis der Behandlung aus der Sicht der beteiligten Eltern, insbesondere auch auf die Frage des Umgangs mit dieser Behandlungsform, speziell der Frage der Anonymität (vgl. S. 26). Sie enthält keine systematischen Angaben zur Stabilität der Ehe oder Entwicklung der Kinder.

Schlußbemerkung

In einer Hinsicht ist diese Übersicht selektiv; es wurden Arbeiten nach dem Kriterium aufgenommen, ob sie psychologische Fragen zur IvF und HI in den Mittelpunkt einer empirischen Untersuchung stellen. Nicht berücksichtigt sind damit die kritischen Analysen von v. a. Sozialwissenschaftlerinnen, die sich mit den insgesamt geringen Erfolgen dieser Techniken und ihren Folgen für die weibliche Reproduktion befassen (vgl. dazu z. B. Corea 1986 und das Sonderheft der Zeitschrift Birth 1988).

Ein Eindruck, der sich bei dem Studium der psychologischen Untersuchungen zur IvF und HI aufdrängt ist folgender: Es geht primär um das Wohl der Kinder; nach der inhaltlichen Schwerpunktsetzung scheint es, als sollte der Nachweis erbracht werden, daß mit diesen Befruchtungstechniken das Wohl der entstehenden Kinder nicht tangiert ist: die Paare werden unter der Frage psychischer Auffälligkeiten und der Frage stabiler Beziehungen vor dem Eingriff untersucht oder es wird der Nachweis zu führen versucht, daß die psychosoziale Entwicklung der Kinder unauffällig ist. Die Untersuchungen sind dagegen nur in Einzelfällen angelegt auf

- den ärztlichen Eingriff und seine Verarbeitung (hier wäre insbesondere die Frage der Patientenaufklärung zu beachten (vgl. Bonnicksen 1988))
- die Folgen dieses Eingriffs (besonders im Falle der IvF) für die Mehrzahl der erfolglos behandelten Patientinnen und
- Prädiktoren psychosozialer Art, die Belastung und Ausgang der Behandlung erkennen lassen.

Zur Frage nach Auffälligkeiten bei den durch künstliche Befruchtungstechniken entstandenen Kindern liegen bisher noch keine für eine abschließende Stellungnahme ausreichenden Daten vor. Die Ergebnisse zur Frage nach psychischen Auffälligkeiten bei den (potentiellen) Eltern lassen sich dahingehend zusammenfassen, daß es bisher keine Anhaltspunkte dafür gibt, daß Paare, die sich zur HI oder IvF entschließen, in ihrer Persönlichkeitsstruktur besonders auffällig sind. Dieser mehrfach berichtete Befund wurde allerdings auch so bewertet, daß diese Paare eine besonders ausgeprägte Tendenz zu einer „gesunden" Selbstdarstellung im Sinne sozialer Erwünschtheit haben.

Offen blieb, welche Relevanz diesen Befunden für die Praxis der künstlichen Reproduktionstechniken zukommt. Während sie sich einerseits als Hinweis auf die Unschädlichkeit dieser Techniken in dem Sinne werten lassen, daß hier nicht psychisch gestörte Personen zu Eltern gemacht werden (bezüglich, der ethischen Problematik einer solchen Argumentation vgl. Petersen 1987), lassen sie sich andererseits sicher nicht als Argument dafür werten, daß eine gründliche Überprüfung der Indikation unter psychologischen Gesichtspunkten entfallen kann. Diese Indikation müßte allerdings unter Berücksichtigung *anderer* als der bisher empirisch untersuchten Merkmale erfolgen.

Die Notwendigkeit einer gründlichen Überprüfung der Indikation und einer entsprechenden Beratung der Paare unter auch psychologischen Gesichtspunkten ergibt sich schon daraus,

- daß die Behandlung mit der IvF in der Mehrzahl der Fälle erfolglos ist,
- daß ihre medizinische Indikation sich sehr erweitert hat (hier ist v. a. die idiopathische Sterilität problematisch),
- daß die Anzahl der Einrichtungen, die sie anbieten, ständig zunehmen,
- daß sich bei erfolgreicher Anwendung häufig das Problem des Umgangs mit Mehrlingsschwangerschaften stellt (vgl. zusammenfassend Price 1988),
- daß sich Berichte von „Spontanschwangerschaften" nach erfolgloser Anwendung häufen (zusammenfassend Holmes 1988) und
- daß es einem Großteil der Paare nach erfolgloser Behandlung offensichtlich schwerfällt, von weiteren Behandlungsversuchen Abstand zu nehmen.

Angesichts dieser Konstellationen ergibt sich die Frage, nach welchen psychologischen Gesichtspunkten Patientinnen von der Behandlung gänzlich abzuraten ist, bei welchen von der Behandlung zum jetzigen Zeitpunkt abzuraten ist und welche alternativen oder ergänzenden psychologischen Beratungen oder Behandlungen ihnen anzubieten wären. Inhaltlich wäre dabei besonders an jene Merkmalsbereiche zu denken, die von Psychosomatikern in der klinischen Praxis als relevant herausgearbeitet wurden: Die Dynamik und Fixierung des Kinderwunsches in der individuellen Biographie, insbesondere sein Stellenwert in Konflikten der Geschlechtsidentität und der Paarbeziehung und die Art der Bewältigung der Sterilitätskrise. Der klinische Befund von Psychosomatikern, daß von einer Behandlung abzuraten sei, wenn die Sterilitätskrise nicht bewältigt ist, ist hier zu berücksichtigen. Um zu überprüfen, welche Relevanz diesen Merkmalen für Verlauf und Erfolg der Behandlung zukommt, wären Verlaufsuntersuchungen unter Einbezug von auch psychodynamischen Kriterien erforderlich.

Neben diesen Fragen zur Indikation wäre die Entwicklung und Überprüfung von primär psychologischen Hilfen zur Bewältigung der Sterilitätskrise, zur Reduktion der Belastungen während der Behandlung sowie als Alternative zur medizinischen Behandlung vordringlich. Konzepte hierzu finden sich z. B. bei Bresnick (1981), Sarrell u. DeCherney (1985) und Abschn. IV in diesem Jahrbuch.

Der Realisierung solcher Praxis- und Forschungsschwerpunkte stehen jedoch eine Reihe von Barrieren entgegen:

- Sie sind methodisch aufwendig, da es in allen genannten Fragestellungen um Verlaufsuntersuchungen geht und Merkmalsbereiche zu untersuchen sind, die

sich in der Mehrzahl der Fälle der Meßbarkeit durch Fragebogenmethoden entziehen.
- Sie sind vermutlich auch in der Kooperation Arzt-Psychologe problematisch, da mit ihnen die Behandlung mit künstlichen Befruchtungstechniken problematisiert wird.
- Sie werfen die Frage auf, welchen Stellenwert psychologische Interventionen im Gesamtbehandlungsplan einnehmen.

Realisierbar sind die oben angeschnittenen Empfehlungen nur dann, wenn entsprechend vorgebildete Psychologen oder Ärzte in das Behandlungsteam integriert sind und ihre Arbeit in der personellen Ausstattung der entsprechenden Zentren einen gleich hohen Stellenwert hat wie alle anderen notwendigen ärztlichen Maßnahmen.

Literatur

Baram D, Tourtelot E, Muchler E, Huang K (1988) Psychosocial adjustment following unsuccessful in vitro fertilization. J Psychosom Obstet Gynaecol 9:181–190
Beck WW (1984) Two hundred years of artificial insemination. Fertil Steril 41:193
Becker R (1980) Schwangerschaftsverlauf, Geburt und postpartale Entwicklung bei Sterilitätspatientinnen mit schließlich erfülltem Kinderwunsch. Med. Dissertation, FU Berlin
Berger DM (1982) Psychological aspects of donor insemination. Int J Psychiatry Med 12:49–57
Berger DM, Eisen A, Shuber J, Doody KF (1986) Psychological patterns in donor insemination couples. Can J Psychiatr 3:818–823
Bernt H, Sudik R, Bernt WD, Scheunemann P (1985) Psychologische Untersuchungen steriler Paare im Rahmen eines In-vitro-Fertilisationsprogrammes. Zentralbl Gynäkol 110:1424–1431
Bettendorf G, Breckwoldt M (Hrsg) (1989) Reproduktionsmedizin. Fischer, Stuttgart
Bonnicksen A (1988) Consumer aspects of in vitro fertilization and embryo transfer. Birth 15:148–152
Brähler C, Meyhöfer W (1985) Psychologische Aspekte der Fertilitätsstörungen. Med Welt 36:230–241
Brähler C, Weiss V, Meyhöfer W (1988) Entscheidungs- und Behandlungsverlauf bei heterologer Insemination. In: Brähler E, Meyer A (Hrsg) Partnerschaft, Sexualität und Fruchtbarkeit. Springer, Berlin Heidelberg New York Tokyo, S 114–127
Bresnick A (1981) A holistic approach to the treatment of the crisis of infertility. J Mar Fam Ther 7:181–188
Callan VJ, Hennessey JF (1988) The psychological adjustment of women experiencing infertility. Br J Med Psychol 61:137–140
Clayton CE, Kovacs GT (1982) AID offspring: initial follow-up study of 50 couples. Med J Aust 1:338–339
Corea G (1986) Mutter Maschine. Rotbuch, Berlin
Daniels KR (1988) Artificial insemination using donor semen and the issue of secrecy: the views of donors and recipient couples. Soc Sci Med 27:377–383
Davies-Osterkamp S (1989) Künstliche Reproduktion aus psychologischer Sicht – die Rolle des Arztes, die Rolle der betroffenen Paare. In: Mohr J, Schubert C, Jürgensen O (Hrsg) Management der Unfruchtbarkeit. Springer, Berlin Heidelberg New York Tokyo, S 116–128
Delaisi de Parseval G, Janaud A (1986) Ein Kind um jeden Preis. Ethik und Technik der künstlichen Befruchtung. Beltz, Weinheim

Demyttenaere K, Nijs P, Ramon W (1988) Wie neurotisch sind infertile Paare? Sexualmedizin 17:620–624
Dennerstein L, Morse C (1988) A review of psychological and social aspects of in vitro fertilisation. J Psychosom Obstet Gynaecol 9:159–170
Edelmann RJ, Connolly KJ (1986) Psychological aspects of infertility. Br J Med Psychol 29:209–219
Fagan PJ, Schmidt CW, Rock JA, Damewood MD, Halle E, Wise TM (1986) Sexual functioning and psychological evaluation of in vitro fertilization couples. Fertil Steril 46:668–672
Fischer I (1989) Der andere Traum vom eigenen Baby. GEO-Wissen Sex * Geburt * Genetik 1:47–58
Freeman EW, Boxer AS, Rickels K, Tureck R, Mastroianni L (1985) Psychological evaluation and support in a program of in vitro fertilization and embryo transfer. Fertil Steril 43:48–53
Freeman EW, Rickels K, Tausig J et al. (1987) Emotional and psychosocial factors in follow-up of women after IvF-Et treatment. Acta Obstet Gynecol Scand 66:517–521
Frick-Bruder V (1989) Das infertile Paar. In: Bettendorf G, Breckwoldt M (Hrsg) Reproduktionsmedizin. Fischer, Stuttgart New York, S 399
Given JE, Jones GS, McMillen DL (1985) A comparison of personality characteristics between in vitro fertilization patients and other infertile patients. J In Vitro Fertil Embryo Transfer 2:49–54
Göbel P, Lübke F (1987) Katamnestische Untersuchungen an 96 Paaren mit heterologer Insemination. Geburtshilfe Frauenheilkd 47:636–640
Goldschmidt O, Jürgensen O (1985) Psychoanalytische Untersuchung funktionell steriler Ehepaare. Katamnesen und kritischer Rückblick. Psyche (Stuttg) 39:538–552
Haseltine FP, Mazure CM, Greenfield D et al. (1984) Psychological interviews in screening couples undergoing in vitro fertilization. Ann NY Acad Sci 442:504–521
Herrmann H, Wild G, Schuhmacher T, Unterberg H, Keller E (1984) Psychosoziale Situation von Ehepaaren vor der artifiziellen Insemination mit Donorsamen. Geburtshilfe Frauenheilkd 44:719–723
Hirsch G, Eberbach W (1987) Auf dem Wege zum künstlichen Leben. Birkhäuser, Basel
Holmes HB (1988) In vitro fertilization: reflections on the state of the art. Birth 15:134–147
Holmes HB, Tymstra T (1987) In vitro fertilization in the Netherlands: experience and opinions of Dutch women. J In Vitro Fert Embryo Transfer 4:116–123
Hölzle C (1986) Lokalisiertes Leiden. Sterilitätskrise und Reproduktionsmedizin. Psychosozial 9/30:21–32
Hölzle C (1989) Die physische und psychische Belastung durch In-vitro-Fertilisation. In: Mohr J, Schubert C, Jürgensen O (Hrsg) Management der Unfruchtbarkeit. Springer, Berlin Heidelberg New York Tokyo, S 97–104
Humphrey M, Humphrey H (1986) A fresh look at genealogical bewilderment. Br J Med Psychol 59:133–140
Humphrey M, Humphrey H (1987) Marital relationship in couples seeking donor insemination. J Biosoc Sci 19:209–219
IvF-Statistik (1987) Die In-vitro-Fertilisation (IvF) und der intrabutare Gametentransfer (GIFT) in der Bundesrepublik Deutschland (1981–1986). Fertilität 3:72–81
IvF-Statistik (1988) Die In-vitro-Fertilisation und der intrabutare Gametentransfer (GIFT) in der Bundesrepublik Deutschland (1982–1987). Fertilität 4:204–207
Jizuka R, Sawada Y, Nishina N, Ohio M (1968) Physical and mental development of children born following artificial insemination. Int J Fertil 13:24–32
Kemeter P (1988) Studies on psychosomatic implications of infertility – effects of emotional stress on fertilization and implantation in in-vitro-fertilization. Hum Reprod 3:341–352

Kemeter P (1989) Die Praxis der In-Vitro-Fertilisation (IvF) im Rahmen der Sterilitätsbehandlung. In: Mohr J, Schubert C, Jürgensen O (Hrsg) Management der Unfruchtbarkeit. Springer, Berlin Heidelberg New York Tokyo, S 29–43

Kentenich H, Hölzle C, Schmiady H, Stauber M (1987) Am schlimmsten ist das Warten. Wie Paare die In-Vitro-Fertilisation erleben. Sexualmedizin 16:364–370

Knorre P (1986) Die Sterilität der Ehe als psychosomatisches Phänomen. In: Höck K (Hrsg) Psychotherapie und Grenzgebiete, Bd 7. Barth, Leipzig, S 73–87

Kola J (1988) Commentary: Embryo and fetal abnormalities in IvF. Birth 15:145–147

Leeton J, Backwell J (1982) A preliminary psychosocial follow-up of parents and their children conceived by artificial insemination by donor (AID). Clin Reprod Fertil 1:307–310

Leiblum SR, Kemmann E, Lane MK (1987a) The psychological concommitants of in vitro fertilization. J Psychosom Obstet Gynaecol 6:165–187

Leiblum SR, Kemmann E, Colburn D, Pasquale S, DeLisi AM (1987b) Unsuccessful in vitro fertilization: a follow-up study. J In Vitro Fertil Embryo Transfer 4:46–50

Mahlstedt P (1985) The psychological component of infertility. Fertil Steril 3:333–346

Mahlstedt P, MacDuff S, Bernstein J (1987) Emotional factors and the in vitro fertilization and embryo transfer process. J In Vitro Fertil Embryo Transfer 4:232–236

Mao K. Wood C (1984) Barriers to treatment of infertility by in vitro fertilization and embryo transfer. Med J Aust 140:532–533

Menning E (1980) The emotional needs of infertile couples. Fertil Steril 34:313–319

Milsom J, Bergman P (1982) A study of parental attitudes after donor insemination (AID). Acta Obstet Gynecol Scand 61:125–128

Morse C, Dennerstein L (1985) Infertile couples entering an In Vitro Fertilisation Programme: a preliminary survey. J Psychosom Obstet Gynaecol 4:207–219

Mushin DN, Barreda-Hanson MC, Spensley JC (1986) In vitro fertilization children: early psychological development. J In Vitro Fertil Embryo Transfer 3:247–252

Neulen J (1989) Insemination. In: Bettendorf G, Breckwoldt M (Hrsg) Reproduktionsmedizin. Fischer, Stuttgart, S 512–515

Petersen P (1986) Schwangerschaftsabbruch: Unser Bewußtsein vom Tod im Leben. Urachhaus, Stuttgart

Petersen P (1987) Manipulierte Fruchtbarkeit. Problematik der Retortenbefruchtung (In-Vitro-Fertilisation) aus der Sicht eines Psychosomatikers. Fertilität 3:99–109

Price FV (1988) The risk of high multiparity with IvF/ET. Birth 15:157–163

Reading AE, Sledmere CM, Cox DN (1982) A survey of patient attitudes towards artificial insemination by donor. J Psychosom Res 26:429–433

Rosenkvist H (1981) Donor insemination. A prospective socio-psychiatric investigation of 48 couples. Dan Med Bull 28:133–148

Rowland R (1985) The social and psychological consequences of secrecy in artificial insemination by donor (AID) programme. Soc Sci Med 21:391–396

Sahaj DA, Smith CK, Kimmel KL et al. (1988) A psychosocial description of a select group of infertile couples. J Fam Pract 27:393–397

Sarrell PM, DeCherney AH (1985) Psychotherapeutic intervention for treatment of couples with secondary infertility. Fetil Steril 43:897–900

Schepank H (1987) Psychogene Erkrankungen der Stadtbevölkerung. Eine epidemiologisch-tiefenpsychologische Feldstudie in Mannheim. Springer, Berlin Heidelberg New York Tokyo

Schill WB (1987) Diagnostik und Therapie von Fetilitätsstörungen des Mannes. In: Runnebaum R, Rabe T (Hrsg) Gynäkologische Endokrinologie. Springer, Berlin Heidelberg New York Tokyo, S 327

Shatford LA, Hearn MT, Yuzpe AA, Brown MD, Casper RF (1988) Psychological correlates of differential infertility diagnosis in an in vitro fertilization program. Am J Obstet Gynecol 158:1099–1107

Snowden R, Mitchell GD, Snowden EM (1985) Artefizielle Reproduktion. Enke, Stuttgart
Sokoloff BZ (1987) Alternative methods of reproduction. Effects on the child. Clin Pediatr 26:11–27
Sonnemann S (1987) Mein Kind ist ein „Retortenbaby". Rowohlt, Reinbek
Stauber M (1979, ²1988) Psychosomatik der sterilen Ehe. Grosse, Berlin
Stauber M (1986) Zur Psychosomatik der modernen Reproduktionsmedizin. Prax Psychother Psychosom 31:285–297
Stauber M (1987) Positive Aspekte des Kinderwunsches bei der In-Vitro-Fertilisation. Fertilität 3:107–108
Tauber PF (1985) Medizinische Aspekte und Probleme der homologen und donogenen Insemination. Gynäkologe 18:198–207
Ulmer-Otto S (1989) Die leere Wiege. Kreuz, Zürich
Ulrich D (1988) Zur Psychosomatik des unerfüllten Kinderwunsches: Literaturübersicht. In: Brähler E, Meyer A (Hrsg) Partnerschaft, Sexualität und Fruchtbarkeit. Springer, Berlin Heidelberg New York Tokyo, S 101–113
Ulrich D, Strauß B, Appelt H, Bohnet HG (1988) Psychosomatische Aspekte von Fertilitätsstörungen. In: Appelt H, Strauß B (Hrsg) Psychoendokrinologische Gynäkologie. Stuttgart, Enke, S 172–198
Weller J, Sobeslavsky J, Guzy J (1989) Wie entwickeln sich Partnerschaft und Kinder. Langzeitbeobachtung nach heterologer Insemination. Sexualmedizin 18:84–90
Wille R (1978) Nachuntersuchungen an sterilisierten Frauen. Enke, Stuttgart
Williams LS (1988) "It's going to work for me". Responses to failures of IvF. Birth 15:153–156
Yovich JL, Parry TS, French NP, Grauaugg AA (1986) Developmental assessment of twenty in vitro fertilization (IvF) infants at their first birthday. J In Vitro Fertil Embryo Transfer 3:253–257

Zum Ergebnis

Die Autorin legt ein kritisches Sammelreferat über die Schwerpunkte empirischer Untersuchungen zu den psychosozialen Aspekten künstlicher Befruchtungstechniken (In-vitro-Fertilisation und heterologe Insemination) vor, die im deutsch- und englischsprachigen Raum seit 1980 vorgestellt wurden. Ihr Anliegen ist, zentrale Forschungsinhalte herauszustellen und dabei einzelne Fragestellungen, Methoden, Hauptergebnisse und Schlußfolgerungen kritisch zu beleuchten. Insgesamt beklagt die Autorin mangelnde Angaben zur Zusammensetzung der Stichproben sowie zu den Untersuchungszeitpunkten als auch das Fehlen von Vergleichsgruppen, was die Interpretation der Ergebnisse erschwert.

Die Übersicht beginnt mit einer Darstellung und kritischen Würdigung der Befunde zur psychischen Verfassung von Paaren, die sich zu einer In-vitro-Fertilisation- bzw. heterologen Inseminationsbehandlung entschlossen haben, und befaßt sich anschließend entsprechend mit den psychischen Belastungen der jeweiligen Behandlungsformen. Darüber hinaus werden Nachuntersuchungen zur ehelichen Situation und kindlichen Entwicklung nach erfolgreicher IvF- bzw. HI-Behandlung kritisch referiert. Dabei fällt auf, daß es in den meisten dieser Untersuchungen um das Wohl der durch diese künstlichen Befruchtungstechniken entstandenen Kinder sowie die psychischen Auffälligkeiten der Paare bzw. die Stabilität der Partnerschaft geht.

Die Autorin stellt heraus, daß sich hingegen nur wenige Untersuchungen solchen Themen widmeten wie der Verarbeitung des ärztlichen Eingriffs und der Patientenaufklärung, der Konsequenz der erfolglosen Behandlung für die Betroffenen und den psychosozialen Prädiktoren, die die Belastung und den Ausgang der Behandlung erkennen lassen.

Schlußfolgerungen zu den Auffälligkeiten der durch künstliche Befruchtungstechniken entstandenen Kinder können aufgrund des zu geringen Datenmaterials nicht abgeleitet werden.

Die Persönlichkeitsstruktur der potentiellen Eltern stellt sich als nicht besonders auffällig dar.

Die Autorin wirft die Frage nach der praktischen Relevanz der Untersuchungsergebnisse auf und betont das Problem der Indikationsstellung.

Dabei müßten andere als die bisher empirisch untersuchten Merkmale auch unter psychologischen Gesichtspunkten Berücksichtigung finden. Darüber hinaus empfiehlt sie dringend die Entwicklung und Überprüfung primär psychologischer Maßnahmen zur Bewältigung der Sterilitätskrise, der Reduktion der Belastungen im Verlauf der medizinischen Behandlung und alternativer Konzepte zur medizinischen Behandlung.

Die Redaktion

II. Zur Indikation und Prognose

Risiken und Erfolgsaussichten der In-vitro-Fertilisation

C. Hölzle

Zusammenfassung

Die In-vitro-Fertilisation mit Embryotransfer gilt mittlerweile als anerkannte Behandlungsform der Sterilität, obwohl ihre Erfolgsraten vergleichsweise gering und ihre gesundheitlichen Risiken noch nicht abzuschätzen sind. Im Hinblick auf eine ethische Bewertung der Behandlung werden im folgenden Beitrag bekannte und denkbare Gefährdungen für Frauen und Kinder diskutiert und den Aussichten auf Schwangerschaft und Geburt gegenübergestellt.

Summary

In vitro fertilization and embryo transfer are considered an acknowledged treatment of sterility, although birth rates are relatively low and health risks have not yet been assessed. With regard to an ethical evaluation, the known and possible risks for women and future children are discussed and confronted with the real chances for pregnancy and birth.

Die aus der Veterinärmedizin (vgl. Corea 1986) übernommene Technik der In-vitro-Fertilisation (IvF) und des Embryotransfers (ET) wurde 1978 in England zum ersten Male erfolgreich im Bereich der Humanmedizin angewandt. Nach der Geburt von Louise Brown, des ersten in vitro gezeugten Babys, wurde die Technik der extracorporalen Befruchtung von zahlreichen europäischen und außereuropäischen Zentren der Reproduktionsmedizin übernommen und weiterentwickelt.

In der Bundesrepublik hatten sich bereits bis 1985 22 IvF-Zentren etabliert (Semm 1985). 1987 waren es schon 36 Zentren, die mit der Bekanntgabe ihrer Erfolgsraten in Erscheinung traten (Fertilität 2/1987).

Die Methode und ihre weiteren Entwicklungsperspektiven sind bisher nicht unumstritten.

Dabei bezieht sich die Diskussion um Risiken und Folgen der künstlichen Befruchtung hauptsächlich auf die Frage einer möglichen Forschung und Manipulation an menschlichen Embryonen sowie die Frage der ethisch vertretbaren Formen von Elternschaft. Da es mit dieser Technik möglich geworden ist, Ei- und Samenzellen verschiedener Provenienz zu kombinieren und so entstandene Embryonen in Dritte zu implantieren (Surrogatmütter), besteht theoretisch die Möglichkeit, die genetische, biologische und soziale Elternschaft – vormals in der Regel personell identisch – nun völlig aufzuspalten.

Neben diesen umstrittenen Forschungs- und Anwendungsgebieten herrscht jedoch in weiten Kreisen der Medizin, der Ethikkommissionen und der gesetzgeberischen Initiativen Konsens, daß die IvF/ET unter Einhaltung noch klärungsbedürftiger Rahmenbedingungen und Grenzen eine sinnvolle und angemessene Form der Sterilitätsbehandlung darstellt.

Prinzipielle Einwände aus psychosomatischer Sicht (z. B. Petersen 1985) werden höchstens bei der ungeklärten Sterilität berücksichtigt. Liegt dagegen ein organisch faßbarer Defekt wie eine Undurchlässigkeit der Eileiter vor, so wird die Frage nach möglichen psychosomatischen Kontraindikationen in der Regel nicht gestellt, wobei die langfristigen psychosozialen Folgen dieser Behandlungsmethode für die betroffenen Frauen, Männer und die in vitro gezeugten Kinder bisher noch völlig unbekannt sind. Die Studien, die sich mit der Bewältigung und den kurzfristigen Folgen der IvF beschäftigen, kommen alle zu dem Ergebnis, daß die Behandlung v. a. eine enorme psychische Belastung darstellt (Holmes u. Tymstra 1987; Mahlstedt et al. 1987; Hölzle 1986, 1989; Mao u. Wood 1984; Stauber et al. 1986), was sich u. a. an den sehr hohen Abbruchquoten zeigt (Mao u. Wood 1984; Semm 1985).

Aber auch bezüglich der zu erwartenden Behandlungserfolge und der gesundheitlichen Risiken sind noch viele Fragen offen. Der folgende Beitrag beschäftigt sich mit diesen beiden vernachlässigten Aspekten.

Risiken der IvF-Behandlung

Insgesamt gibt es bisher nur wenig differenzierte Befunde über Art und Ausmaß der gesundheitlichen Risiken, die mit der Behandlungsmethode der IvF verknüpft sind. Dabei geht es nicht nur um die Frage, welche kurzfristigen Risiken sich für die so behandelten Frauen und die Eizellen bzw. Embryonen ergeben. Zu klären ist auch, ob und inwieweit langfristige gesundheitliche Risiken für die Sterilitätspatientinnen und in vitro gezeugten Kinder bestehen.

Auffallend ist, daß sowohl in Pressedarstellungen, populärwissenschaftlichen medizinischen Publikationen, als auch in der medizinischen Fachliteratur zur IvF die Frage der Risiken weitgehend ausgespart bleibt. Eine umfassende auf empirischem Material beruhende Dokumentation bisheriger Komplikationen existiert ebenso wenig wie eine Zusammenstellung potentieller langfristiger Risikofaktoren.

Wenn im folgenden auch auf noch wenig untersuchte potentielle Risikofaktoren hingewiesen wird, so handelt es sich dabei um einen Ansatz zur Risikofolgenabschätzung wie er m. E. von medizinischer Seite geleistet werden müßte. Zu den Risiken verschiedener Teilschritte der IvF (wie z. B. Hormonbehandlung, Ultraschall, Laparoskopie), die auch im Rahmen anderer Sterilitätstherapien zur Anwendung kommen, existiert in der internationalen Fachliteratur bereits eine Reihe von Hinweisen und Untersuchungen. Diese gilt es zusammenzustellen und um weitere theoretisch denkbare Risikofaktoren zu erweitern. Erst eine solche Zusammenschau des Risikopotentials einerseits und der Erfolgsaussichten andererseits ermöglicht eine adäquate Kosten-Nutzen-Analyse, die im Prinzip *vor* der Etablierung einer neuen Technik geleistet werden müßte.

Wegen der bisher unzureichenden Dokumentation sowie des Mangels an Überblicksarbeiten, kann auch die folgende Darstellung nicht als erschöpfend betrachtet werden. Sie erfolgt aus Gründen der Übersichtlichkeit in Anlehnung an die einzelnen IvF-Etappen.

Risiken der Hormonbehandlung

Mit einer hormonellen Vorbehandlung der Eierstöcke wird das Ziel verfolgt, mehrere Eizellen für eine Befruchtung und Übertragung zu gewinnen, um so die Chance für eine Schwangerschaft zu erhöhen. Eine wesentliche Komplikation, die bei der hormonellen Stimulierung der Eierstöcke mit Clomiphen, aber v. a. mit Gonadotropinen auftreten kann, ist das sog. *ovarielle Hyperstimulationssyndrom:*

Da sich die hormonelle Stimulation inter- und intraindividuell sehr unterschiedlich auf die Ovarien auswirkt, kann es zur Zystenbildung und pathologischen Vergrößerung des Ovars kommen. Beim Überstimulationssyndrom wandeln sich die Eierstöcke in große Zysten um, die im Extremfall den gesamten Bauchraum ausfüllen können. Störungen des Wasser- und Elektrolythaushaltes können sich einstellen (Hammond 1984; Sautter 1987; Schenken u. Weinstein 1978). Eine schwere Hyperstimulation kann lebensbedrohlich werden, da die Ovarien platzen können (Menning 1977). Eine stationäre Behandlung ist deshalb in diesen Fällen unerläßlich. Durch eine sorgfältige Zyklusbeobachtung und häufige Kontrollen kann dieses Risiko stark reduziert, jedoch nicht völlig ausgeschlossen werden.

Ein weiteres Risiko der hormonellen Stimulierung ist die *erhöhte Rate von Spontanaborten:*

Während die Abortrate von 20–29 jährigen Erstschwangeren 10% beträgt (Jansen 1982; Worley u. Keye 1984), liegt sie nach einer Clomiphenbehandlung etwa doppelt so hoch – bei 19,3% (Garcia et al. 1977), nach gonadotropininduzierten Schwangerschaften sogar noch höher – bei 22,7% (Jansen 1982) bis 29% (Ben Rafael et al. 1981).

Diese Abortarten sind unter anderem erklärbar durch andere Nebeneffekte und Risiken der hormonellen Stimulierung, nämlich zum einen durch eine *erhöhte Rate chromosomaler Anomalien*. Boue u. Boue (1973) fanden bei 84% der Aborte nach Clomiphen- oder HMG-Behandlung chromosomale Anomalien. Dagegen lag die Inzidenz bei einer unausgelesenen Stichprobe bei 60%. Eine erhöhte Rate chromosomaler Anomalien wurde auch bei in vitro fertilisierten Embryonen festgestellt. Die Rate polyploider Embryonen (mehrfacher Chromosomensatz) liegt hier bei 9% gegenüber 1,5% bei natürlichen Befruchtungen. Dabei werden als mögliche exogene Faktoren neben der hormonellen Stimulation die Ultrasonographie und die Laborkultivierung in Betracht gezogen (Mettler u. Michelmann 1985). Als weiterer Grund, der zum Abortrisiko beiträgt, gilt die *erhöhte Rate von Mehrlingsschwangerschaften* nach hormoneller Stimulation bzw. der Übertragung mehrerer Embryonen.

Normalerweise liegt die Rate der Mehrlingsschwangerschaften bei 2–5% (Worley u. Keye 1984), nach IvF kommt es jedoch in etwa 20–25% der Fälle zu Mehrlingsgeburten (Sautter 1987; Fertilität 2/1987). Diese wiederum sind neben dem Abortrisiko auch mit einem erhöhten Geburtsrisiko verbunden. So liegt die Rate der Kaiserschnittgeburten nach IvF-Schwangerschaften bei 49% (Seppälä u. Edwards 1985) gegenüber 12% nach natürlicher Konzeption.

Über langfristige Gesundheitsrisiken der Hormonbehandlung für die behandelten Frauen oder in vitro gezeugten Kinder ist bisher nichts bekannt. Mögliche Langzeiteffekte sind jedoch nicht auszuschließen, da sie z. T. erst nach Jahrzehnten auftreten. Angesichts der allgemeinen Schwierigkeiten bei epidemiologischer Forschung werden sie in der Regel auch nur dann identifiziert, wenn es sich um seltene oder neue Störungsbilder handelt (Haney 1984; Corea 1986).

Im Zusammenhang mit der hochdosierten Hormonbehandlung im Rahmen der IvF wird von einigen Forscherinnen (Corea 1986; Direcks u. Holmes 1986) darauf hingewiesen, daß möglicherweise langfristige Gesundheitsschäden zu befürchten seien. Sie verweisen in diesem Kontext auf die Geschichte des synthetischen Hormons DES (Diethylstilbestrol), das ebenso wie die heutigen Hormonpräparate massenhaft eingesetzt wurde. DES wurde von 1940 bis ca. 1970 v. a. in den USA, aber auch in Europa an Millionen von Frauen verabreicht, um das Fehlgeburtenrisiko zu reduzieren. Erst nach 30 Jahren wurde die karzinogene Wirkung dieses Medikaments entdeckt, weil in einigen Fällen bei den Töchtern der DES-behandelten Frauen ein sehr seltener Scheidenkrebs, das vaginale Adenokarzinom, diagnostiziert wurde (Herbst et al. 1971). Erst daraufhin stellte sich im Zuge weiterer Untersuchungen heraus, daß auch bei den Müttern, d. h. den Frauen, die 20–39 Jahre zuvor in der Schwangerschaft mit DES behandelt worden waren, eine um 40–50% erhöhte Rate von Brustkrebs zu verzeichnen war (Greenberg 1984, zit. nach Direcks u. Holmes 1986). Nach der Übersicht von Direcks u. Holmes (1986) wurden bei etwa $^2/_3$ der Töchter und $^1/_5$ der Söhne dieser DES-behandelten Frauen Fehlbildungen der inneren Geschlechtsorgane und damit vermehrte Unfruchtbarkeit festgestellt, wobei fatalerweise ein Teil dieser Schädigungen wiederum eine Indikation für die IvF und damit verbundene Hormonbehandlungen darstellt.

Über eine mögliche karzinogene oder keimschädigende Wirkung von Gonadotropinen und Clomiphen, das in seiner chemischen Struktur dem DES sehr ähnlich ist, gibt es bisher im Humanbereich keine eindeutigen Befunde (Schwinger 1983). Im Tierversuch zeigte sich allerdings eine dosisabhängige Zunahme von Fehlbildungen, wenn Clomiphen in der Schwangerschaft verabreicht wurde (Hammond 1984). Vergleichbar zu den DES-Befunden wurden auch hier Gewebeveränderungen im vaginalen Drüsengewebe festgestellt.

Risiken der Ultraschalluntersuchung

Das Wachstum der Follikel wird während der hormonellen Vorbehandlung mit mehreren Blut- und Ultraschalluntersuchungen überprüft. Experimentelle Befunde haben gezeigt, daß Ultraschalluntersuchungen zu diagnostischen Zwecken, d. h.

begrenzter Intensität, keine negativen Auswirkungen auf menschliches Gewebe haben (Dunn 1983).

Jedoch ist die Wirkung von Ultraschallwellen auf präovulatorische Eizellen noch wenig untersucht, und sie wird auch in den medizinischen Darstellungen zur IvF in der Regel nicht problematisiert. Mettler (1983) weist allerdings darauf hin, daß sie auf Ultraschalluntersuchungen nach der ovulationsauslösenden Injektion mit dem Schwangerschaftshormon HCG verzichtet, „da eine negative Beeinflussung der Eizellen durch den Ultraschall nicht ausgeschlossen werden kann" (S. 55). Kontrollierte Studien verweisen indessen auf negative Auswirkungen von Ultraschallwellen auf Follikel und Schwangerschaftsraten:

- Testart et al. (1982) untersuchten in ihrem IvF-Programm anhand von 68 Zyklen und 60 Frauen den *Zusammenhang von Ultraschalluntersuchungen und vorzeitiger Ovulation.* Es zeigte sich, daß ohne Ultraschalluntersuchungen (US) in keinem einzigen Falle eine verfrühte Ovulation beobachtet wurde. Wurde im Zeitraum von 3 Tagen vor dem Anstieg des körpereigenen LH-Wertes bzw. der HCG-Injektion US durchgeführt, so kam es bei 22% der Zyklen zu einer vorzeitigen Ovulation. Wurde US nach dem LH-Anstieg oder der HCG-Injektion durchgeführt, kam es sogar in 42% der Zyklen zu einem vorzeitigen Platzen der Follikel.
- In einer späteren kontrollierten Studie untersuchten Demoulin et al. (1985) die *Wirkung von Ultraschall auf Schwangerschaftsraten.* Die Studie wurde an Frauen durchgeführt, die sich einer heterologen Insemination, d. h. einer künstlichen Befruchtung mit Spendersamen unterzogen. Die Autoren verglichen 63 Frauen, deren Zyklus vor der Insemination anhand von Basaltemperaturkurve (BTK) und Zervixscore überwacht worden war mit 93 Frauen, deren Zyklus zusätzlich mit 1–4 Ultraschalluntersuchungen (US) kontrolliert worden war. Des weiteren eine Gruppe von 91 Frauen, die über durchschnittlich 4 Zyklen unter Kontrollgruppenbedingungen, daraufhin unter Experimentalbedingungen (= US) inseminiert worden waren. Die Frauen waren im Hinblick auf Alter, Sterilitätsbefund und hormonelle Vorbehandlung vergleichbar.

Als Ergebnis zeigte sich eine signifikant höhere Schwangerschaftsrate in der Gruppe *ohne* Ultraschallanwendung: Nach 3 Monaten waren 71% der Frauen schwanger, während in der ultraschallkontrollierten Gruppe nur 17% der Frauen schwanger wurden.

Entsprechend waren in der US-Gruppe signifikant mehr Behandlungszyklen nötig, bis es zu einer Schwangerschaft kam – durchschnittlich 9,6 Zyklen, während ohne US eine Schwangerschaft nach durchschnittlich 3,4 Zyklen eintrat. Zusätzlich wurde eine, wenn auch nicht signifikant erhöhte, Fehlgeburtenrate von 14% in der US-Gruppe festgestellt, während sie in der Kontrollgruppe ohne US 8% betrug.

All diese Autoren warnen vor einem häufigen Einsatz von Ultraschalluntersuchungen im Rahmen der Zyklusdiagnostik und halten sie nach dem LH-Anstieg oder der ovulationsauslösenden Injektion für kontraindiziert. Die genauen physikalischen und/oder biochemischen Wirkmechanismen von Ultraschallwellen auf Follikel und Eizellen sind bisher ungeklärt (Testart et al. 1982). Ebenso unklar sind mögliche langfristige Auswirkungen auf die so behandelten Frauen und Kinder. Die Biologin

Ruth Hubbard (1985) zieht unter Sichtung der bisherigen Befunde folgenden Vergleich:

> Es dauerte zwanzig bis dreißig Jahre, bis epidemiologische Studien den Gebrauch pränataler Röntgenuntersuchungen mit dem Auftreten von Leukämie und Krebs in Verbindung brachten. Es gibt keinen Grund anzunehmen, daß die gesundheitlichen Folgen von Ultraschall schneller ausgewertet werden können. Es besteht kein Zweifel, daß höhere Dosen von Ultraschall, als normalerweise für diagnostische Zwecke verwendet werden, Chromosomen, Zellen und Gewebe beschädigen können. Wie bei anderen Formen der Bestrahlung ist auch hier die Frage, ob es einen Schwellenwert gibt, unter dem keine schädlichen Auswirkungen auftreten (Hubbard 1985, S. 162).

Risiken der Follikelpunktion und des Embryotransfers

Nach der 12 bis 14tägigen Phase der Follikelstimulierung werden die Eizellen abpunktiert. Dafür stehen 2 Techniken zur Verfügung – die Bauchspiegelung (Laparoskopie) unter Vollnarkose und die ambulante ultraschallkontrollierte Follikelpunktion, die in den meisten Fällen transvaginal durchgeführt wird.

Die Entnahme der Eizellen stellt einen operativen Eingriff dar und ist dementsprechend mit einem Operationsrisiko verbunden. Die Laparoskopie enthält zusätzlich ein Narkoserisiko.

Folgende operative Komplikationen können nach Künzig u. Geiger (1981) bei der Laparoskopie auftreten: Verletzungen von großen Blutgefäßen diese lebensbedrohliche Komplikation erfordert einen sofortigen erweiterten Eingriff, um die Blutung zu stillen (Einzelfälle); Blutungen an kleineren Gefäßen, die nicht operativ gestillt werden müssen (5%); Blutungen in die Bauchdecke mit Hämatombildung (1%); vorübergehende Emphyseme (4%), ausgedehnte Emphyseme, die unter Umständen zur Beendigung der Laparoskopie zwingen (2%); Herz-, Kreislaufstörungen (1%); Infektionen der Bauchhöhle (0,3%) und Organverletzungen an Magen und Darm (0,1%). Das Risiko, Blutgefäße oder innere Organe zu verletzen ist bei der Ultraschallpunktion leicht erhöht. Nach einer Untersuchung von Krüsmann u. Würfel (1986) ergaben sich leichtere Komplikationen bei etwa 8% der durchgeführten Punktionen.

Beim Embryotransfer können als Komplikationen ebenfalls Verletzungen der Gebärmutter und Infektionen auftreten.

Ob und inwieweit die operativen Eingriffe die Reproduktionsphysiologie weiter beeinträchtigen, ist bisher wenig erforscht. Zum Beispiel stellt sich die Frage, ob durch das Anstechen der Follikel oder Verletzungen (Traumata) der Ovarien während der Punktion möglicherweise die Hormonsekretion der Eierstöcke bzw. die Produktion des Gelbkörperhormons gestört wird. In der zweiten Zyklushälfte verwandelt sich der Follikel normalerweise in den Gelbkörper und produziert Progesteron, das Hormon, das zur Einnistung des Embryos und zur Aufrechterhaltung der Schwangerschaft notwendig ist.

Garcia et al. (1981) berichten von einer *signifikanten Abnahme der Progesteron- und Östrogenwerte* nach der Follikelpunktion. Acosta (1984) weist in diesem Zusammenhang darauf hin, daß ein Hormonabfall v. a. in den Zyklen zu beobachten war „... in which the most vigorous aspiration of a follicle was performed." (1984, S. 227), d. h. wenn der Follikel sehr kräftig angestochen wurde. Zur Schadensbegrenzung empfiehlt der Autor routinemäßig nach dem Embryotransfer Progesteron zu verabreichen.

Eine andere Erklärungsmöglichkeit für den Progesteronabfall ist nach Acosta u. Garcia (1984) der intraoperative Streß, dem die Patientinnen während der Follikelpunktion ausgesetzt sind.

Krein et al. (1981) stellten bei ihrer Studie während und bis zu 8 Stunden nach der Follikelpunktion eine signifikante Zunahme der Prolaktinwerte fest. Da das Hormon Prolaktin unter Streß vermehrt ausgeschüttet wird, jedoch in hohen Konzentrationen die Progesteronsynthese beeinträchtigt, stellt sich die Frage, inwieweit sich durch diese Streßbedingungen die Chancen für eine Einnistung vermindern. Frydman et al. (1982) stellten bei IvF-Patientinnen auch später in der zweiten Zyklushälfte an einzelnen Tagen einen erhöhten Prolaktin- und verminderten Progesteronspiegel fest.

Schließlich ist auch ungeklärt, inwieweit durch die diagnostischen und operativen Eingriffe (weitere) Verwachsungen und als Folge weitere pathologische Veränderungen an den Fortpflanzungsorganen auftreten können. Verwachsungen als Folge von Unterleibsoperationen sind ein bekanntes Phänomen (Sautter 1987). Das Ausmaß iatrogener Unfruchtbarkeit, d. h. durch medizinische Maßnahmen (mit)verursachte Unfruchtbarkeit, ist jedoch bisher nicht genau abzuschätzen. Corea (1986) schätzt auf der Basis bisheriger Befunde, daß mehr als ein Drittel der Fruchtbarkeitsstörungen durch medizinische Maßnahmen (mit)verursacht ist. Illustrativ ist in diesem Zusammenhang, daß mehr als 80% der IvF-Patientinnen gynäkologisch voroperiert sind (Semm 1985).

Risiken der Laborkultivierung

Nach der Entnahme der Eizellen werden diese in ein Kulturmedium eingebracht und mit den Spermien des Ehemannes inseminiert. Wie Presseberichten zu entnehmen ist, ist auch diese IvF-Etappe mit Risiken behaftet. Am IvF-Zentrum in Rotterdam wurden 177 Patientinnen während der Behandlung mit dem Hepatitis-B-Virus infiziert (Jassoy 1988). Wie sich bei der Untersuchung herausstellte, war das Kulturmedium mit dem Hepatitis-B-Virus infiziert, so daß mit dem Embryo anschließend auch das Virus übertragen wurde. Hier zeigt sich, daß ein Infektionsrisiko nicht nur im Rahmen der Untersuchungen und operativen Eingriffe, sondern auch durch die Laborkultivierung gegeben ist.

Zusammenfassend kann festgestellt werden, daß sowohl die medikamentösen als auch die operativen Eingriffe in die Fortpflanzungsphysiologie unterschiedliche, z. T. noch wenig erforschte Risiken für die Fruchtbarkeit und Gesundheit der Frauen sowie für die Entwicklung der Schwangerschaft und Feten beinhalten. Während die möglichen langfristigen Risiken der IvF-Behandlung für die Frauen und Kinder zum heutigen Zeitpunkt noch gar nicht abgeschätzt werden können, ist auch die mangelnde Dokumentation und Publikation der kurzfristigen Risiken zu beklagen. So ist lediglich aus Pressenotizen besorgter Wissenschaftler/innen zu entnehmen, daß bis 1987 weltweit 4 Frauen an den Folgen der IvF gestorben sind (Athea et al. 1987).

Was die gesundheitlichen Risiken für die IvF-gezeugten Kinder anbelangt, so sind die ersten Nachuntersuchungen an großen Fallzahlen besorgniserregend. Eine australische Forschergruppe verglich 2500 IvF-Schwangerschaften und 1700 IvF-Geburten in Australien mit dem nationalen Durchschnitt. Nach IvF war die perinatale Säuglingssterblichkeit 4mal, die Anzahl der Totgeburten mehr als 3mal, die Inzidenz von Spina bifida (offener Rücken) 5mal und von schweren Herzfehlern 4mal so hoch wie im nationalen Durchschnitt (in Perspektief 1989, 14).

Da in den meisten wissenschaftlichen Publikationen die Diskussion um Risiken weitgehend ausgespart bleibt, ist es nicht verwunderlich, wenn die Risikodarstellung nur sehr verkürzt in die Patientenaufklärung eingeht. Wie das schriftliche Aufklärungsmaterial verschiedener Kliniken zeigt, wird lediglich das Problem der Hyperstimulation und der Mehrlingsschwangerschaften erörtert. Die für die Entscheidungsfindung der Patientinnen und Patienten wichtige Auseinandersetzung mit potentiellen, bisher wenig erforschten negativen (Spät)folgen des IvF-Verfahrens für Frauen und Kinder unterbleibt in der Regel ebenso wie die realistische Darstellung der Erfolgschancen. Diese sollen im folgenden analysiert werden.

Erfolgsraten der In-vitro-Fertilisation

Eine genaue Bestimmung der Effizienz der IvF-Methode ist aus verschiedenen Gründen bisher nicht möglich.

Fehlende Kontrollgruppen

Obwohl nach dem Selbstverständnis im wissenschaftlichen Kollektiv die Überlegenheit einer innovativen Methode erst dann nachgewiesen werden kann, wenn sie im Vergleich zu Kontrollgruppen, die einer anderen oder gar keiner Behandlung ausgesetzt waren, signifikant bessere Erfolge erzielt, sind solche vergleichenden Untersuchungen bei der IvF bisher völlig unzureichend. Wäre die Indikationsstellung beschränkt auf fehlende oder irreparabel zerstörte Eileiter, würden sich Kontrollgruppenvergleiche erübrigen. Da aber die IvF auch in Indikationsbereichen durchgeführt wird, bei denen Spontanschwangerschaften möglich sind, wie z. B. idiopathische Sterilität, männliche Subfertilität, Endometriose und immunologische Störungen, wären zur Abschätzung der Effizienz Kontrollgruppenvergleiche bezüglich der verschiedenen Indikationsstellungen dringend erforderlich.

Die Spontankonzeptionsrate, d. h. die Schwangerschaftsrate, die sich unabhängig von der medizinischen Behandlung ergibt, wird in der Literatur sehr unterschiedlich beziffert. Die Spanne reicht, alle Sterilitätsursachen subsumiert, von 10 bis 66% (Winkhaus 1981). Des weiteren bedeutet auch die Diagnose tubarer Fertilitätshindernisse nicht, daß eine Konzeption ausgeschlossen ist: So berichten Weise et al. (1986) bei Patientinnen mit diagnostizierter Tubensterilität über eine Spontankonzeptionsrate von 11% bei solchen Patientinnen, die eine Behandlung abgelehnt hatten. Bei Patientinnen mit beidseitiger Tubensterilität, die sich konservativen Therapiemaßnahmen unterzogen, lag die Schwangerschaftsrate bei 16%.

Winkhaus (1981) berichtet über die Behandlungsfolge von Patientinnen mit tubarer Sterilität. Er gibt auf der Basis verschiedener Untersuchungen bei konservativer Behandlung, d. h. ohne Mikrochirurgie und IvF eine Konzeptionswahrscheinlichkeit von 15-35% an (S. 294).

Dies bedeutet, daß bei allen Indikationsbereichen für die IvF, mit Ausnahme irreparabel zerstörter oder fehlender Eileiter, auch von einer gewissen Rate spontan eintretender Schwangerschaften ausgegangen werden muß. Dies wird mittlerweile sowohl durch Fallberichte (Haney 1987; Steppe 1987) als auch systematische Nachuntersuchungen bestätigt:

Ben-Rafael et al. (1986) berichten von 172 Frauen, die am IvF-Programm teilnahmen. Davon wurden 23 (13,3%) Patientinnen während der Behandlung schwanger. Die restlichen 149 Patientinnen setzten sich zusammen aus 75 Frauen mit beidseitigem Tubenverschluß und 74 Frauen mit mindestens einem nicht blockierten Eileiter. Während von den Frauen mit beidseitigem Tubenverschluß nach Abschluß der IvF keine Frau spontan schwanger wurde, betrug die kumulative Schwangerschaftsrate nach 12 Monaten 38,3% bei Frauen mit einseitigem Tubenverschluß und 11,1% bei den Frauen, die zwar offene Eileiter, aber starke Verwachsungen hatten. Interessant ist in diesem Zusammenhang noch, daß 21,7% der IvF-Schwangerschaften in einem Abort endeten, während bei den Spontankonzeptionen kein einziger Abort zu verzeichnen war. Ob die IvF in den erweiterten Indikationsbereichen konservativen Therapiemaßnahmen überlegen ist, kann bisher nicht festgestellt werden, da entsprechende Vergleichsuntersuchungen fehlen.

Unklare statistische Bezugsgrößen

Will man nun vorliegende Zahlen über spontane oder durch konservative Behandlungsmethoden erzielte Schwangerschaftsraten in Beziehung setzen zu den Erfolgsraten der IvF, so ist dies nicht möglich, da bisher über die IvF in der Regel keine personenbezogenen Statistiken veröffentlicht wurden.

Die angegebenen Schwangerschaftsraten beziehen sich auf durchgeführte Einzeleingriffe, wie Entnahme der Eizellen oder Embryotransfer. Wieviele Patientinnen sich bisher mit welchem Erfolg bzw. Mißerfolg dieser Behandlungsmethode unterzogen haben, ist aus dem bisherigen statistischen Material nicht zu entnehmen. Die Abbruchquote ist insgesamt jedoch sehr hoch. Nach einer Übersicht von Semm (1985) brechen 81% der Patientinnen die Behandlung bereits nach dem 1. Versuch ab, nur 9% der Frauen unterziehen sich mehr als 2 Behandlungszyklen.

Zu der Frage, wieviele Hormonbehandlungen durchschnittlich nötig sind, um eine Eizellentnahme bzw. einen Embryotransfer vornehmen zu können, liegen ebenfalls keine genauen Daten vor. Auf der Basis eigener klinischer Beobachtungen schätzen verschiedene Autoren (Kemeter et al. 1985; Ranoux et al. 1988), daß bei 20-25% der Stimulationszyklen keine adäquate Follikelreifung stattfindet bzw. die Follikel vorzeitig platzen, so daß der Behandlungszyklus abgebrochen werden muß und eine Entnahme der Eizellen nicht möglich ist.

Die statistischen Dokumentationen beginnen in der Regel erst bei der Eizellentnahme und beziehen sich nur auf Befruchtungs- und Transfervorgänge. Wieviele Patientinnen mit welchem Behandlungsaufwand beteiligt waren, bleibt unklar.

Auch von den differentiellen Einflußfaktoren auf den Erfolg oder Mißerfolg der IvF sind bisher nur wenige bekannt:

- Die Wahrscheinlichkeit einer Schwangerschaft steigt mit der Anzahl der übertragenen Embryonen (Mettler 1983; Acosta u. Garcia 1984), wobei gleichzeitig das Risiko für eine Mehrlingsschwangerschaft steigt.
- Die Sterilitätsursache hat Einfluß auf die Fertilisierungsrate und damit letztlich auch auf die Schwangerschaftsrate. Der Anteil fertilisierter Eizellen ist am höchsten bei beidseitiger Tubensterilität, nimmt ab bei idiopathischer und immunologischer Sterilität und ist am geringsten bei männlichen Sterilitätsfaktoren. Falls sich jedoch die Eizellen befruchten lassen, ist die Schwangerschaftsrate in allen Gruppen vergleichbar (Mahadevan et al. 1983; Naaktgeboren et al. 1985).
- Die Wahrscheinlichkeit einer Schwangerschaft scheint mit der Anzahl der Behandlungszyklen abzunehmen. Nach einer Untersuchung von Diedrich (1986) waren von den über IvF erzielten Schwangerschaften 61% bereits im ersten Behandlungszyklus eingetreten und 84% in den ersten beiden Behandlungszyklen.

Erfolgsstatistik der IvF in der Bundesrepublik Deutschland

Im folgenden sollen die Ergebnisse der IvF-Behandlung in der Bundesrepublik auf der Basis der bisher umfassendsten Sammelstatistik dargestellt werden (Fertilität 2/1987, S. 73–81).

Dieser Statistik liegen die Ergebnisse von 36 Arbeitsgruppen zugrunde, wobei zu berücksichtigen ist, daß es mehr Arbeitsgruppen gibt, die jedoch noch nicht mit Erfolgsmeldungen in Erscheinung getreten sind. Diese Dokumentation gibt also nicht den bundesdeutschen Entwicklungsstand wieder, sondern eher den Stand der erfolgreichen Zentren. Die Unvollständigkeit der Dokumentation bezieht sich aber nicht nur auf die Anzahl der Zentren. Bei einer näheren Analyse des Zahlenmaterials zeigen sich viele Ungereimtheiten und Widersprüche. Außerdem fehlen wesentliche Daten, wie z. B. die Anzahl der behandelten Patientinnen.

Die Dokumentation ist so aufgebaut, daß zu Beginn die medizinischen Maßnahmen und Erfolge (klinische Schwangerschaften) pro Jahr, über alle Zentren aufsummiert, dargestellt werden. Danach werden die einzelnen Maßnahmen und Erfolge für jedes Zentrum ausgewiesen.

Faßt man das präsentierte Zahlenmaterial zu Maßnahmen und Erfolgen zusammen, um eine bisherige Aufwand-Effekt-Bilanz ziehen zu können, so ergibt sich folgendes Bild (Abb. 1).

Nach 8570 Follikelpunktionen (FP) kam es in ca. 70% der Fälle zu einem ET. Die 5970 ETs führten in 984 Fällen zu einer klinischen Schwangerschaft. Daraus resultierten 481 Geburten mit 624 Kindern (91 Zwillings- und 26 Drillingsgeburten). Berichtet wird ferner von 269 Aborten und 33 Extrauterinschwangerschaften. Über den Gesundheitszustand der Kinder wird nichts vermerkt.

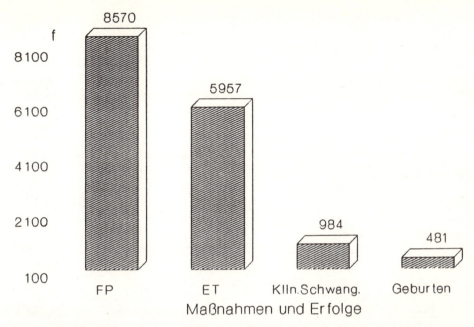

Abb. 1. IvF-Erfolgsraten in der Bundesrepublik Deutschland 1981–1987 (36 Arbeitsgruppen). (Aus Fertilität 1987)

Was diese Schwangerschafts- und Geburtsraten anbelangt, so ist das Zahlenmaterial sehr inkonsistent und widersprüchlich. Theoretisch müßte die Anzahl der Geburten (481), die Anzahl der Aborte (269) und die Anzahl der extrauterinen Schwangerschaften (33) als Summe identisch sein mit der Anzahl der klinischen Schwangerschaften. Diese Aufsummierung ergibt lediglich eine Zahl von 783, im Gegensatz zu 984 klinischen Schwangerschaften, die laut Tabelle angegeben sind. Obwohl bekannt ist, daß bei den erweiterten Indikationen auch mit Spontanschwangerschaften zu rechnen ist, fehlen diesbezügliche Angaben völlig.

Ebenso ergeben sich nur 465 Geburten, wenn man die Geburtsziffern der einzelnen Zentren aufsummiert. In der Tabelle sind dagegen 481 Geburten angegeben. Wie diese Inkonsistenz des Zahlenmaterials zustandekommt, wird von den Autoren nicht erklärt. Auch wenn man von den „optimistischeren" Zahlen ausgeht, so zeigt sich doch ganz deutlich, daß jeder einzelne Behandlungsschritt im Hinblick auf die Erfolgswahrscheinlichkeit ein mehr oder weniger großes Risiko des Mißerfolges in sich birgt. Die Erfolgswahrscheinlichkeit variiert je nach Bezugsgröße beträchtlich.

In der Regel werden bei der statistischen Dokumentation Schwangerschafsraten angegeben, die dann auf FP oder ET bezogen werden.

Aus den Graphiken (Fertilität 3/2 1987, S. 73) wird deutlich, daß in den Jahren 1984–1986 aus 100 durchgeführten Eizellpunktionen durchschnittlich 12–13 Schwangerschaften resultierten und es nach 100 ETs in 17–18 Fällen zu einer Schwangerschaft kam; d. h. in ca. 82 von 100 Fällen kam es nach dem ET *nicht* zu der gewünschten Einnistung der Embryonen. Deutlich wird auch, daß die durchschnittliche Schwangerschaftsrate seit 1984 nicht steigt, sondern mehr oder weniger stagniert.

Die Feststellung einer Schwangerschaft bedeutet jedoch nicht, daß es auch zur Geburt eines Kindes kommt. Bezieht man in der vorliegenden Statistik die Anzahl der klinischen Schwangerschaften (=984) auf die Anzahl der Geburten (=481), so ergibt sich, falls die Zahlen stimmen, eine durchschnittliche Abort- bzw. Fehlgeburtenrate von 51%. Dies bedeutet, daß es nur in 49 von 100 Fällen nach der Feststellung einer Schwangerschaft auch zur Geburt eines Kindes kam.

Allerdings muß hier berücksichtigt werden, daß hohe Abortraten nicht nur IvF-spezifisch sind. Auch bei anderen Sterilitätstherapien finden sich Abortraten bis 37% (Chartier et al. 1979).

Da jedoch für die betroffenen Paare vermutlich die Geburt eines Kindes das letztendlich relevante Erfolgskriterium darstellt, wäre es auch sinnvoll, in der öffentlichen Darstellung die Erfolgswahrscheinlichkeit der IvF-Methode auf dieses Kriterium zu beziehen.

Geht man von den vorliegenden Zahlen aus und bezieht die einzelnen Schritte auf die Entnahme der Eizellen, so läßt sich folgende Wahrscheinlichkeitsrechnung zu den durchschnittlichen Erfolgsaussichten aufstellen:

Von 100 Patientinnen, die sich einer Follikelpunktion unterziehen, können ca. 70 damit rechnen, daß ein ET vorgenommen wird. Da sich aber beim überwiegenden Teil die Embryonen nicht in der Gebärmutter einnisten, kommt es dann nur bei ca. 12 Frauen zu einer Schwangerschaft. Geht man von der oben errechneten Abortwahrscheinlichkeit von 51% aus, so ergibt sich letztlich die Wahrscheinlichkeit, daß 5–6 von 100 Frauen, denen Eizellen entnommen wurden, auch ein Kind gebären. Bezieht man die Zahlen auf angefangene Stimulationszyklen, so haben von 100 Frauen 3–4 die Aussicht auf die Geburt eines Kindes.

Offensichtlich sind die Erfolgsraten auch bei längerer wissenschaftlicher Erfahrung der Zentren nicht wesentlich zu verbessern, wie sich am Beispiel Australiens zeigt, wo die IvF bereits seit 1979 an vielen Zentren angeboten wird. Bartels (1987) faßte die Sammelstatistik über In-vitro-Schwangerschaften, die an den australischen Zentren entstanden waren, zusammen:

Danach endeten von den im Zeitraum 1979–1985 entstandenen 1510 IvF-Schwangerschaften 608 (=40%) in einem Abort (davon 251 vorklinische Aborte, 292 Spontanaborte und 65 extrauterine Schwangerschaften). Von den verbliebenen 902 Schwangerschaften endeten 47 mit Totgeburten, 25 mit Geburten, bei denen die Kinder erhebliche Mißbildungen aufwiesen und 112 Frühgeburten (Geburtsgewicht unter 2000 Gr.). Bartels, die Autorin der Studie, errechnete, daß die Chance, nach einem abgeschlossenen In-vitro-Zyklus ein gesundes Kind zur Welt zu bringen, in dem erfolgreichsten Zentrum Australiens bei 7,9% liegt. Da bei den anderen Zentren die Erfolgswahrscheinlichkeit deutlich geringer angesetzt werden muß, zieht Bartels folgenden Vergleich:

> In other words, a fertile woman who is fitted with an intrauterine contraceptive device has almost as much chance of becoming pregnant as does an infertile woman of having a healthy baby after an in-vitro fertilization treatment cycle (Bartels 1987, S. 475).

Die euphemistische Darstellung der In-vitro-Erfolge in der Öffentlichkeit wird mittlerweile nicht nur von Sozialwissenschaftlern (vgl. Marcus-Steiff 1986) kritisiert, sondern auch von In-vitro-Medizinern (Blackwell et al. 1987; Fishel et al. 1986; Soules 1985). Soules (1985) wies als erster auf den Mangel an realistischer und ehrlicher Information seitens der In-vitro-Zentren hin. Im internationalen Konkurrenzkampf um die höchsten Schwangerschaftsraten würden folgende z. T. sehr fragwürdige Praktiken zur Beschönigung der Statistik angewandt:

- Die angegebenen Schwangerschaften sind nicht klar definiert. Viele Zentren beziehen biochemische (= verlängerte Lutealphase oder leichter HCG-Anstieg) sowie extrauterine Schwangerschaften undifferenziert in die Statistik ein und blähen damit die Schwangerschaftsraten auf.
- Die mitgeteilten Zahlen beziehen sich nur auf die Zeiträume, in denen die besten Ergebnisse erzielt wurden. Behandlungszeiträume, in denen keine Schwangerschaften eintraten, werden nicht miteinbezogen.
- Es werden nur die günstigsten Bezugsgrößen angegeben, wie z. B. Schwangerschaften pro ET. Dadurch wird die hohe Drop-out-Rate bezüglich der vorangegangenen Phasen verschleiert. Wird, wie sehr oft, die Schwangerschaftsrate ohne Bezugsgröße mitgeteilt, so bekommt der Laie den Eindruck, als würden sich diese Zahlen auf Patienten beziehen, die die Behandlung begonnen haben.
- Es werden nur die Patientinnen mit den besten Erfolgsaussichten in die Statistik einbezogen (z. B. Frauen unter 35 Jahren, mit isoliertem Tubenfaktor).

Marcus-Steiff (1986) kommt aufgrund seiner Analyse der weltweiten Erfolgsbilanzen zu dem Ergebnis, daß angesichts der großen Mängel in der wissenschaftlichen Evaluation und Dokumentation bisher überhaupt keine validen Daten zur Verfügung stehen, die es erlauben, die Effizienz der IvF abzuschätzen.

Zusammenfassend läßt sich festhalten, daß die bisherigen Erfolgsraten der IvF sehr gering sind. Da systematische und kontrollierte Vergleichsstudien fehlen, ist bisher nicht ersichtlich, ob und bei welcher Indikation die IvF anderen Formen der Sterilitätstherapie überlegen ist. Was den Ablauf der Behandlung anbelangt, so wird deutlich, daß bei jedem IvF-Zyklus die einzelnen aufeinander aufbauenden Behandlungsschritte jeweils mit einem erheblichen Risiko des Versagens behaftet sind. Mit einer durchschnittlich 6%igen Wahrscheinlichkeit führt eine Eizellentnahme und mit einer 8%igen Wahrscheinlichkeit führt ein ET in den Zentren der Bundesrepublik bisher zur Geburt eines Kindes, d. h. die Mißerfolgswahrscheinlichkeit liegt bei 94% bzw. 92%.

Die Tatsache, daß die Ergebnisse der einzelnen Behandlungsschritte im Einzelfall nie vorhersagbar sind, führt bei den Patientinnen und Patienten zu chronischer Anspannung, zu einem ständigen Wechselbad der Gefühle zwischen Hoffnung auf Erfolg und Angst vor Mißerfolg. Dabei stellen diese Ungewißheitsbedingungen noch einen größeren Streßfaktor dar, als die medizinischen Eingriffe selbst (Hölzle 1989). Die Delegation der Zeugung und die damit verbundene fehlende Beeinflußbarkeit der Ergebnisse und Risiken begünstigen Gefühle des Kontrollverlustes und als Folge davon depressive Verstimmungen, an denen die Hälfte der IvF-Patientinnen leidet (Hölzle 1989; Stauber et al. 1986).

Die bisherige Bilanz, daß mehr als 90 von 100 Frauen die psychisch und physisch belastende, invasive und risikoreiche Behandlung jeweils über sich ergehen lassen müssen, ohne mit einem Kind rechnen und mögliche (Spät)folgen absehen zu können, läßt die Berufung auf den Hippokratischen Eid – die Verpflichtung, den Leidenden zu helfen – als höchst fragwürdig erscheinen.

Angesichts der geringen Erfolgsaussichten und der vielfach noch unwägbaren Risiken stellt sich auch unabhängig von psychosomatischen Bedenken die Frage, ob und in welchen Fällen die IvF als Behandlungsmethode von Fruchtbarkeitsstörungen überhaupt ethisch vertretbar ist.

Nachtrag: Aktuellere Daten und Entwicklungen finden sich in Hölzle C, Wiesing U (1991) In-vitro-Fertilisation – ein umstrittenes Experiment. Fakten – Leiden – Diagnosen – Ethik. Springer, Berlin Heidelberg New York Tokyo.

Literatur

Acosta AA, Garcia JE (1984) Extracorporeal fertilization and embryo transfer. In: Aiman J (ed) Infertility, diagnosis and management. Springer, New York, pp 215–230

Athea N, Delaisi G, Gavarini L, Laborie F, Marcus-Steiff J, Testart J, Vilaine A-M (1987) Procréatique et désinformation. Les techniques de procréation médicale assistée dans le brouillard d'une information sans éthique. Le Monde 17. 12. 87

Bartels D (1987) High failure rates in in vitro fertilization treatments. Med J Aust 147:474–475

Ben-Rafael Z, Mashiach S, Oelsener G, Farine D, Lunenfeld B, Serr DM (1981) Spontaneous pregnancy and its outcome after human menopausal gonadotropin/human chorionic gonadotropin-induced pregnancy. Fertil Steril 36:560–564

Ben-Rafael Z, Mashiach S, Dor J, Rudak E, Goldman B (1986) Treatment-independent pregnancy after in vitro fertilization and embryo transfer trial. Fertil Steril 45:564

Blackwell RE, Carr BR, Jeffrey Chang R et al. (1987) Are we exploiting the infertile couple? Fertil Steril 48 5:735–739

Boue JG, Boue A (1973) Increased frequency of chromosomal anomalies in abortions after induced ovulation. Lancet I:679–680

Chartier M, Roger M, Barrat J (1979) Measurement of plasma human chorionic gonadotropin (hCG) and beta-HCG activities in the late luteal phase: evidence of the occurrence of spontaneous menstrual abortions in infertile women. Fertil Steril 31:134–137

Corea G (1986) Mutter Maschine. Reproduktionstechnologien. Von der künstlichen Befruchtung zur künstlichen Gebärmutter. Rotbuch, Berlin

Demoulin A, Bologne R, Hustin J, Lambotte R (1985) Is ultrasound monitoring of follicular growth harmless? Ann NY Acad Sci 442:146–152

Diedrich K (1986) Patientenauswahl und Indikationsstellung. Vortrag auf dem 2. Deutschen Allgemeinen Symposium für extracorporale Befruchtung. In: Gesellschaft für Sterilitätsbehandlung, Bereich IvF (Hrsg) 2. Deutsches Symposium der ECB. Eigenverlag, Münster

Direcks A, Holmes HB (1986) Miracle drug, miracle baby. Is the new treatment for infertility that gives us test-tube babies really safe? The birth of apparently healthy children is no proof of safety, as the story of one drug reveals. New Scientist (6. 11.) 53–55

Dunn F (1983) A brief provocative statement on ultrasound bioeffects. Ultrasound 9:95–96

Fertilität (1987) Die In-vitro-Fertilisation (IvF) und der intratubare Gametentransfer (GIFT) in der Bundesrepublik Deutschland (1981–1986). Fertilität 3:73–81

Fishel S, Webster J, Jackson P, Faratian B (1986) Presentation of information on in-vitrofertilization. Lancet 21. 6., p 1444

Frydman R, Testart J, Giacomini P, Imbert MC, Martin E, Nahoul K (1982) Hormonal and histological study of the luteal phase in women following aspiration of the preovulatory follicle. Fertil Steril 38:312–317

Garcia J, Jones GS, Wentz AC (1977) The use of clomiphene citrate. Fertil Steril 28:707–717.

Garcia J, Jones GS, Acosta AA, Wright G1 Jr (1981) Corpus luteum function after follicle aspiration for oocyte retrieval. Fertil Steril 36:565–572

Hammond MG (1984) Anovulation and ovulation induction. In: Aimann J (ed) Infertility, diagnosis and management. Springer, Berlin Heidelberg New York Tokyo, pp 101–121

Haney AF (1987) Treatment-independent, treatment-associated, and pregnancies after additional therapy in a program of in vitro fertilization and embryo transfer. Fertil Steril 47:634

Herbst AL, Ulfelder H, Poskanser DC (1971) Adenocarcinoma of the vagina: Association of maternal stilbestrol therapy with tumor appearance in young women. N Engl J Med 284:878–881

Herbst AL, Hubby MM, Blough RR, Azizi FA (1980) Comparison of pregnancy experience in DES-exposed and DES-unexposed daughters. J Reprod Med 24:62–69

Holmes HB, Tymstra T (1987) In vitro fertilization in the Netherlands: Experience and opinions of Dutch women. In Vitro Fertil Embryo Transfer 4:116–123

Hölzle C (1986) Lokalisiertes Leiden. Sterilitätskrise und Reproduktionsmedizin. In: Künstliche Befruchtung. Psychosomatische und ethische Aspekte. Psychosozial 30:21–32

Hölzle C (1989) Die psysische und psychische Belastung durch In-Vitro-Fertilisation. pro familia magazin. Sexualpädagog Familienplan 5:5–8

Hubbard R (1985) Kinderkriegen in den achtziger Jahren. In: Arditti R, Duelli-Klein R, Minden S (Hrsg) Retortenmütter. Frauen in den Labors der Menschenzüchter. Rowohlt, Reinbek, S 153–173

In Perspektief (oA, 1989) In-Vitro-Fertilisatie. Bericht II, 1, S 14

Jansen RPS (1982) Spontaneous abortion incidence in the treatment of infertility. Am J Obstet Gynaecol 143:451–473

Jassoy J (1988) Banges Warten nach dem Rotterdamer IvF-Unfall. Ärztezeitung 125:3

Kemeter P, Eder A, Springer-Kremser M (1985) Psychosocial testing and pretreatment of women for in vitro fertilization. Ann NY Acad Sci 442:524–532

Krein JF, Broom TJ, Ralph NM et al. (1981) Human luteal phase function following oocyte aspiration from the immediately preovular graafian follicle of spontaneous ovular cycles. Br J Obstet Gynaecol 88:1021–1028

Krüsmann G, Würfel W (1986) Gewinnung der Eizellen unter Ultraschall durch Blase und Vagina. In: Gesellschaft für Sterilitätsbehandlung, Bereich IvF (Hrsg) 2. Deutsches Symposium der ECB. Eigenverlag, Münster

Künzig HJ, Geiger W (1981) Ursachen, Diagnostik und Behandlung nichtovarieller gynäkologischer Fertilitätsstörungen. In: Kaiser R, Schumacher FB (Hrsg) Menschliche Fortpflanzung. Fertilität-Sterilität-Kontrazeption. Thieme, Stuttgart, S 169–178

Mahadevan MM, Trounson AO, Leeton JF (1983) The relationship of tubal blockage, infertility of unknown cause, suspected male infertility and endometriosis to success of in vitro fertilization and embryo transfer. Fertil Steril 40:755

Mahlstedt P, Macduff S, Bernstein J (1987) Emotional factors and the in vitro fertilization and embryo transfer process. In Vitro Fertil Embryo Transfer 44:232–236

Mao K, Wood C (1984) Barriers to treatment of infertility by in vitro fertilization and embryo transfer. Med J Aust 140:532–533

Marcus-Steiff J (1986) Pourquoi faire simple quand on peut faire compliqué? (Les taux de succes de la fécondation in vitro). Les Temps Modernes 482:1–50

Menning BE (1977) Infertility. Prentice Hall, Englewood Cliffs/NJ

Mettler L (1983) Medizinisch-gynäkologische Aspekte der In-vitro-Fertilisation und des Embryotransfers beim Menschen. In: Jüdes U (Hrsg) In-vitro-Fertilisation und Embryotransfer (Retortenbaby). Grundlagen, Methoden, Probleme und Perspektiven. Wissenschaftl. Verlagsgesellschaft, Stuttgart, S 45–68

Mettler L, Michelmann HW (1985) Chromosome studies of early human embryos: Proof of fertilization in uncleaved human oocytes. Ann NY Acad Sci 442:458–465

Naaktgeboren N, Devroey P, Traey E (1985) Success of in vitro fertilization and embryo transfer in relation to the causes of infertility. Acta Eur Fertil 164:281–287

Petersen P (1985) Retortenbefruchtung und Verantwortung. Anthropologische, ethische und medizinische Aspekte neuerer Fruchtbarkeitstechniken. Urachhaus, Stuttgart

Ranoux C, Foulot H, Dubuisson JB, Rambaud D, Aubriot FX, Garnier P (1988) Cycle spontané en FIV: Utopie ou réalité? Lett Gynécol 81:3

Sautter T (1987) Unerfüllter Kinderwunsch – ein Schicksal? Was eine Frau und ein Mann über normale Emfängnisverhütung und unerfüllten Kinderwunsch wissen sollten. Hippokrates, Stuttgart

Schenken JG, Weinstein D (1978) Ovarian hyperstimulation syndrome: a current survey. Fertil Steril 30:225–268

Schwinger E (1983) Humangenetische Aspekte der In-vitro-Fertilisation und des Embryotransfers beim Menschen. In: Jüdes U (Hrsg) In-vitro-Fertilisation und Embryotransfer (Retortenbaby). Grundlagen, Methoden, Probleme und Perspektiven. Wissenschaftliche Verlagsgesellschaft, Stuttgart, S 69–80

Semm K (1985) Seit 1982 102 Entbindungen mit 131 Kindern. Dtsch Ärztebl 22:1683–1684

Seppälä M, Edwards RG (1985) In vitro fertilization and embryo transfer. Ann NY Acad Sci 442

Stauber M, Kentenich H, Maaßen V, Dincer C, Schmiady H (1986) Psychosomatisches Modell für die extracorporale Befruchtung. In: Poettgen H, Stauber M (Hrsg) Psychosomatische Probleme in der Gynäkologie und Geburtshilfe 1985. Springer, Berlin Heidelberg New York Tokyo, S 39–51

Steppe A (1987) Spontanschwangerschaft nach mißlungener In-vitro-Fertilisation. Eine psychosomatische Untersuchung. Notabene Med 5:270–274

Soules MR (1985) The in vitro fertilization pregnancy rate: Let's be honest with one another. Fertil Steril 43:511–513

Testart J, Thebault A, Souderes E, Frydman R (1982) Premature ovulation after ovarian ultrasonography. Br J Obstet Gynaecol 89:694–700

Weise W, Mühlnickel D, Weis M (1986) Häufigkeit und Schwangerschaftsraten der unterschiedlichen Sterilitätsfaktoren. Zentralbl Gynäkol 108:1379–1390

Winkhaus I (1981) Mono- und multifaktorielle Partnersterilität – Häufigkeitsverteilung und Behandlungsergebnisse. In: Kaiser R, Schumacher FB (Hrsg) Menschliche Fortpflanzung. Fertilität-Sterilität-Kontrazeption. Thieme, Stuttgart, S 287–297

Worley RJ, Keye WR Jr (1984) Reproductive performance of previously infertile couples. In: Aiman J (ed) Infertility. Diagnosis and management. Springer, New York, pp 289–301

Zum Ergebnis

Der Beitrag wirft einen kritischen Blick auf die In-vitro-Fertilisation als mittlerweile verbreitete Behandlungsform bei Sterilität. Dabei werden in Hinblick auf eine „Kosten-Nutzen"-Analyse Gesundheitsrisiken und Erfolgsaussichten gegenübergestellt, eine Zusammenstellung, die in dieser Art in der Fachliteratur bisher nicht vorgenommen wurde. Sie stellt eine Bereicherung für eine möglichst umfassende Aufklärung, Information und Beratung dar, um den betroffenen Frauen bzw. Paaren eine bewußte Auseinandersetzung und Entscheidungsfindung vor In-vitro-Fertilisation zu ermöglichen.

Im ersten Teil erfolgt eine detaillierte Darstellung der Risiken im Hinblick auf:

- Hormonbehandlung,
- Follikelpunktion und Embryotransfer,
- Laborkultivierung.

Der zweite Teil widmet sich dem Nachweis, warum eine genaue Bestimmung der Effizienz der IvF-Methode bisher nicht möglich ist. Zum einen mangelt es an adäquaten Kontrollgruppen, zum anderen führt das Heranziehen unklarer statistischer Bezugsgrößen zu einer Verfälschung der Statistik.

Zuletzt setzt sich die Autorin mit der Erfolgsstatistik der IvF in der Bundesrepublik Deutschland kritisch auseinander.

Dabei analysiert sie Unstimmigkeiten im Zahlenmaterial von Schwangerschafts- und Geburtsraten und gelangt zu dem Ergebnis, daß eine Eizellentnahme mit einer Wahrscheinlichkeit von ca. 6% und ein Embryotransfer mit einer Wahrscheinlichkeit von ca. 8% zur Geburt eines Kindes führt.

Die Redaktion

Kontraindikationen zu einer forcierten Sterilitätsbehandlung aus medizinpsychologischer Sicht

P. R. Franke

Zusammenfassung

Die moderne Reproduktionsmedizin hat durch invasive Methoden wie Insemination, Gametentransfer und In-vitro-Fertilisation Verfahren entwickelt, die die psychonervalen Barrieren der Frau, die eine Gravidität zum gegenwärtigen Zeitpunkt verhindern, durchbrechen können. Diese Barrieren können neurotisch sein, aber auch durch intrapsychische Konflikte bzw. einen interpersonellen Paarkonflikt hervorgerufen sein. Die Gefahr des Durchbrechens letztendlich schützender Barrieren besteht v. a. dann, wenn die Indikationen invasiver Methoden auf funktionelle und idiopathische Sterilitäten erweitert werden. Die Begründung für dieses Vorgehen, daß nämlich eine Sterilität zu psychischen Störungen führt, wird vom Autor widerlegt. Anhand von Fallbeispielen wird demonstriert, daß im Einzelfall Psychotherapie den Vorrang vor jeder somatischen Sterilitätsbehandlung haben kann und ein forciertes Vorgehen kontraindiziert ist.

Summary

Using invasive methods such as insemination, gamete transfer, and in vitro fertilization, modern reproductive medicine is capable of overcoming psychic barriers that have prevented pregnancy. Such barriers may be either of neurotic origin or attributable to intrapsychic conflicts or interpersonal conflicts between the couple. However, breaking such barriers may pose risks if the indications for invasive methods are extended to include functional and idiopathic sterility. In this context, the claim that sterility gives rise to psychic disorders is disproved. Case reports are presented to demonstrate that, in indiviual cases, psychotherapy should be preferred to any sterility treatment. Moreover, the cases in which forced sterility treatment is contraindicated from the psychologic viewpoint are identified.

Die Reproduktionsmedizin und die Erwartungen der Patienten

Der Übergang von der Sterilitätsbehandlung oder Kinderwunschsprechstunde zur modernen Reproduktionsmedizin ist nicht nur der Gebrauch eines neuen Wortes für alte Sachverhalte. Vielmehr verbindet sich damit das Überschreiten einer unsichtbaren Grenze im Handlungsspielraum des Frauenarztes. Bemühte sich früher der Gynäkologe lediglich darum, durch Beratung, medikamentöse und hormonelle Behandlung sowie durch chirurgische Eingriffe (v. a. die Beseitigung von Passagehindernissen an den Eileitern) die Voraussetzungen für eine erfolgreiche Konzeption zu schaffen bzw. wieder herzustellen, so nimmt er in der modernen Reproduktionsmedizin die Befruchtung selbst in die Hand – sie ist nicht mehr die Aufgabe des dazu unfähigen Ehepaares. Diese Befruchtungsmanipulationen des Frauenarztes begannen zuerst mit der homologen Insemination (HI) und fanden dann mit der artefiziellen donogenen Insemination (ADI), der Gameteneinbringung in den Eileiter (GIFT = gamete intra fallopian transfer) und der In-vitro-Fertilisation (IvF) ihre Fortsetzung. Alle diese invasiven Methoden erfreuten sich sehr schnell der zunehmenden Anwendung in immer mehr Kliniken, obwohl ihr Wirkungsgrad z. T. nicht gerade als gut zu bezeichnen ist. So geben Semm et al. (1985) an, daß in der Bundesrepublik Deutschland laut einer Auswertung von 21 Einrichtungen von 1981 bis 1985 auf 3018 Pelviskopien zur Eizellgewinnung 1654 Embryotransfers mit letztlich 188 Geburten erfolgten. Wenn man davon absieht, daß in der Zahl 188 noch 86 Schwangerschaften, die älter als 10 Wochen waren, enthalten waren, so beträgt die Erfolgsrate lediglich 11,4% bezogen auf die Embryotransferzahlen und sogar nur 6,2%, wenn man die Geburtenzahl auf die Eizellgewinnungen bezieht. Natürlich ist die Schwangerschaftsquote höher, besonders wenn man, wie z. T. üblich, sogar die „biochemischen" Schwangerschaften (HCG-Anstieg) mitzählt. Hier aber zeigt sich die Fragwürdigkeit mancher wissenschaftlicher Statistiken und auch das offensichtlich unterschiedliche Erfolgserlebnis von Kliniken einerseits und Patientinnen andererseits. Für die Frau, die für das ersehnte Kind vieles über sich ergehen läßt, ist jede Fehlgeburt, jede extrauterine Gravidität ein Mißerfolg und eine schwere Enttäuschung; für den naturwissenschaftlich orientierten Arzt aber bereits die „biochemische Schwangerschaft" ein gewisser, wenn auch sehr bescheidener Erfolg seiner Maßnahmen, eine Bestätigung seiner Theorie. Hier bestehen zwischen der Patientin und den Ärzten ebensolche abgrundtiefen Unterschiede im Erleben und Betroffensein, wie z. B. zwischen der Gebärenden und der Hebamme: Was für die Eine ein einmaliges Erlebnis und lebensentscheidendes Ereignis ist, ist für die Andere tägliche Routine!

Während also die Fachleute die Erfolgsaussichten der invasiven Methoden der Reproduktionsmedizin doch recht realistisch betrachten, bekommt der Laie durch Massenmedien und populärwissenschaftliche Veröffentlichungen ein ganz anderes Bild vermittelt. Bei vielen von der Kinderlosigkeit betroffenen Paaren bzw. Frauen scheint die Ansicht vorzuherrschen, daß der modernen Reproduktionsmedizin nahezu nichts mehr unmöglich ist. Es entsteht ein, leider auch oft von Fachleuten geförderter und von den Massenmedien verbreiteter Glaube an die Allmacht der Medizin. Ungewollte Kinderlosigkeit wird als mehr oder minder schwierig, aber immer reparables Mißgeschick angesehen, nicht aber als Schicksal und Aufgabe zur Bewältigung (Petersen u. Teichmann 1983a, b) oder gar als Symptom einer unbewußten Abwehr gegen Schwangerschaft und Mütterlichkeit (Prill 1964; Stephanos u. Auhagen-Stephanos 1982).

Jeder in der Sterilitätsbehandlung Tätige kennt die Frauen, bei denen das Drängen nach dem Kind zum Mittelpunkt ihres Seins geworden ist und die keine

Mühe und keine Entfernungen scheuen, um dieses Lebensziel zu erreichen. Gerade bei diesen Patientinnen können wir sehr oft eine zweifache Erwartungshaltung erkennen, die sich zum einen auf die Behandlungseinrichtung oder personifiziert auf die Behandler richtet und zum anderen auf das Kind.

Die Erwartungen, die *manchmal* an das zu zeugende Kind gerichtet sind, können sehr verschieden sein und enthüllen sich nur *dem* Untersucher, der sich die Zeit nimmt mit den Patienten über die Frage „Wozu brauchen Sie ein Kind?" ausführlich zu sprechen. Dann werden manchmal Erwartungen an das Kind wach, die Goldschmidt u. de Boor (1976) als „Messiasphantasien" bezeichnen. Das heißt, an das Kind werden jetzt schon Erwartungen und Forderungen gestellt, die die künftigen Eltern bislang zu erfüllen selbst nicht in der Lage waren! Einige Beispiele:

Das Kind soll:

- eine zerbröckelnde Ehe retten oder die Leere einer Zweierbeziehung füllen,
- die eigene Rolle der Mutter (des Vaters) in der Familie aufwerten,
- Langeweile und Einsamkeit vertreiben, gewissermaßen ein „Spielzeug für Erwachsene" sein,
- dem Leben einen Sinn geben,
- einer infantilen Persönlichkeit das Gefühl des Erwachsenseins vermitteln,
- eigene Insuffizienzgefühle kompensieren.

Diese Auswahl ist sicher nicht vollständig. Die Antworten stammen zumeist von Frauen, bei denen eine Psychogenese der Sterilität aufgrund einer neurotischen Fehlentwicklung nahe liegt. Daß das erwünschte Kind keinesfalls wie ein „Messias" die Probleme der eigenen kleinen Welt löst, sondern sie eventuell noch verschärft, wird von Stauber (1979) in einer Kasuistik eindrucksvoll beschrieben. Die Scheidungsrate nach der Geburt eines Kindes besagt ein Übriges.

Der andere Teil der übersteigerten Erwartungen wird auf den Behandler gerichtet. Von ihm werden manchmal förmlich „Wunder" erwartet – so wie es der Patientin ja auch oft durch Massenmedien suggeriert wurde. Die Erwartungen der Patientin können auf den Behandler manchmal einen solch starken Druck bewirken, daß nicht er, sondern das Drängen der Patientin die Führung in der Therapie übernimmt und versucht Termin und Art der Maßnahmen zu bestimmen. Das ist dann eine medizinpsychologisch gefährliche Situation, da die Erwartungsspannung selbst zur Ursache des Scheiterns aller Bemühungen werden kann. Folgt man dem Drängen der Patienten auf Beschleunigung und aktive Maßnahmen, so geht man of unnütze Risiken ein und vergibt die Chance zu einer Spontanheilung, die bei einer gutgeführten Sterilitätssprechstunde relativ häufig ist (Herold 1984), was auf einen hohen Anteil funktioneller und idiopathischer Sterilität schließen läßt.

Die Legende von der sekundären Neurotisierung

Psychosomatisch orientierte Autoren (Franke u. Köppe 1976; Stauber 1979; Knorre 1984; Herold 1984) verweisen immer wieder darauf, daß die Sterilität als ein ganzheitliches Geschehen zu betrachten ist und sehen v. a. die funktionelle und die idiopathische Sterilität als ein Symptom an, dem oft eine neurotische Persönlichkeitsentwicklung oder auch ein Paarkonflikt zugrunde liegt. Dem entgegen steht aber auch die Meinung, daß psychische Störungen zwar bei sterilen Patienten durchaus vorhanden sind, diese aber z. T. eher eine sekundäre Folge der oft langjährigen Sterilität seien (Weller 1978; Sudik 1988) und die erfolgreiche Sterilitätsbehandlung dann logischerweise gewissermaßen eine Neurosenprophylaxe bzw. -therapie sei. Wenn man diese Meinung vertritt, so ist ein zügiges und aktives Vorgehen die logische Folge. Auch die meisten Patienten werden diese Art des Vorgehens begrüßen, scheint ihnen doch hier der schnelle Erfolg greifbar. Gerade aber bei der idiopathischen Sterilität kann man nicht genug vor einem solchen Vorgehen warnen, dem Drängen der Patienten zu folgen. Prill (1971) sagt dazu, „daß für die Neurotikerin der Arzt auf der falschen Fährte der besonders gute Arzt ist, da sie bei reichlich somatischer Therapie vor ihm die wahren Probleme unentdeckt und trotzdem durch Symptompersistenz ihr Leiden glaubhaft erhalten kann". Die Auffassung, daß sich mit der Beseitigung der Sterilität alle Probleme lösen würden, kommt dem Psychotherapeuten sehr bekannt vor. Glaubt nicht jeder Neurotiker, daß er sofort gesund wäre, wenn sich diese und jene Rahmenbedingung seines Lebens verändern würde und widerlegt er diesen Glauben nicht ständig in der Praxis? Wir halten die Auffassung von der Neurotisierung aufgrund einer Sterilität für eine Legende und möchten das mit einem Rückgriff auf eine ältere (Franke u. Köppe 1976) und mit einer neuen Untersuchung belegen.

1976 untersuchten wir 46 Patientinnen der Sterilitätssprechstunde, von denen 23 einen unauffälligen und 23 einen pathologischen gynäkologischen Befund aufwiesen mit dem erweiterten Neurosescreening VNPI (*V*egetative Labilität, *N*eurotizismus, *P*ersönlichkeitsinventar) nach Regel (Regel u. Schulze 1975). Der VNPI gibt in Staninewerten Angaben über folgende Skalen: vegetative Symptome (v), neurasthenische Symptome (n), übernachhaltige Erlebnisverarbeitung (ü), Kontaktschwierigkeiten (k), Handlungseinengung oder Rigidität (h), Depressivität (s) vegetative Labilität – gesamt (Vg), Neurotizismus und emotionale Labilität (N), Extroversion – Introversion (I) und Offenheit (o) bei der Beantwortung der 104 Items. Dabei zeigte sich bei den Patientinnen mit unauffälligem gynäkologischen Befund in 12 Fällen (=52,2%) ein neuroseverdächtiges Testergebnis, während das bei den Patientinnen mit pathologischem gynäkologischem Befund nur bei 4 Frauen (=17,4%) der Fall war; und das, obwohl die Frauen der letztgenannten Gruppe infolge gynäkologischer Behandlungen und Operationen einen wesentlich längeren „Leidensweg" hinter sich haben! Die 17,4% auffälligen Neurosescreenings dieser Gruppe liegen sogar unter der Quote neuroseverdächtiger Siebteste, die für eine gynäkologische Sprechstunde mit 23% (Höck u. Hess 1975) angegeben wird. Inzwischen untersuchten wir 1987/88 in Vorbereitung der ADI 70 Ehepaare mit dem VNPI. Hier, wo bei jahrelangem Kinderwunsch der Mann aus organischen Gründen zeugungsunfähig und die Frau „unverschuldet" kinderlos ist, zeigt sich sogar ein äußerst geringer Anteil auffälliger Tests. Bei den Männern sind es lediglich 4 (=5,7%), bei den Frauen 5 (=7,1%) VNPI, die neuroseverdächtig sind!

In Tabelle 1 sind die Ergebnisse der Untersuchungen von 1976 und 1988 zusammengefaßt, wobei die Durchschnittsstanine des VNPI der einzelnen Gruppen merkmalsweise angegeben werden.

Man erkennt in Tabelle 1, daß die Werte der Kolumnen 2, 3 und 4 dicht beieinander liegen, während der Gruppendurchschnitt der Gruppe 1 bei den

Tabelle 1. Durchschnittswerte (in Stanine) des VNPI bei sterilen Frauen (1976) mit und ohne pathologischen gynäkologischen Befund und bei ADI-Ehepaaren (1988)

Merkmal		Sterile Frauen (1976)		ADI-Ehepaare (1988)	
		Gynäkologischer Befund o. B. n = 23	pathologischer Befund n = 23	Frauen n = 70	Männer n = 70
Vegetative Symptome	(v)	6 (!)	5	3	3
Neurasthenische Symptome	(n)	5	4	4	3
Übernachhaltigkeit	(ü)	6 (!)	4	4	4
Kontaktstörung	(k)	4	5	4	4
Rigidität	(h)	4	4	3	3
Depressivität	(s)	6 (!)	4	3	3
Vegetative Labilität	(Vg)	5	4	3	3
Neurotizismus	(N)	6 (!)	4	3	3
Introversion	(I)	3	4	3	3
Offenheit	(o)	3	4	5	5

Merkmalen vegetative Symptome, Übernachhaltigkeit, Depressivität und Neurotizismus deutlich höher und bei der Offenheit niedriger als der der anderen Gruppen ist. Lediglich die Gruppe ohne organische Erklärung der Sterilität erreicht also im Neurosescreening höhere Werte, während die Gruppen 2-4, bei denen eine organische Ursache vorliegt, Werte aufweisen, die weit unter der Grenze des Neuroseverdachtes liegen. Diese beiden Untersuchungen, die wir hier zusammenfaßten, bestätigen die Auffassung, daß zwar eine neurotische Persönlichkeit das Symptom Sterilität aufweisen kann, aber eine Sterilität keinesfalls zu einer Neurose führen muß.

Die These von der sekundären Neurotisierung infolge der Kinderlosigkeit ist in das Reich der Legenden zu verweisen. Nichts desto trotz wird von dieser Auffassung durch Patienten und Behandler gern Gebrauch gemacht, wenn es gilt übereilte und überaktive Therapien (z. B. IvF bei idiopathischer Sterilität) zu rechtfertigen. Hierbei können die Wünsche der Patienten mit den methodenorientierten Interessen des Behandlers eine unheilvolle Koalition der Ungeduld und der Manipulationen bilden, die versucht, sinnvolle psychische Barrieren mit Gewalt zu durchbrechen – ohne auch nur einen Gedanken daran zu verschwenden, inwieweit diese für die Patientin eventuell eine Schutzfunktion bilden oder Ausdruck eines ungelösten intrapsychischen oder interpersonellen Konfliktes sind.

Fallbeispiele

Beispiel 1

Die 22jährige Patientin wird von ihrer Frauenärztin wegen des drängenden Kinderwunsches überwiesen. Es handelt sich um eine behinderte junge Frau, die sehr gehemmt und kontaktscheu wirkt. Bald nach der Geburt war sie wegen einer größeren Spaltbildung im Bereich der Wirbelsäule operiert worden. Seitdem besteht eine Entwicklungsstörung der unteren Extremitäten mit schwerer Gangbehinderung und eine absolute Harninkontinenz. Deshalb wurde einige Jahre zuvor bei ihr aus einem Darmabschnitt eine sog. Brikker-Blase mit suprapubischer Harnableitung angelegt. Die Patientin lebt im Internat einer geschützten Werkstatt, wo sie als Schneiderin arbeitet. Praktisch hat sie ihr ganzes Leben in Heimen verbracht. Sie hatte $1^1/_2$ Jahre zuvor einen Suizidversuch mit Schlaftabletten unternommen. Vor kurzem brach sie die Weiterbildung auf der Volkshochschule ab, wo sie den Abschluß der 10. Klasse erreichen wollte. Als ihr ihre behandelnde Gynäkologin wegen der Behinderung, der Blasenoperation und ihrer Heimexistenz von einer Schwangerschaft abriet, äußerte die Patientin erneut Suizidabsichten. Der VNPI-Test wies einen pathologischen Befund auf, die Exploration ergab die Diagnose einer primären neurotischen Persönlichkeitsentwicklung. Die Patientin lebt in ihrer Freizeit sehr zurückgezogen und ohne Partner. Sie braucht in erster Linie ein Kind, um ihren Ambivalenzkonflikt zu „lösen": Einerseits möchte sie sich aufgrund ihres Behindertseins, dessen sie sich schämt, von der Welt abkapseln, sich verkriechen. Andererseits möchte sie aber keinesfalls allein sein. Ein Kind würde für sie diesen Zwiespalt lösen, würde dann mit der Mutter zusammen sich von der Welt zurückziehen. Außerdem glaubt sie, mit Hilfe des Kindes aus dem Internat heraus in eine eigene Wohnung zu kommen, völlig verkennend, daß ihre eigene Hilfsbedürftigkeit sie als Erwachsene im Wohnheim gehalten hat. Zum Dritten schließlich möchte sie als Mutter ihrer eigenen Mutter, die sie in das Heim gab, demonstrieren, wie liebevoll man mit Kindern umgehen müsse.

In einer psychotherapeutischen Einzeltherapie lernte die Patientin, mehr zu ihrer Behinderung zu stehen und adäquate Bewältigungsmöglichkeiten zu suchen. Sie nahm den Volkshochschulbesuch wieder auf und suchte nach einem interessanten Beruf. Ein Jahr nach der Therapie war das Thema Kinderwunsch für sie nicht mehr aktuell.

Beispiel 2

Die 26jährige Patientin erscheint mit der Mutter in der Sterilitätssprechstunde. Sie sei seit 9 Monaten verheiratet und habe dringenden Kinderwunsch. Gleichzeitig klagt sie viele Allgemeinbeschwerden und äußert schon jetzt Bedenken, ob sie von dem Kind nicht überfordert würde. Außerdem habe sie große Angst vor Mißbildungen des Kindes. Der VNPI-Test sprach für eine Neurose. Die Exploration erbrachte folgende Informationen:

Die Patientin sprach zuerst darüber, daß sie in ihrer Pubertät einen Film gesehen habe, wo eine Mutter nach der Entbindung verblutet sei, später habe sie so etwas auch in einer Zeitung gelesen. Sicher sind diese Eindrücke sekundärer Art und bereichern nur inhaltlich eine zu dieser Zeit schon pathopsychisch auffällige Verfassung. Schon als Jugendliche lebte die Patientin defensiv zurückgezogen und erlebte die Familie als fordernd und bedrohlich. Alle seien lebhafter gewesen. Sie beschreibt mißliche Wohnungsverhältnisse und reiht nur eine Kette negativer Erlebnisse bis zur Jetztzeit aneinander: Als Wirtschaftskauffrau sitze sie auf einem Stellvertreterposten, den sie eigentlich aufgeben möchte. Aber es wäre keiner da, der diese Stelle möchte. Die Kollegin sei unleidlich. Beim Ehemann störe sie, daß er Epileptiker sei (aber kaum 1–2 Anfälle im Jahr!). Beide seien abends immer so müde, daß sie nichts mehr unternehmen, auch das sexuelle Erlebnis wäre selten. Der letzte Urlaub gibt nur Grund zum Klagen, es sei zu ruhig gewesen. Die Patientin meint auf etwas zu warten, was sie mitreißt.

Es handelt sich insgesamt um einen Ich-schwache, psychasthenische, hypochondrische Persönlichkeit, die ohne Steuerung dahin treibt und dabei praktisch unter normalen Umständen depressiv-neurotisch erkrankte.

Infolge räumlicher Entfernung wurde die Patientin in eine stationäre psychotherapeutische Einrichtung überwiesen. Auch dort wurde eingeschätzt, daß es gut wäre, wenn sie zur Zeit kein Kind bekäme, da ihre illusionäre Wunschvorstellung, dadurch würde ihr Leben farbiger und interessanter, zerplatzen würde. Sie hätte beim Kind sicher auch nur – wie jetzt bei allem, was sie umgibt – Anlaß zu Sorgen und Nöten.

Leider blieb die 12wöchige Psychotherapie ohne durchgreifenden Erfolg, da die Patientin nicht in der Lage war, ihre passive und hypochondrische Haltung aufzugeben.

Schlußfolgerungen

Die obigen Falldarstellungen zeigen, daß es manchmal angezeigt ist, nichts zu unternehmen, um den Kinderwunsch der Patienten zu erfüllen. Wenn auch einzelne Autoren „das Recht eines jeden Paares auf ein eigenes Kind" (Sudik 1988) – was immer das auch sei – propagieren, so meinen wir, daß die kritiklose Erfüllung jedes Kinderwunsches mit allen zur Verfügung stehenden Mitteln, ohne das soziale Umfeld und die psychischen Strukturen der Patientinnen und Patienten genau zu kennen, ein Fehler mit manchmal katastrophalen Folgen sein kann. Einzelne Kasuistiken (Stauber 1979; Hoffmann 1974) berichten davon.

Daß es wenige solcher Fallberichte gibt, besagt nichts über ihre Häufigkeit, sondern viel mehr etwas über die Interessen der Forschenden und Behandelnden. Leider ist es so, daß zumeist das Interesse des Frauenarztes an der ehemals sterilen Patientin spätestens auf dem Kreißsaal erlischt, obwohl für eine – wenn auch kleine – Gruppe dann eigentlich erst die Schwierigkeiten beginnen. Nur wenige Autoren (Goebel u. Lübke 1987) legen in katamnestischen Studien Rechenschaft über ihr Tun ab und betrachten auch die familiären Situationen mehrere Jahre nach der Sterilitätsbehandlung.

Welche Ausmaße die unbewußte psychonervale Abwehr gegen eine Schwangerschaft auch noch nach erfolgreicher Sterilitätsbehandlung haben kann, zeigt die von verschiedenen Autoren (Basse et al. 1986) beobachtete wesentlich höhere Rate an

Fehlgeburten, Frühgeburten, Hyperemetiden, Gestosen und anderen Komplikationen in der doch so gewünschten Schwangerschaft. So wie der Frauenarzt selbstverständlich somatische Erkrankungen kennt, bei deren Vorliegen er einer Patientin von einer Schwangerschaft abrät, bzw. zumindestens keine *aktive* Maßnahme ergreift um dazu beizutragen den Kinderwunsch dieser Patienten zu erfüllen, so gibt es selbstverständlich auch medizinpsychologische Gründe, bei deren Vorliegen ein aktives Vorgehen i. allg. kontraindiziert ist.

Solche Gründe liegen vor, wenn:

- jeder Kinderwunsch bei dem das Kind quasi als Surrogat gebraucht wird, um Mängel im eigenen Leben zu kompensieren, das Kind also „Lückenbüßer" sein soll,
- der Bestand der Ehe von einem Kind abhängig gemacht wird,
- Patienten neurotische Persönlichkeitsentwicklungen von Kindheit an („Kernneurosen" und „Schichtneurosen") haben,
- Patienten manifeste psychosomatische Erkrankungen haben,
- idiopathische und funktionelle Sterilität ohne vorherige gründliche Exploration diagnostiziert wurde.

Diese Kontraindikationen zu einer forcierten Sterilitätsbehandlung beinhalten nicht, daß diese Patienten nie ein Kind bekommen sollten. Sie bedeuten aber, daß zum gegenwärtigen Zeitpunkt keine aktiven Maßnahmen ergriffen werden sollten und statt dessen ein Psychotherapeut konsultiert werden und ggf. eine psychotherapeutische Behandlung erfolgen müßte. Erst *danach* wird die Frage einer Sterilitätsbehandlung neu beraten, falls nicht die Psychotherapie auch die Therapie der Sterilität war, was ja so selten nicht ist.

Die Beachtung dieser Kontraindikationen einer invasiven forcierten Sterilitätsbehandlung setzt natürlich voraus, daß man die entsprechenden Patienten auch erkennt. Und da liegt zumeist noch der Fehler im System der Sterilitätsbehandlung, denn i. allg. fehlen dem Frauenarzt noch entsprechende medizinpsychologische Kenntnisse. Will man aber eine Sterilitätsbehandlung mit einer niedrigen Komplikationsrate in der späteren Schwangerschaft und den bestmöglichen Bedingungen für das gewünschte Kind, so gilt es die alte Forderung von Fikentscher (1958) endlich in die Tat umzusetzen, wonach die Psychodiagnostik an den Anfang einer Sterilitätsbehandlung, in die Basisdiagnostik, gehört – und nicht an ihr erfolgloses Ende!

Literatur

Basse M, Nieder J, Schrader B (1986) Schwangerschafts- und Geburtsverlauf nach Sterilitätsbehandlung. Zentralbl Gynäkol 108:533–539
Fikentscher R (1958) Diagnostik und Therapie der Sterilität der Frau. MMW 100:213–219
Franke P, Köppe I (1976) Psychometrische Untersuchungen an Patientinnen einer Sterilitätssprechstunde. Zentralbl Gynäkol 98:1409–1414
Goebel P, Lübke F (1987) Katamnestische Untersuchungen an 96 Paaren mit heterologer Insemination. Geburtshilfe Frauenheilkd 47:636–540
Goldschmidt O, De Boor C (1976) Psychoanalytische Untersuchung funktionell steriler Ehepaare. Psyche 30:899–923

Herold K (1984) Erfahrungen mit einem Neurosescreening bei Ehepaaren mit Kinderwunsch. Zentralbl Gynäkol 106:585–589

Höck K, Hess H (1975) Der Beschwerdefragebogen. Deutscher Verlag der Wissenschaften, Berlin

Hoffmann SO (1974) Zur Psychodynamik einer paranoiden Psychose nach heterologer Insemination. Nervenarzt 45:233–237

Knorre P (1984) Zu einigen psychsichen Faktoren der ehelichen Sterilität und ihre Bedeutung für die spätere Erfüllung des Kinderwunsches. Geburtshilfe Frauenheilkd 44:42–46, 114–117

Petersen P, Teichmann A (1983a) Unsere Beziehung zur Kindesankunft. Dtsch Ärztebl 80/41:1–5

Petersen P, Teichmann A (1983b) Der Kampf um die Fruchtbarkeit. Dtsch Ärztebl 80/45:1–5

Prill HJ (1964) Psychosomatische Gynäkologie. Urban & Schwarzenberg, München Berlin

Prill HJ (1971) Psychogene Faktoren der Sterilität und Infertilität. Gynäkologe 3:148–152

Regel H, Schulze S (1975) Untersuchungen mit dem modefizierten VNPI. Psychiatr Neurol Med Psychol 27:155–162

Semm K, Michelmann HW, Mettler L (1985) Derzeitiger Stand der In-vitro-Fertilisation (Extrakorporale Befruchtung beim Menschen). Dtsch Ges Gynäkol Geburtshilfe Mitt 9/4:27–37

Stauber M (1979) Psychosomatik der sterilen Ehe. Grosse, Berlin

Stephanos S, Auhagen-Stephanos U (1982) Psychosomatische Theorie und Praxis in der Frauenheilkunde. Psychother Med Psychol 31:101–106

Sudik R (1988) Entwicklungstendenzen in der Reproduktionsmedizin. Zentralbl Gynäkol 110:129–137

Weller J (1978) Zur psychologischen Situation der kinderlosen Ehe. Geburtshilfe Frauenheilkd 38:507–512

Zum Ergebnis

Der Beitrag beginnt mit einem sehr kritischen Rückblick zur Entwicklung der Sterilitätsbehandlung. Danach finden die Erwartungshaltungen der sterilen Eltern sowohl an das medizinische Team als auch an das erwünschte Kind nähere Betrachtung.

Der Autor wendet sich entschieden gegen die Auffassung der „Neurotisierung aufgrund einer Sterilität" und versucht dies anhand der Darstellung zweier Untersuchungen zu beweisen.

Zur weiteren Untermauerung werden 2 Fallberichte angeführt und im Anschluß Überlegungen zur Kontraindikation angestellt. Dabei werden 5 medizinisch-psychologische Gründe angeführt, die von einer forcierten Sterilitätsbehandlung abraten lassen:

1. Das Kind dient als Ersatz für Probleme im Leben der Eltern.
2. Der Bestand der Ehe wird von einem Kind abhängig gemacht.
3. Die Patienten weisen seit ihrer Kindheit eine neurotische Fehlentwicklung auf.
4. Die Patienten weisen manifeste psychosomatische Erkrankungen auf.
5. Im Falle einer idiopathischen und funktionellen Sterilität wurde keine vorherige gründliche Exploration durchgeführt.

In diesen Fällen empfiehlt der Autor unbedingt zuerst die Konsultation eines Psychotherapeuten und ggf. eine psychotherapeutische Behandlung, bevor erneut aktive medizinische Maßnahmen und invasive Eingriffe zur Sterilitätsbehandlung in Erwägung gezogen werden.

Als logische Schlußfolgerung aus seinen Überlegungen fordert der Autor, in der Praxis endlich die Psychodiagnostik mit in die Basisdiagnostik vor jeder Sterilitätsbehandlung aufzunehmen, anstatt sie an deren erfolgloses Ende zu stellen.

Die Redaktion

Fallstudien zur In-vitro-Fertilisation unter besonderer Berücksichtigung der Position der Ehemänner

M. Springer-Kremser

Zusammenfassung

Der Motivationskonflikt, in der Regel unbewußt determiniert, spielt bei der psychogenen Sterilität oder „unexplained infertility" eine wesentliche Rolle. Einander widersprechende Gefühle und Identifizierungen bei Frauen sind in zahlreichen wissenschaftlichen Untersuchungen gefunden worden; auf die Partner hat man sich wesentlich weniger konzentriert. Die komplexe Interaktion des Kinderwunschpaares wurde überhaupt kaum untersucht.

Anhand von 2 Fallbeispielen soll die Bedeutung der Haltung des Mannes im Zusammenhang mit dem Kinderwunsch aufgezeigt werden. Eine problematische Persönlichkeitsstruktur des Mannes, diagnostizierbar in einem analytisch geführten Interview durch Einschätzen der Ich-Funktionen, kann den Motivationskonflikt der Frau verstärken und so die psychogene Sterilität perpetuieren.

Summary

Unconscious motivational conflicts play an important role in unexplained infertility. Psychological conditions such as contradictory affects are usually described in these women; focussing on the psychological situation of the male partner is now becoming more and more accepted, but the rather complex interaction of the couple has been neglected so far.

Two case examples illustrate the importance of the motivational conflict of the male. Certain personality traits, diagnosed in an analytically conducted interview by assessing the Ego functions, may well maintain the motivational conflict of the women and the sterility of the couple as such.

Einleitung

Der Fruchtbarkeit wird in unserer Gesellschaft nach wie vor eine hohe Priorität zugeschrieben und grundsätzlich nimmt jeder von sich primär an, fruchtbar zu sein und die Diagnose der Unfruchtbarkeit stempelt das Paar oder einen der Partner zu einer schrecklichen Ausnahme. Die Anbetung der Elternschaft und der Horror der

Kinderlosigkeit hat Wurzeln in der judaisch-christlichen Tradition: Den ersten Menschen wurde von ihrem Schöpfer empfohlen: „Wachset und vermehret euch ..." (Genesis 1:27, 28). Kinder wurden als ein Segen des Himmels und Kinderlosigkeit als ein Fluch empfunden. Auch dafür gibt es ein Beispiel in der Bibel: Jakob's Frau Rachel wurde wegen ihrer Kinderlosigkeit geschmäht. Sehr viel hat sich nicht geändert seit damals. Diese Aussagen können insofern empirisch belegt werden, als es sich dabei um Informationen aus dem narrativen Teil der Krankengeschichten handelt, welche an der Psychosomatischen Ambulanz der II. Universitätsfrauenklinik geführt werden. Jene Patientinnen, welche wegen Kinderlosigkeit in dieser Ambulanz in Behandlung stehen, berichten über die Kommentare und Reaktionen von Freunden und Bekannten: Neugier, Mitleid und Verachtung herrschen vor, der Weg durch Straßen und Geschäfte eines kleinen Ortes wird für die unfreiwillig Kinderlose zum Spießrutenlauf. Das kinderlose Paar, aber meist mehr noch die Frau, wird als gerechtfertigt bestraft angesehen für Egoismus, Verantwortungslosigkeit oder für sexuelle Ausschweifungen.

Diese Mythologisierung der Fruchtbarkeit, die soviel Leid für die ungewollt Kinderlosen mitsichbringt, ist auch ein Hinweis dafür, welch vielfältige und wichtige Funktionen Kinder für ihre Eltern ausüben und wie schützenswert diese Funktionen daher sind. Kinder werden als Beweis der Männlichkeit des Vaters angesehen, sie dienen der Phantasie von der Unsterblichkeit. Für viele Frauen sind Schwangerschaft und das Aufziehen von Kindern eine oder die einzige Möglichkeit ihre weibliche Identität zu spüren oder zu demonstrieren (Payne 1978). Schwangerschaft und Mutterschaft können als Chance dafür gesehen werden, die Abhängigkeit von der eigenen Mutter zu mildern, sich besser abgrenzen zu können. Auch können Schwangerschaft und Mutterschaft unbewußt dazu benützt werden, Sexualität zu vermeiden. Stierlin (1974) hat bei der Beschreibung der Beziehungsmodi zwischen Eltern und ihren adoleszenten Kindern auf die Bedeutung der Bindung „an der langen Leine der Loyalität" hingewiesen, darauf, wie vielfältig die Delegationen sind, die auf der bewußten Ebene und v. a. auch unbewußt den Kindern aufgezwungen werden. In Kindern kann die eigene Schlechtigkeit bestraft werden, Kinder können ausgesandt werden, um „Nahrung" für die Triebwünsche zu besorgen: sexuelle Aufregungen „stellvertretend" erleben.

Auch wenn die Realität dieser Delegationen bereits geborene Kinder betrifft und in der Adoleszenz deutlich zum Tragen kommt, so existieren die unbewußten Wünsche und Phantasien potentieller Eltern schon vorher und beeinflussen so zwingend die Motivation zum Kinderwunsch. Das zweite Fallbeispiel zeigt diesen Mechanismus der Delegation von Wünschen, Erwartungen des Kinderlosen Mannes an einen phantasierten (männlichen) Nachkommen.

Motivation

Ungewollt kinderlose Paare, insbesondere aber Frauen, unterwerfen sich oft einem demütigenden, schmerzhaften und auch kostspieligen medizinischen Prozeß – um (ja warum eigentlich?) schwanger zu werden, um ein Kind zu gebären, oder um ein Kind aufzuziehen? Oder um eine Vorstellung von gesellschaftlicher Forderung zu erfüllen, oder um dem Mann ein Kind zu schenken?

Schon 1977 beklagte der Demograph Morsa die Begrenztheit des Forschungsstandes zur Frage der Motivation. Er beklagte insbesondere die Tatsache, daß die wissenschaftlichen Untersuchungen sich fast ausschließlich um die bewußte Motivation kümmern, wo doch in der psychoanalytischen Theorie als wichtige Psychologie vom Menschen Motivation zumindest teilweise unbewußt ist.

Morsa beklagt auch die übliche Praxis, sich nur auf den Wunsch der Frau zu konzentrieren. Seiner Meinung nach ist der Mann genauso bedeutend, seine Wünsche mögen völlig verschieden von denen seiner Frau sein und die Faktoren, welche seine Entscheidung beeinflussen, sind nicht notwendigerweise dieselben, welche auch die Entscheidung der Frau beeinflussen, der Kinderwunsch des Paares und die Entscheidung, welche das Paar trifft – z. B. für eine IvF – wird das Ergebnis eines Kompromisses sein. Der Mangel an Kommunikation, welcher zwischen zukünftigen Ehepaaren bezüglich ihres Kinderwunsches herrscht, wird durch Daten aus dem „Belgian National Fertility Survey" (1975; zit. nach Morsa 1979) verdeutlicht: Der Prozentsatz von Frauen unter dem 35. Lebensjahr, die vor ihrer Eheschließung mit ihren zukünftigen Männern nicht über die Zahl der gewünschten Kinder gesprochen hat, war höher als 40%.

Gerade bei der „unexplained" oder idiopathischen oder psychogenen Sterilität spielen Motivationskonflikte eine große Rolle. Dieser Konflikt kann sich dramatisch manifestieren: Wir kennen mehrere Patientinnen, die nach langer Kinderwunschbehandlung schwanger geworden sind und dann weinend, verzweifelt die Psychosomatische Ambulanz der II. Frauenklinik in Wien aufsuchten, mit der Frage „... und was soll ich jetzt tun?" Um die Mutterrolle allmählich annehmen zu können, ist oft psychotherapeutische Hilfe notwendig.

Astor u. Pawson (1986) betonen, daß die üblicherweise auch in gut kontrollierten Studien verwendeten psychometrischen Tests nicht ausreichend erhellende Informationen über den Motivationskonflikt liefern können. Die Autoren fordern das Einbeziehen psychodynamisch orientierter Interviews in die Routineuntersuchung von Paaren und/oder Frauen mit Kinderwunsch, insbesondere bei „unexplained infertility".

In diesem Zusammenhang scheint es notwendig, kurz daran zu erinnern, was man in der psychoanalytischen Theorie unter Konflikt versteht. Man spricht dann von Konflikt, wenn sich in einer Person gegensätzliche innere Forderungen einander gegenüberstehen. Der Konflikt kann manifest sein (z. B. zwischen einem Wunsch und einer moralischen Forderung, oder zwischen zwei sich widersprechenden Gefühlen), er kann aber auch latent sein und dabei in entstellter Form im manifesten Konflikt zur Darstellung kommen, oder sich als Symptombildung, Verhaltensstörung, Charakterstörung etc. äußern. Ein Konflikt läßt sich auf 2 getrennten Ebenen erklären: auf der topischen Ebene als Konflikt zwischen den Systemen oder Instanzen (Es, Ich, Über-Ich) und auf der ökonomisch-dynamischen Ebene als Konflikt zwischen Trieben (LaPlanche u. Pontalis 1972). Ein Konflikt, der bei Kinderwunschpatientinnen und -patienten immer wieder aufspürbar ist, ist ein innerer Konflikt in einer bestimmten Instanz, dem Über-Ich: der Konflikt zwischen dem väterlichen und mütterlichen Identifizierungspol.

Auch die dem Menschen eigene Bisexualität kann sich in einem Konflikt zwischen absolut unverträglichen Forderungen manifestieren – und welcher Bereich würde sich für eine Manifestation besser eignen als jener der Fruchtbarkeit und Sexualität (McDougall 1985).

Psychosoziale Faktoren in der Verursachung und Aufrechterhaltung der Infertilität

Das Geschlecht ist eine soziale Variable; die Reaktionen auf das Geschlecht in der Gesellschaft sind eng mit den Rollenstereotypen (z. B. Mutterschaft) verbunden und haben Rückwirkungen auf die Psychodynamik der Einzelnen.

Uddenberg (1974) hat in einer Untersuchung den Einfluß der Mutter und des sozialen Netzes auf die Einstellung der Tochter zur Reproduktion aufgezeigt.

Seit den bahnbrechenden Untersuchungen von Rubenstein (1951) sind zahlreiche Publikationen zu diesem Thema erschienen. Man kann 2 Gruppen von Untersuchungsansätzen unterscheiden: Einmal jene Arbeiten, bei welchen die Frage nach der Psychopathologie der Kinderwunschpatientin im Vordergrund steht. Hier haben gut kontrollierte Studien, welche Patientinnen mit „unexplained infertility" mit Patientinnen mit nachweislich organisch begründbarer Infertilität und schwangeren Frauen verglichen, keine auffallenden Unterschiede zwischen diesen 3 Gruppen erbracht (Mai et al. 1972; Brand 1982). Bei der zweiten Gruppe handelt es sich um Arbeiten, welche die Belastungen des Paares zu messen versuchen, z. B. Depressivität oder andere Kriterien der Befindlichkeit (Lalos et al. 1986).

Ein Großteil der zur 2. Gruppe zuzuordnenden Arbeiten beschäftigt sich mit der Auswirkung der Sterilitätsbehandlung auf die Frau/das Paar. Hier stehen die Implikationen der neuen Fruchtbarkeitstechnologien, wie IvF, im Zentrum. Stauber et al. (1986) untersuchten Gedanken, Ängste und Phantasien beider Partner während der IvF. Es ist eine wissenschaftlich sehr interessante Darstellung all dessen, was infolge des IvF-Verfahrens mobilisiert werden kann, einschließlich der Reaktionen auf reale Gegebenheiten.

Auch bei gründlicher Durchsicht der Literatur zu diesem Thema findet sich keine Arbeit, welche den interaktionellen Aspekt focusiert: die Kommunikation, den Austausch der Mitteilungen des Paares. Noch dazu kann die Interaktion des Kinderwunschpaares während des Diagnose- und Behandlungsverfahrens nur eingebettet in dem gesamten System, wie es durch alle an dem IvF-Programm beteiligten Personen definiert ist, gesehen werden. Fotografisch festgehalten wurde dieses System durch die Darstellung auf dem Titelblatt einer deutschsprachigen Illustrierten: das erste IvF-Baby einer bekannten Klinik war in den Armen jenes Frauenarztes abgebildet, der das IvF-Programm leitete; die Mutter war gerade noch zu sehen, der biologische Vater unsichtbar! Das, was für Systemtheoretiker immer so wichtig ist festzuhalten, wird hier wunderbar verzerrt demonstriert: wer in diesem System hat welche Rolle?

Fallbeispiele

Es handelt sich um 2 Ehepaare mit unerfülltem Kinderwunsch. Die Autorin führte mit jedem der Partner ein Einzelgespräch und jeweils auch ein Gespräch mit dem Paar. Wenn auch die Einzelinterviews überwiegend analytisch-strukturdiagnostische Elemente erhielten, so wird doch versucht, beim Gespräch mit dem Paar die Interaktion zwischen den Partnern entsprechend zu beachten.

Ehepaar Müller

Der begutachtende Psychiater des Schiedsgerichts der Sozialversicherung forderte, um sein Gutachten erstellen zu können, einen zusätzlichen psychosomatischen Befund an. Das Ehepaar Müller hatte nämlich bei der Sozialversicherung die Rückvergütung der Kosten für die bis jetzt frustranen IvF-Versuche beantragt. Entsprechend der österreichischen Gesetzeslage werden die reproduktionstechnologisch-therapeutischen Verfahren nicht von der Krankenkasse finanziert. Somit wurde ich gebeten, aus meiner Sicht zu beantworten, „ob die Indikation für eine extrakorperale Befruchtung sinnvoll erscheint", in diesem ganz bestimmten Fall.

Frau Müller, in bürgerlicher Tradition erzogen, lernte bald nach der Matura (Abitur), als Sekretärin arbeitend, ihren späteren Ehemann kennen, der damals noch Student war. Als er sein Studium abgeschlossen hatte, wurde geheiratet, und Frau Müller wünschte sich sehr bald schon ein Kind. Herr Müller, der seine Berufslaufbahn aufbaute, war entschieden dagegen. Frau Müller, entsprechend ihrer traditionellen Erziehung, ordnete sich den Wünschen ihres Gatten unter und tat auch vor sich selber so, als ob es auch für sie selbstverständlich sei, diesen Wunsch aufzuschieben. Nach einigen Jahren, Herr Müller hatte sich inzwischen beruflich gut stabilisiert, gab er grünes Licht für die Fortpflanzung: jetzt war es seiner Meinung nach Zeit, eine Familie zu gründen. Als die Bemühungen des Paares, ein Kind zu zeugen, nach ungefähr einem Jahr nicht von Erfolg gekrönt waren, begab sich Frau Müller in gynäkologisch-endokrinologische Behandlung. Die Durchuntersuchung ergab keinen Hinweis auf eine organische Ursache, die Hormonprofile waren in der Norm, Frau Müller wurde als „unexplained infertility" diagnostiziert. Von der damals in diesem Sterilitätszentrum mitarbeitenden Psychologin wurde ein Strukturinterview durchgeführt (Springer-Kremser 1983). Es wurden auf Basis eines ausführlichen psychoanalytischen Interviews die Ich-Funktionen nach Bellak et al. (1973) eingeschätzt. Die wichtigsten Ich-Funktionen sind: die Realitätsprüfung, die Urteilsfähigkeit, der Wirklichkeitssinn, Art und Qualität der Objektbeziehungen, also der Beziehungen zu relevanten anderen, der Umgang mit Affekten, Trieben und Impulsen und die Abwehrmechanismen. Eine wichtige Information aus diesem Interview bei Frau Müller war die Tatsache ihres extrem instabilen Selbstwertgefühls: Ihre Neigung, die Wünsche und Bedürfnisse anderer zu ihren eigenen zu machen, ist verbunden mit der Vorstellung, sich selber kaum etwas zuzutrauen, über die Wertschätzung der eigenen Person extrem unsicher zu sein. Frau Müller befürchtete, daß in den Augen anderer die eigenen Ansichten, Meinungen und Wünsche nichts gelten. Dieser Wesenszug bestand zweifellos vor in Anspruchnahme von ärztlicher Hilfe zwecks Erfüllung des Kinderwunsches. Die Meinungen und Ansichten anderer – Lob, Anerkennung, Tadel, usw. – waren für das Bild, das die Patientin von sich selber hat, immer wichtig. Ihre Verankerung in der Wirklichkeit und ihre Einstellung und Verhaltensweisen waren vorwiegend an anderen orientiert. Die Vorstellung einer Schwangerschaft zum „richtigen Zeitpunkt" stellt somit für sie eine höchst selbstaufwertende Phantasie dar und trug bei zur Stabilisierung ihres labilen Selbstwertgefühls. Wenn die Vorstellung einer Schwangerschaft für die Selbstwertregulation so wichtig ist, dann ist aber auch Enttäuschung und Kränkung über das Nichteintreten der geplanten Schwangerschaft verständlich. Diese Strukturen wurden also damals von der Psychologin erkannt, mit dem gynäkologischen Endokrinologen diskutiert und der Patientin die Teilnahme an einer therapeutischen Gruppe empfohlen. Das Ziel war, sich besser kennenzulernen, die eigenen Wünsche und Erwartungen wahrnehmen zu lernen und damit Vertrauen auch zu eigenen Körperempfindungen und Entscheidungen zu gewinnen. Dies wurde auch von der Patientin als ein sinnvoller Weg gesehen, zumal die Gruppenarbeit auch mit Entspannungsübungen kombiniert war, die Patientin sich damals sehr verkrampft fühlte und sich mit dem therapeutischen Ziel der Gruppe, welches auch Entspannung einschloß, gut identifizieren konnte. Nach einiger Zeit aber suchte die Patientin unter dem Druck ihres Mannes wiederum die Universitätsklinik auf, mit dem Wunsch, doch in das IvF-Programm einzutreten. Der Zeitpunkt war – bewußt? – gut gewählt, um den Wünschen des Mannes entgegenzukommen: Der neue Leiter des IvF-Programms war desinteressiert an psychologisch-psychosomatischen Komponenten und nahm die Patientin sofort in das IvF-Programm auf. Gleichzeitig aber nahm Herr Müller gemeinsam mit seiner Frau ein Angebot jener Beratungsstelle, in welcher die Patientin die Gruppe besuchte, auf: Das Paar begab sich in Paarberatung, denn Herr Müller wollte wissen, welche Art der Unterstützung er während des Verfahrens der IvF seiner Frau gewähren könne, um dieses möglichst effizient zu gestalten.

Mit dieser Vorgeschichte belastet, nahm die Patientin also ihre Bemühungen, unter ärztlicher Hilfe schwanger zu werden, mit einem neuen IvF-Programmleiter wieder auf. Die Patientin wußte jetzt sehr wohl, daß ein Gynäkologe – der, der ursprünglich an dieser Klinik auch dieses Programm gestartet hatte – zögernd und vorsichtig psychosomatische Einstellungen und Reaktionen bedenkend, die Indikationsstellung verzögert hatte, ein anderer, auf dessen Hilfe sie jetzt angewiesen ist, aber letztlich als Erfüllungshilfe des Mannes erlebt werden mußte. Diese schwierige Situation wurde jedoch niemals angesprochen.

Die Situation des Paares zur Zeit der Befunderstellung:
Das kleine Unternehmen, das Herr Müller gestartet hat, florierte. Frau Müller hat ein Studium begonnen, zu dem sie eine sehr zwiespältige Einstellung hat: Ursprünglich war das Studium als Lückenbüßer gedacht „etwas zu tun, bis man schwanger ist". Inzwischen beginnt der Patientin das Studium Freude zu machen, ihr Interesse ist geweckt. Damit hat sie sich selber in eine Zwickmühle begeben. Wenn sie nun schwanger ist, müßte sie wieder etwas aufgeben, also sich von etwas trennen, was ihr inzwischen etwas bedeutet. Das Studium wird aber vor den Schwiegereltern verheimlicht – es könnte den Schwiegereltern nicht passen, daß sich ihre Schwiegertochter nicht um den Haushalt kümmert. Ein wenig ist letzteres auch die Einstellung des Mannes, der im gemeinsamen Gespräch halb lächelnd die Einstellung der Doppelmoral zugibt. Er selbst studiert auch weiter neben seiner selbständigen Tätigkeit, und es ist ihm wichtig, daß seine Frau „verfügbar" ist, ihre Beschäftigungen, welcher Art auch immer, seinen Bedürfnissen und seiner Zeiteinteilung, die keineswegs nur von seinem Beruf diktiert werden, unterzuordnen hat. In dem Gespräch wird deutlich, wie wichtig es für Herrn Müller zu sein scheint, seine intellektuellen Fähigkeiten als auch seinen sozialen Status durch ein Kind perpetuiert zu sehen. Er selbst legt dies auch so deutlich dar. Daran ist weiter nichts zu finden. Der Kinderwunsch bei Männern und Frauen hat selbstverständlich immer auch eine narzißtische Komponente. Problematisch ist, daß die Kompatibilität zwischen den Bedürfnissen des Mannes und denen der Frau nicht gegeben zu sein scheint.

Das Einzelinterview mit Herrn Müller macht deutlich, wie sehr er durch seine Flucht nach vorne mit den Aktivitäten zur Behandlungsunterstützung seiner Frau auch Druck ausübt. Es ist sehr viel schwerer, sich bei einem so kooperationsbereiten und sonst sehr tüchtigen Ehemann nicht ununterbrochen als Versager zu fühlen. Diese Sicht der Dinge macht Herrn Müller etwas betroffen. Es wäre unfair, seine Kooperationsbereitschaft als Lippenbekenntnis zu deklassieren: lediglich die Rückwirkungen seiner Aktivitäten auf seine Frau sind bis dato im Dunkeln geblieben. Sowohl die Delegationen von Herrn Müller an seine Frau auf der Über-Ich-Ebene – also das Schuldgefühle erzeugen, ohne daß man dies beabsichtigt – als auch auf der anderen Seite die aggressive unabsichtliche Verweigerung der Frau, welche über die Triebebene läuft, sind Faktoren, welche die Interaktion zwischen den beiden komplex gestalten, aber auch gleichzeitig beide Partner immer wieder zwingen, Bündnisse mit anderen einzugehen, seien es Frauenärzte oder Psychotherapeuten.

Ehepaar Meier

Auch das Ehepaar Meier hatte bei der Sozialversicherung die Rückvergütung der Kosten für die bis jetzt frustranen IvF-Versuche beantragt. Die Fragestellung an den psychosomatischen Begutachter lautete, ob die extrakorporale Fertilisierung eine geeignete Behandlungsmöglichkeit psychischer Störungen der Klägerin darstellt.

Auch mit Frau Meier wurde ein Strukturinterview durchgeführt, das keine Auffälligkeiten ergab.

Die leichte depressive Verstimmung, die Frau Meier bot, zeigte sich in der Exploration als reaktiver Natur, also vorwiegend als Reaktion auf Umweltfaktoren. Sie stammt aus einer bäuerlichen Familie, ihre Schwester hat 5 Kinder, für ihre Eltern ist eine Ehe etwas Unauflösliches, und in dem kleinen Dorf, in dem die Patientin lebt, ist für sie ein alternativer Lebensstil nicht durchführbar. Auch ihre Wirklichkeitseinschätzung ist einwandfrei: Sie macht sich wohl Gedanken darüber, was sein kann, wenn ein evtl. neuerlicher Versuch der Fertilisierung wieder erfolglos ist. Die sexuelle Beziehung, die für sie durchaus lustvoll war, hat seit der Kinderwunschbehandlung an Spontaneität verloren (zuerst wurde eine homologe Insemination vorgenommen, dann erst IvF). Es kommt auch immer seltener zu sexuellen Kontakten des Ehepaares. Eine bleibende Kinderlosigkeit hat für Frau Meier sicher einziges soziales Elend zur Folge: Sie ist wirtschaftlich von ihrem Mann abhängig, arbeitet in seinem Geschäft (sie war vor der Ehe dort angestellt), sie wird von ihren Eltern unter Druck gesetzt, sich nicht scheiden zu lassen.

Im Unterschied zu der zwar unglücklichen, aber letztlich eher Ich-starken imponierenden Frau Meier stellt der Ehemann Herr Meier seinen Schmerz und seine Kränkung über die Kinderlosigkeit demonstrativer zur Schau als seine Frau. Er hadert mit seinem Schicksal, fühlt sich unschuldig verfolgt und dies besonders deswegen, weil seine Interessen genau in den Bereich fallen, wo ihm die Erfüllung versagt bleibt. Herr Meier beschäftigt sich nämlich mit Ahnenforschung. Er hat den Stammbaum seiner Familie bis weit zurück verfolgt, empfindet sich als sehr traditionsgebunden und ist stolz darauf. Er sagt offen, daß für ihn die Vorstellung, ein sozialer Vater zu sein, völlig uninteressant ist. Interessant ist für ihn nur die biologische Vaterschaft.

Herr Meier äußert im Interview implizite bis explizite Drohungen: er könne vielleicht dem Alkohol verfallen oder er benehme sich schon sehr auffällig, vielleicht sei er durch die Kinderlosigkeit psychisch gestört (obwohl diese Frage eher kokettierend wirkt), er schaue nämlich auf der Straße ganz offen jungen schwangeren Frauen auf den Bauch. Sein Blick werde dabei immer gieriger und deutlicher. All dies geschehe nur, weil ihm das Recht auf Nachkommenschaft verweigert werde. Er wäre sofort dafür, sich eine Leihmutter zu nehmen, er habe auch schon daran gedacht, sich eine jüngere Frau zu nehmen und sich scheiden zu lassen. Andererseits aber hänge er an seiner Frau.

Das Strukturinterview mit Herrn Meier ergab viele Selbstbezüge in den Reaktionen auf andere, eine labile Selbstwertregulierung und eine rigide Abwehrstruktur.

Es ist offensichtlich, daß Herr Meier mehr an seiner Persönlichkeitsstruktur leidet, die sehr viel Theatralisch-Demonstratives hat und sich in dem Reagieren auf die eigenen Phantasien äußert; Frau Meier hingegen leidet mehr an den Vorurteilen und Mythenbildungen, die in der ländlichen Bevölkerung bezüglich Fruchtbarkeit oder Unfruchtbarkeit einer Frau oder eines Ehepaares herrschen. Die Darstellung der Enge und heuchlerisch rigiden Moralvorstellungen, wie sie auch Herr Meier anbietet, erinnert an ein Zitat aus Wildgans' Epos *Kirbisch oder der Gendarm, die Schande und das Glück:* „Übelbach, das ist die Welt".[1]

---

[1] Übelbach, fiktiver Ortsname, Metapher für die Schattenseiten der gesellschaftlichen Mißstände und zwischenmenschliches Elend.

Schlußbemerkungen

Die Beispiele dieser beiden Paare zeigen deutlich, daß die gestörte Kommunikation der Paare verantwortlich ist für das sich Drehen der Spirale der Kinderlosigkeit: Ganz ähnlich wie bei einer sexuellen Funktionsstörung innerhalb einer Beziehung wird die Kinderlosigkeit letztlich als Verweigerung eines wichtigen, auch emotionalen Bedürfnisses durch den jeweils anderen Partner interpretiert; die Affekte, welche diese Interpretation begleiten und v. a. die Intensität dieser Affekte sind sehr wohl von der Persönlichkeitsstruktur abhängig, einer Struktur, die schon vor Beginn des Diskurses um den Kinderwunsch bestanden hat. Wir glauben daher, daß zusätzlich zu tiefenpsychologisch geführten Einzelinterviews eine systemische Sicht der Beziehung dazu verhelfen kann, die Situation des Kinderwunschpaares zu erhellen und somit zu verbessern: Sei es, daß der Motivationskonflikt deutlich wird und die gestörte Kommunikation aufgedeckt und somit behandelt werden kann. Es ist keineswegs immer das Einsetzen einer Schwangerschaft die einzig mögliche Behandlung für einen Motivationskonflikt von Kinderwunschpaaren.

Auch das Sich-Arrangieren mit der Kinderlosigkeit muß als Therapieerfolg gewertet werden.

Die Falldarstellungen sollen als Anregung verstanden werden, dem Beziehungsaspekt sowohl während des diagnostischen als auch des therapeutischen Verfahrens mit Kinderwunschpaaren mehr Beachtung zu schenken. Es soll hier auch keineswegs in falsch verstandenem Feminismus einer Morbidisierung der männlichen Partner das Wort geredet werden: Das Beachten der Motivationen und der Motivationskonflikte des Mannes scheint aber doch ebenso wichtig zu sein, wie das Beachten derartiger Konstellationen bei der Frau.

Literatur

Astor J, Pawson M (1966) The value of psychometric testing in the investigation of infertility. J Psychosom Obstet Gynecol 5/2

Bellak L, Hurwich M, Cediman HK (1973) Ego functions in schizophrenics, neurotics and normals. Wiley, New York

Brand HJ (1982) Psychological stress and infertility, part II. Br J Med Psychol 55:385–388

Lalos A, Lalos O, Jacobson L, Schoultz B von (1986) Depression, guilt and isolation among infertile women and their partners. J Psychosom Obstet Gynecol 5/3

La Planche J, Pontalis JB (1972) Das Vokabular der Psychoanalyse. Suhrkamp, Frankfurt am Main

Mai FMM, Munday RN, Rump EE (1972) Psychosomatic and behavioural mechanisms in psychogenic infertility. Br J Psychiatry 120:199–204

McDougall J (1985) Plädoyer für eine gewisse Abnormalität. Suhrkamp, Frankfurt am Main

Morsa J (1979) Socio-economic factors affecting fertility and motivation for parenthood. Population studies No 3. Council of Europe, Strassbourg

Payne J (1978) Talking about children. An examination of accounts about reproduction and family life. J Biosoc Sci 10:367

Rubenstein BB (1951) An emotional factor in infertility. Fertil Steril 2:80–86

Springer-Kremser M (1983) Psychosexualität und Gynäkologie. Deuticke, Wien

Springer-Kremser M, Eders A (1986) Ein integriertes Behandlungskonzept bei Cyklusstörungen. Fertilität 2:2
Stauber M, Kentenich H, Dincer C, Blankan A, Schmiadyh S (1986) Psychosomatic care of couples with in-vitro-fertilization. In: Dennerstein L, Fraser I (eds) Hormones and behaviour. Excerpta Medica, Amsterdam
Stierlin H (1974) Eltern und Kinder im Prozeß der Ablösung. Familienprobleme in der Pubertät. Suhrkamp, Frankfurt am Main
Uddenberg N (1974) Reproductive adaptation in mother and daughter. Acta Psychiatr Scand [Suppl] 254

Zum Ergebnis

Anliegen des Beitrags ist, das Phänomen Sterilität unter dem Gesichtspunkt der Partnerdynamik zu beleuchten und damit die Aufmerksamkeit auf die idiopathische Sterilität zu lenken. In diesem Zusammenhang wird die Bedeutung der Geschlechterrollen bzw. der gesellschaftlichen Erwartungen als Einflußgrößen angesprochen. Anhand der Darstellung zweier Fallbeispiele unternimmt die Autorin den Versuch, Sterilität infolge mangelnder Partnerkommunikation bzw. eines Motivationskonflikts zwischen den Partnern zu beschreiben. Das zugrundeliegende Datenmaterial rührt aus analytisch-strukturdiagnostischen Interviews.

Da die Rolle und Bedeutung der Ehemänner in bezug auf das Sterilitätsproblem bisher zu wenig berücksichtigt wurde, legt die Autorin den Akzent hierauf. Als Lösung bzw. Behandlung des Motivationskonflikts von Kinderwunschpaaren sieht sie auch noch andere Möglichkeiten als einzig und allein die einer Schwangerschaft. Sie empfiehlt deshalb eine genaue Aufklärung der zugrundeliegenden psychosozialen Faktoren mittels sowohl tiefenpsychologisch als auch systemisch orientierter Verfahren.

Die Redaktion

Psychologische Aspekte der In-vitro-Fertilisation und des intratubaren Gametentransfers

H. Bernt, W.-D. Bernt

Zusammenfassung

Es werden sozialpsychologische Phänomene und Bedingungen während der Sterilitätstherapie, insbesondere der stationären In-vitro-Fertilisations- und intratubaren Gametentransferbehandlung beschrieben.

Im Anschluß daran werden einige empirische Studien vorgestellt. Es konnten dabei keine anamnestischen Besonderheiten, Persönlichkeitsauffälligkeiten oder problematischen Partnerkonstellationen festgestellt werden. Der Kinderwunsch der Frauen und ihre Behandlungsmotivation sind stark ausgeprägt. In der Paardiagnostik fiel eine hohe Selbstbild-Fremdbild-Übereinstimmung auf. Das Gießen-Testprofil der Frauen gleicht dem auch von anderen Autoren gefundenen Profilverlauf bei Frauen steriler Partnerschaften mit der Neigung zur Verstimmung und leichter Dominanz gegenüber den Männern bei guter Offenheit und Kontaktfähigkeit beider Partner.

Daß die Behandlung mit körperlichem und psychischem Streß für die Frauen verbunden ist, wird am Verlauf der Befindlichkeit und der eingriffsbezogenen Angst verdeutlicht.

Diskutiert werden die spezifischen Auswahlkriterien, die in der Patientinnengruppe wirken könnten, zu psychosomatischen Standpunkten wird Stellung bezogen.

Summary

Social psychological phenomena and conditions during sterility therapy are described, especially during ward-linked IvF and GIFT treatment. Empirical results are then presented. We could not find any anamnestic and personality disorders or problems in the partner constellation. A woman's wish for a child and her motivation for treatment are highly expressed. The couple diagnosis showed a high correlation between self and partner image.

The results of the Giessen test of the couples are similar to the findings of other authors in sterility patients: a tendency to dysphoria and a slight dominance of the husbands, good candour and ability to make contact by both partners.

By using the changes in emotional feeling and the intervention-linked anxiety, it was possible to show that the treatment is a factor of somatic and psychic stress.

The specific criteria of selection are discussed.

Einleitung

Die Behandlung der ungewollten Kinderlosigkeit, immerhin bei ca. 10% aller Partnerschaften auftretend, ist seit der Geburt des ersten durch In-vitro-Befruchtung gezeugten Kindes 1978 in England stark ins Zentrum des öffentlichen Interesses getreten. Die neuen Einsichten in die grundlegenden physiologischen Abläufe der menschlichen Fortpflanzung ermöglichen nun, einige bislang als nicht behandelbar geltende Krankheitsbilder mittels neuer, hochspezialisierter Therapiemethoden erfolgreich zu beeinflussen.

Die durch diese Techniken möglichen Manipulationen an den Keimzellen des Menschen reichen weit hinter die Grenze des ethisch Vertretbaren (Hepp 1988; Petersen 1987). Zum anderen birgt die Instrumentalisierung und Institutionalisierung des Zeugungsaktes die Gefahr der Enthumanisierung dieser wichtigen Sphäre menschlichen Lebens in sich (Petersen 1988). Die diesbezüglich notwendigen Auseinandersetzungen sind noch in vollem Gange, die Meinungen tendieren zum begrenzten, verantwortungsvollen Einsatz einiger der neuentwickelten reproduktionsmedizinischen Methoden, insbesondere der In-vitro-Fertilisation (IvF) mit Embryotransfer (ET) und des intratubaren Gametentransfers (GIFT) bei jeweils eindeutiger Indikationsstellung (Hepp 1988; Körner 1986; Sudik 1988). Ziel ist dabei stets, dem ungewollt kinderlosen Paar ein eigenes Kind zu ermöglichen.

Eine weitere, ebenfalls zu diskutierende Frage ist, mit welchem Preis dieses Ziel erreicht werden soll bzw. ob die Mittel dazu auch stets gerechtfertigt sind:

Behalten alle daran Beteiligten solche Faktoren wie die Belastung der Frau, die psychische und die somatische, die des Partners, der Partnerbeziehung und v. a. auch die Interessen des zukünftigen Kindes stets im Auge?

Werden ökonomische Gesichtspunkte gebührend berücksichtigt?

In-vitro-Fertilisation, Embryotransfer und intratubarer Gametentransfer aus psychologischem Blickwinkel

Bei der IvF werden die mittels Laparoskopie durch die Bauchdecke oder zunehmend auch vaginosonografisch entnommenen Eizellen mit dem durch Masturbation erhaltenen Samen im Labor befruchtet, kultiviert und nach Teilung als Embryo(nen) in die Gebärmutter gegeben. Bei der Technik des intratubaren Gametentransfers werden die ebenfalls mittels Laparoskopie gewonnenen Eizellen gemeinsam mit den Samenzellen über einen Katheter in die Eileiter transferiert, wo sich am natürlichen Ort die Befruchtung vollziehen kann. In den Zeugungsvorgang selbst wird dabei nicht direkt eingegriffen, sondern es werden für ihn die spezifischen Bedingungen geschaffen.

Wie gestaltet sich diese Sterilitätsbehandlung für den Arzt und das betroffene Paar?

In den ersten Gesprächen in unserer Sterilitätssprechstunde verständigen sich Arzt und kinderloses Paar über die Behandlungsmotivation und den Kinderwunsch. Sind z. B. ein überwertiger oder ein ambivalenter Kinderwunsch bei einem der Partner, abnorme Persönlichkeitszüge, eine wenig stabile oder gestörte Partnerschaft für den Arzt erkennbar, nimmt er von einer Forcierung der Sterilitätsbehandlung Abstand. Die Entscheidungskriterien dafür liegen eindeutig im subjektiven Ermessen des Arztes, das sich auf sein individuelles Wert- und Normempfinden gründet.

Der Arzt veranlaßt gleichzeitig die Organdiagnostik, gegebenenfalls Paar- oder Individualpsychodiagnostik und bietet dem Paar schließlich die konkrete Behandlungsvereinbarung an mit den Therapiebedingungen wie zeitlicher Ablauf, Art und Umfang der diagnostischen und therapeutischen Maßnahmen, Risiken, Erfolgschancen usw.

Durch ihre Entscheidung zur stationären, jetzt invasiven Therapie werden bei den Frauen zahlreiche Aktivitäten und Hoffnungen geweckt. Die Compliance der Patienten wird vom Ärzteteam und den Schwestern als sehr gut erlebt, die Patientinnen nehmen regen Anteil an den täglichen medizinischen Maßnahmen wie Injektionen, Blutabnahmen, Ultraschalluntersuchungen und schließlich den Eingriffen.

Jede Information, jedes mitgeteilte Untersuchungsergebnis, ja jede Äußerung der Ärzte und Schwestern erhält besonderes Gewicht. Deshalb ist die Arzt-Schwestern-Patienten-Beziehung von ausschlaggebender Bedeutung für die Atmosphäre auf der Station und das Befinden aller Beteiligten.

Günstig wirken zudem die sich meist herausbildenden solidarischen Beziehungen unter den Patientinnen: man ist unter „seinesgleichen", die Kinderlosigkeit ist hier kein „Makel", sondern als Krankheit anerkannt, die diesen Aufwand und Eingriff rechtfertigt.

Andererseits können sich in der Patientengruppe Ängste und Hoffnungen potenzieren, so daß es bis zu kollektiven Verstimmungs- oder auch Euphoriezuständen kommen kann.

Die Sterilität ist während des stationären Aufenthaltes weniger ein Problem innerhalb der Partnerschaft, sondern es verlagert sich zwischen Arzt und Patientin. Dem männlichen Partner wird dabei (im unausgesprochenen, aber meist allseitigen Einverständnis) die eher untergeordnete Rolle des Samenspenders zugewiesen.

Auf den Arzt, insbesondere auf den männlichen, werden von den Patientinnen häufig kindliche oder erotische Phantasien übertragen, der seinerseits mit seiner jeweiligen Gegenübertragung reagiert.

Der größte Teil der Patientinnen verläßt nach der Behandlung die Klinik in der begründeten Hoffnung auf eine eingetretene Schwangerschaft. Die bei der Mehrzahl von ihnen dann doch einsetzende Regelblutung wird oft als erhebliches psychisches Trauma erlebt. An Bewältigungsreaktionen beobachteten wir von Depressionen über Schuldzuweisungen, Aggressionen bis zur Verdrängung die unterschiedlichsten Verhaltensweisen. Auch der Arzt hat sein Mißerfolgserleben zu bewältigen und muß dabei gleichzeitig in der Nachbetreuung seinen Patienten bei deren Bewältigung hilfreich zur Seite stehen können.

Indikationsbedingte Besonderheiten

Die Indikation für die IvF in unserer Einrichtung ist ausschließlich auf die tubare Sterilität begrenzt, also auf den irreversiblen Funktionsverlust beider Eileiter nach Eileiterschwangerschaft, Operation oder als Entzündungsfolge. Als Indikation für den GIFT gilt die idiopathische, die immunologisch und die andrologisch bedingte Sterilität und in geeigneten Fällen die Genitalendometriose.

Die selektive Zuordnung der Patienten bewirkt, daß in der IvF-Gruppe die Patientinnen eine klare Diagnose haben, die sie kennen, ebenso ihre reproduktionsmedizinisch ungünstige Prognose. Sie akzeptieren den IvF-Versuch als letzte Behandlungsmöglichkeit.

Während der IvF-Behandlung – auch bei erfolgloser – ergeben sich wesentliche Rückschlüsse und kleine Erfolgserlebnisse. Die Patienten erfahren, ob ihre Gameten in vitro zeugungsfähig sind; oft wird bereits die Befruchtung der Eizelle und ihre Teilung als Erfolg verarbeitet. Das Erleben des ETs ist trotz der körperlichen Belastung eine große Bestätigung für die Richtigkeit ihrer Behandlungsentscheidung, auch wenn danach keine Schwangerschaft eintritt.

Anders die Patienten, die zu uns zum Gametentransfer kommen; sie haben meist eine jahrelange erfolglose Sterilitätsbehandlung hinter sich mit all den ihr immanenten Belastungen. Sie wurden häufig in ihrer Hoffnung auf eine Schwangerschaft frustriert, ohne daß ihnen eindeutige, höchstens vage Gründe dafür benannt werden konnten, und ihre diesbezügliche Prognose blieb unklar. Sie akzeptieren den Gametentransfer als bereits durch seine Invasivität besonders erfolgversprechenden Behandlungsversuch. Wir sind uns bewußt, daß in dieser Patientengruppe psychosomatische und psychogene Einflüsse wirken und sich z.T. unserer Kenntnis und Kontrolle entziehen.

Das Interesse unserer Patientinnen an der angebotenen Behandlungsform ist sehr stark, ebenso ihre Motivation dafür. Trotz eindeutiger Aufklärung über die noch relativ geringe Erfolgsrate des Eingriffs kalkulieren alle für sich ihre Erfolgschancen deutlich höher. Wir erklären uns dies mit der problematischen Situation, in der sich die Paare befinden. Für die meisten bedeutet es die letzte Möglichkeit, noch zu einem eigenen Kind zu kommen. Sowohl IvF/ET als auch GIFT stehen am Ende der therapeutischen Bemühungen. Es bleiben danach im wesentlichen nur die Alternativen Adoption oder Akzeptieren der Kinderlosigkeit.

Ausgehend von einer ganzheitlichen Betrachtungsweise, versuchten wir den Einfluß psychischer Faktoren empirisch zu erfassen und konzentrierten uns bisher auf folgende Fragen:
– Sind Paare, die sich für eine IvF/ET entschieden, auffällig hinsichtlich anamnestischer Daten, einzelner Persönlichkeitszüge und der Ausprägung ihres Kinderwunsches?
– Fallen Besonderheiten in ihrer Partnerbeziehung auf?
– Wie wird der stationäre Aufenthalt mit seinen Eingriffen erlebt?

Methodik

Insgesamt stehen uns Daten von 138 Paaren zur Verfügung, die zwischen 1984 und 1988 stationär in unserer Einrichtung behandelt wurden. Aus forschungsorganisatorischen Gründen variiert die Stichprobengröße zwischen den einzelnen Methoden, gezielte Auswahlkriterien legten wir nicht an.

Vor oder spätestens zu Beginn der stationären Aufnahme beantworteten die Patientinnen den Verhaltens- und Beschwerdenfragebogen nach Höck u. Hess (1981a, b), den Gießen-Test nach Beckmann u. Richter (1972) als Selbst- und teilweise als Fremdeinschätzung, ein von uns entwickeltes standardisiertes Interview zur Anamnese, Partnerschaft und Kinderwunsch.

Vom Partner wurde der Gießen-Test und der Anamnesefragebogen erhoben.

Während des gesamten stationären Aufenthaltes erfaßten wir von einer Teilstichprobe täglich in der ersten Tageshälfte das Befinden der Frauen mittels der Befindlichkeitsliste nach v. Zerssen et al. (1970) sowie bei einer Gruppe die Angstneigung und eingriffsbezogene Angst mittels Angstinventar nach Spielberger (Laux et al. 1981).

Ergebnisse

Ausgewählte anamnestische Daten bezüglich der Partnerschaft

Aus den Angaben der Frauen läßt sich allgemein auf relativ stabile Partnerschaften schließen: 92% der Paare sind verheiratet, im Mittel seit 7 Jahren. Die mittlere Dauer des Kinderwunsches betrug 5 Jahre, die Sterilitätsbehandlungszeit der IvF-Patienten 3,2 Jahre, die der GIFT-Patienten 2,3 Jahre.

Keine der Frauen gab aktuelle Ehe- oder Partnerschaftskonflikte an, sexuelle Störungen klangen bei 8% an.

Kinderwunschmotivation

Bezüglich ihres Kinderwunsches befragt, stimmten die Frauen (n = 84) meist mehreren der von uns angebotenen Gründe zu, ergänzten unsere Liste aber nicht durch andere eigene Motive. Fast alle Patientinnen wünschen sich ein eigenes Kind, „weil ein Kind zu einer guten Partnerschaft und einem erfüllten Leben gehört" (92%), „weil mir ohne Kind wesentliche Bereiche des Erlebens verschlossen bleiben" (49%), „weil ich eine lohnende Aufgabe möchte" (22%).

Befragt nach ihrer Motivation zur IvF, wollten 85% damit alle Möglichkeiten, ein eigenes Kind zu bekommen, ausschöpfen, und 75% sehen die IvF als letzte Chance für ein eigenes Kind an (s. Bernt et al. 1986).

Neurosenscreening

Mit dem Beschwerdenfragebogen (Höck u. Hess 1981a) erfaßten wir die Neigung zu funktionellen Störungen und mit dem Verhaltensfragebogen Hinweise auf eine gestörte Person-Umwelt-Beziehung auf der Erlebens- und Verhaltensebene von den 52 Patientinnen der ersten IvF-Serien. Weder die Anzahl der angegebenen Beschwerden noch die der Verhaltensauffälligkeiten traten in eindeutig neurosenrelevanter psychotherapiebedürftiger Ausprägung auf (s. Bernt et al. 1985).

Zu psychischen Strukturmerkmalen der Partnerbeziehungen

Die gemittelten Selbstbilder von 80 IvF-Paaren zeigen den in Abb. 1 dargestellten Profilverlauf.

Diese Stichprobe bildeten wir aus mehreren IvF-Serien. Die Gruppenprofile je Serie gleichen sich relativ stark stets in den Skalen Dominanz, Stimmung und Durchlässigkeit, während die Bilder in den anderen Skalen mehr variieren. Wir schließen, daß sich in diesen 3 Skalen besonders gut markante Züge einer sterilen Partnerschaft widerspiegeln. Die sterilen Paare unserer IvF-Serien lassen sich durch die leichte Dominanz der Frauen gegenüber ihren Männern, durch die Neigung der Frauen zu Stimmungslabilität oder Verstimmbarkeit im Vergleich zu ihren sich optimistisch und stimmungsstabil gebenden Männern und durch die relativ gute Durchlässigkeit im Sinne von Offenheit und Aufgeschlossenheit beider Partner beschreiben. Dieser auch von anderen Autoren (Stauber 1979; Kemeter u. Feichtinger 1986; Herrmann et al. 1984) bei sterilen Ehepaaren gefundene Profilverlauf der Frauen mit der Neigung zu depressiver Konfliktverarbeitung wurde auch durch unsere Untersuchung erneut bestätigt.

Die gemittelten Selbst- und Fremdbilder einer unserer IvF-Serien mit n = 23 Paaren ließen die in Abb. 2 dargestellten Konstellationen entstehen.

Sicherlich nivellieren gemittelte Profilverläufe einzelne besonders ausgeprägte Paarstrukturen, auch nahmen wir keine Cluster- oder Typenanalyse vor, möchten aber auf eine Besonderheit verweisen. Erneut fallen die Skalen Dominanz und Stimmung auf: hier gleichen sich die Fremd- und Selbstbilder, sie korrelieren signifikant miteinander. In diesen Merkmalen herrscht zwischen den Partnern Einigkeit über die jeweilige Ausprägung und vermutlich auch deren Akzeptanz.

Die Männer erleben sich und ihre Frauen leicht aufgeschlossener (Skale 5) als dies die Frauen tun. Eine ähnliche Akzentuierung und Differenz deutet sich in Skala 3 Kontrolle an: die Frauen sehen ihre Männer leicht weniger kontrolliert als diese sich selbst, während die Männer ihre Frauen zwanghafter einschätzen als die Frauen sich selbst. Dem liegen vermutlich leichte Unterschiede in den Selbstkonzepten zu Grunde.

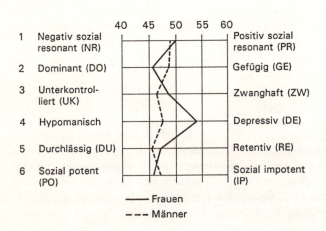

Abb. 1. Die Mittelwertprofile der Selbstbilder im Gießen-Test

Psychologische Aspekte der In-vitro-Fertilisation und des intratubaren Gametentransfers   81

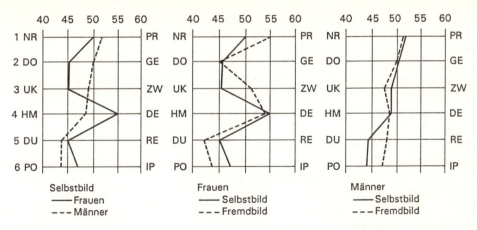

Abb. 2. Die Mittelwertprofile der Partnerselbst- und Fremdbilder im Gießen-Test (Abkürzungen s. Abb. 1)

Dieser Profilverlauf ist der Gruppe 4 der Brählerschen Typenanalyse (Brähler u. Brähler 1988) zuzuordnen, unsere Männer sind etwas weniger depressiv als die jener typischen Paarstruktur.

Befindlichkeit während des stationären Aufenthaltes

Die Befindlichkeitsskale nach v. Zerssen et al. (1970) erfaßt die Ausprägung depressiver Stimmung bzw. den Grad emotionaler Labilisierung. Hohe Skalenwerte (über 23) sind Ausdruck einer bedrückten Stimmung, Verunsicherung oder Ängstlichkeit (Abb. 3).

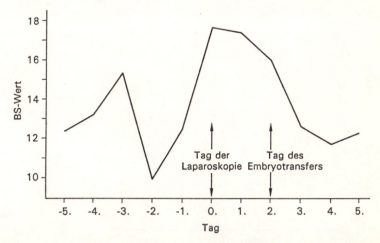

Abb. 3. Die Befindlichkeit der Frauen in Beziehung zum Tag der Laparoskopie (niedrige BS-Werte entsprechen einer stabilen, optimistischen Stimmungslage)

Die Stimmung unserer Patientinnen streut ausschließlich im Bereich einer ausgeglichenen, mehr optimistischen Stimmungslage, rein depressives Befinden fiel bei keiner Patientin auf. Der Verlauf der Stimmungslage ist durch mehrere Phasen charakterisiert. Besonders deutlich wird dies, wenn die Befindlichkeitswerte nach dem Tag der Laparoskopie parallelisiert werden: Zur Aufnahme ist die Stimmung leicht gehoben/optimistisch, in den folgenden Tagen der Ungeduld und des Wartens kommt es zu einer leichten Labilisierung. Dann, zur Festlegung des Zeitpunktes des ersehnten Eingriffs und der Gabe der HCG-Injektion 2 Tage vor der Laparoskopie, weicht jegliche Verzagtheit einem kurzzeitigen Stimmungshoch. Am Tage der Laparoskopie steigt sprunghaft die Stimmungslabilität oder Ängstlichkeit. Hier wirken Erwartungsängste und in den folgenden 2 Tagen sicherlich auch direkte Beschwerden durch die Laparoskopie stimmungssenkend. Nach dem ET sinkt die Labilisierung weiter, die Stimmungslage nähert sich allmählich wieder ihrem stabilen Ausgangsniveau. Die Patientinnen verlassen die Klinik nun in der Hoffnung auf Erfolg, d. h. auf das Eintreten der gewünschten Schwangerschaft.

Angstneigung und eingriffsbezogene Angst

Die beschriebene Befindlichkeitsänderung zum Eingriff wird mit von der Angstneigung bzw. der Fähigkeit zur Angstabwehr beeinflußt. Dies ließ sich durch den Einsatz des State-Trait-Angst-Inventars nach Spielberger (Laux et al. 1981) empirisch belegen.

Von 87 Paaren einer gemischten IvF- und GIFT-Serie wurde zur Aufnahme die allgemeine Angstneigung als Persönlichkeitsvariable (Trait) und die situative Angstneigung (State-Angst) zur Aufnahme und am Morgen vor der Laparoskopie erfaßt. Wir berücksichtigten dabei auch die durch Versagen der Stimulation ausgeschiedenen Therapieabbrecher (Abb. 4).

Die Angstneigung als Merkmal (Trait-Angst) entspricht für die Gesamtstichprobe $T = 50$, liegt also auf mittlerem, unauffälligem Niveau. Die IvF- und GIFT-

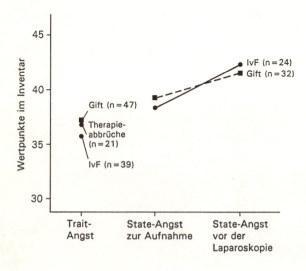

Abb. 4. Ergebnisse der Angsterfassung

Patientinnen sind somit weder dem besonders ängstlichen noch dem besonders wenig ängstlichen Reaktionstyp zuzuordnen.

Die Gruppen unterscheiden sich nicht signifikant.

Zur Laparoskopie steigt die eingriffsbezogene Angst der Frauen signifikant (5%-Niveau).

Die IvF-Patientinnen reagierten mit einem leicht höheren Anstieg ihrer Aktualängstlichkeit zum Eingriff, ihre Angstabwehr ist etwas leichter labilisierbar als die der GIFT-Patientinnen.

Diskussion

Unsere Patienten sind eine spezifische Auslese von Frauen bzw. Paaren, deren Kinderwunsch über Jahre und trotz meist vielfältiger Behandlungsversuche unerfüllt blieb. Ihr Kinderwunsch ist stark ausgeprägt, ihr Leidensdruck deshalb hoch. Dies sowie die relative psychische Stabilität mit offensichtlich guter Angst- und Konfliktabwehr sind u. a. Auswahlkriterien für die Behandlung, denn Paare mit weniger intensivem Kinderwunsch oder geringer psychischer Stabilität sehen in der Regel zeitiger von der Fortführung der Behandlung ab (Aussteiger) oder werden im ambulanten Vorfeld ausgefiltert.

Daß bei mindestens 8% der Paare Störungen im Intimkontakt auftreten, muß u. E. nicht unbedingt an partnerschaftlichen Konflikten liegen, sondern kann auch eine iatrogen verursachte Störung durch die Sterilitätsbehandlung sein. Die Kontrolle bzw. das oft zeitliche Reglement und die Konzeptionsorientierung beim Geschlechtsverkehr stört sicher häufig eine unbeschwerte sexuelle Kommunikation und Hingabe.

Die tieferen intrapsychischen Motive und emotionalen Komponenten des starken Bedürfnisses nach einer Mutterschaft bleiben uns und den Patientinnen weitgehend unbekannt. Unsere nicht tiefenpsychologisch orientierten Explorationen und Erhebungen bezüglich der Kinderwunschmotivation decken mehr die rationalen, sozial determinierten Gründe, wie z. B. „Ein Kind gehört zu einem erfüllten Leben oder einer guten Partnerschaft." auf.

Die von psychoanalytisch orientierten Psychosomatikern (Lukesch 1983, zit. nach Petersen 1987; Goldschmidt u. de Boor 1976) aus Katamnesen abgeleiteten Kinderwunschmotive mögen auch bei einigen unserer Paare eine Rolle spielen.

Die Behandlung der Kinderwunschproblematik von seiten jener Psychosomatiker halten wir für zu pathologisch-akzentuiert. Nach Petersen (1987) verbiete sich ethisch die Frage nach dem Kinderwunsch bei einem gesunden Paar, bei einem sterilen Paar sei sie eingehend zu untersuchen und zu prüfen, da der Kinderwunsch die Legitimation des ärztlichen Handelns begründet. Diese strenge Trennung zwischen gesunden und sterilen Paaren impliziert, daß steril sein gesund sein ausschließt.

Im Ergebnis der psychoanalytisch orientierten Erkundungen erscheint der Kinderwunsch dann nicht mehr als etwas „natürliches", sondern als eine Notlösung einer intrapsychischen oder partnerschaftlichen Krise und die Sterilität hat Schutzfunktion vor einer unzeitgemäßen Schwangerschaft. Meist wird daraus eine Kontraindikation für medizinische Maßnahmen abgeleitet, uns sind jedenfalls keine Studien bekannt, die eine Indikation zur Sterilitätsbehandlung aus psychosomatischer Position herausstellten.

Der gegenwärtige Stand der Erkenntnis wirft eine Vielzahl weiterer Fragen auf: Vielleicht sind gerade Frauen, die ihre ungewollte Kinderlosigkeit scheinbar problem- und initiativlos akzeptieren (und deshalb nicht unsere Patienten werden) die Suspekten?

Erschwert nicht die mancherorts euphorische Publizierung und Information über neue medizinische Methoden die Akzeptierung der Kinderlosigkeit steriler Paare? Sind das die „Gesunden", die trotz Kinderwunsch die angebotenen medizinischen Möglichkeiten nicht in Betracht ziehen, oder jene, die sie nutzen?

Die psychotherapeutische Zielstellung des Findens einer so offenen Haltung, ein Kind „kommen lassen zu können, wann es kommt" (Petersen 1988), erscheint uns als ein zwar anthropologisch begründbares Idealbild, aber ebenso künstlich wie die unbedingte terminliche Beeinflussung und Kontrolle der Empfängnis.

Unklar bleibt weiterhin meist die Frage, was Ursache, was Wirkung ist: Ist die ungewollte Kinderlosigkeit wirklich so eindeutig, wie oft impliziert, psychogen bedingt, oder bringt das Ausbleiben einer gewünschten Empfängnis den Leidensdruck und dieser die psychischen oder psychosomatischen Störungen mit sich?

Für die Frauen unserer Untersuchung mußte die Mitteilung einer neuen Methode zur Herbeiführung einer Schwangerschaft die stets von neuem frustrierte Hoffnung auf ein eigenes Kind wieder aufleben lassen. Obgleich sie über die noch relativ geringen Erfolgschancen der IvF von uns informiert wurden, fiel es fast allen leicht, sich sofort für diese Behandlung bereitzuerklären.

Die Frauen erschienen in einer optimistischen, gehobenen Stimmung zur stationären Aufnahme. Hier waren sie außerdem einmal unter „Leidensgenossinnen" und nicht in ihrer sonstigen Außenseiterposition unter gleichaltrigen Frauen.

Unter diesen besonderen situativen Bedingungen wurden die psychologischen Befunde erhoben: Beschwerden, Verhaltens- und Erlebensstörungen werden äußerst wenig genannt. Wir gingen beim Einsatz unseres Neurosenscreenings von der Hypothese aus, daß ein möglicher psychogener Einfluß sich in neurosetypischen Symptomen äußern müßte. Diese Vermutung wurde widerlegt. Die hohe Behandlungsmotivation und die situativen Bedingungen lassen in der Selbstdarstellung Beschwerden und Verhaltensauffälligkeiten zurücktreten (die Patientinnen liefen ansonsten ja auch Gefahr, nicht durch IvF behandelt zu werden). Wir halten deshalb ein Neurosescreening für nicht geeignet, aus einer mehrfach selektierten Patientenauswahl noch Frauen mit bislang unbeachteten neurosenrelevanten Störungen herauszufiltern.

Die aktuelle Befindlichkeit der Frauen zur Aufnahme ist sehr gut, eine Labilisierung tritt zur Laparoskopie bis zum ET ein, was auf eine verminderte Angstabwehr zu diesem Zeitpunkt zurückgeführt werden kann. Dies läßt sich durch den Anstieg der State-Angst im Angstinventar nach Spielberger (Laux et al. 1981) illustrieren. Neben Erwartungsängsten dürften sich aber auch die körperlichen Begleiterscheinungen der Eingriffe in einer Befindlichkeitslabilisierung äußern.

Die zur IvF stationär aufgenommenen Frauen fielen nicht durch psychopathologische Merkmalsausprägungen auf. In den gemittelten Selbst- und Fremdbildern des Gießen-Testes fanden wir ebenfalls die auch von anderen Autoren (Stauber 1979;

Kemeter u. Feichtinger 1986; Herrmann et al. 1984) für Frauen steriler Ehen beschriebene Neigung zu depressiver Erlebnisverarbeitung. Die Frauen erleben ihre Kinderlosigkeit vermutlich nachhaltiger und belastender als ihre Männer, nehmen ja auch stärker als diese die Patientenrolle ein.

Ob auch der Leidensdruck bei anderen Krankheitsbildern zum gleichen depressiven Ausschlag im Persönlichkeitsprofil führt oder besonders für Sterilitätspatientinnen typisch ist, müßten vergleichende Untersuchungen aufdecken können.

Der Vergleich der Fremd- und Selbstbilder unserer kleinen Stichprobe erbrachte keine wesentlichen Differenzen. Die große Nähe der Einschätzungen, insbesondere bei den Strukturunterschieden der Partner in den Skalen Dominanz und Stimmung, weist auf eine gute Kommunikation und stabile, enge Bindung.

Unsere sowie die uns bekannten empirischen Untersuchungen beleuchteten bisher jeweils nur einen eng umschriebenen Ausschnitt des komplexen Geschehens Partnerschaft – Kinderwunsch – Sterilitätsbehandlung – Leben danach.

Im Mittelpunkt des wissenschaftlichen Interesses stand dabei hauptsächlich die Frau als Träger des somatischen Symptoms Sterilität, sogar wenn die Ursache beim männlichen Partner liegt. Dem komplexen Geschehen kann aber nur eine vielschichtigere Betrachtungsweise aller Einflußfaktoren, wie z.B. die Interaktionen der Beteiligten, der Ärzte, Schwestern, des Partners, des nahen und weiteren sozialen Umfeldes sowohl auf der zeitlichen, inhaltlichen als auch intentionalen Ebene gerecht werden, worauf zukünftiges Forschen gerichtet werden sollte. Das könnte den Arzt befähigen, sein Handeln und dessen Konsequenzen in ihrer gesamten Vielfalt besser zu überblicken.

Literatur

Beckmann D, Richter HE (1972) Gießen-Test (GT). Ein Test zur Individual- und Gruppendiagnostik. Huber, Bern

Bernt H, Sudik R, Bernt W-D, Scheunemann P (1985) Psychologische Untersuchungen steriler Ehepaare im Rahmen eines In-vitro-Fertilisationsprogrammes. Zentralbl Gynäkol 107:1424–1431

Bernt H, Bernt W-D, Sudik R (1986) In-vitro-Fertilisation, erste psychodiagnostische Ergebnisse zur Paarstruktur und Befindlichkeit der Frauen. (Psychologische Probleme in Gynäkologie und Geburtshilfe II. Referate des 2. Symposiums am 17. und 18.4.1986, Frankfurt/Oder, S 61–63)

Brähler E, Brähler C (1988) Paardiagnostik mit dem Gießen-Test. In: Cierpka M (Hrsg) Familiendiagnostische Verfahren. Springer, Berlin Heidelberg New York Tokyo, S 303–319

Goldschmidt O, de Boor C (1976) Psychoanalytische Untersuchung funktionell steriler Ehepaare. Psyche 6:899–923

Hepp H (1988) Reproduktionsmedizin im Spannungsfeld von Ethik und Recht. Gynäkologe 21:1–12

Herrmann H, Wild G, Schumacher TH, Unterberg H, Keller E (1984) Psychosoziale Situation von Ehepaaren vor der artifiziellen Insemination mit Donorsamen. Geburtshilfe Frauenheilkd 44:719–723

Höck K, Hess H (1981a) Der Beschwerdefragebogen (BFB). Deutscher Verlag der Wissenschaften, Berlin

Höck K, Hess H (1981 b) Der Verhaltensfragebogen (VFB). Deutscher Verlag der Wissenschaften, Berlin
Kemeter P, Feichtinger W (1986) Patientenauswahl und Beratung für die In-vitro-Fertilisation. In: Schill WB, Bollmann W (Hrsg) Spermakonservierung, Insemination, In-vitro-Fertilisation. Urban & Schwarzenberg, München Wien Baltimore, S 204–212
Körner U (1986) Positionsbestimmung zur In-vitro-Fertilisation und zum Embryotransfer beim Menschen. Zentralbl Gynäkol 108:529–531
Laux L, Glanzmann P, Schaffner P, Spielberger CD (1981) Das State-Trait-Angst-Inventar (STAI). Beltz, Weinheim
Petersen P (1987) Manipulierte Fruchtbarkeit: Problematik der Retortenbefruchtung (In-vitro-Fertilisation) aus der Sicht des Psychosomatikers. Saarländ Ärztebl 5:317–334
Petersen P (1988) Moderne Fertilitätstechnologien: Herausforderung an die psychosomatische Anthropologie. Geburtshilfe Frauenheilkd 48:661–665
Stauber M (1979) Psychosomatik der sterilen Ehe. Grosse, Berlin
Sudik R (1988) Entwicklungstendenzen in der Reproduktionsmedizin. Zentralbl Gynäkol 110:129–137
Zerssen DV von, Köller DM, Rey ER (1970) Die Befindlichkeitsskala (B-S). Arzneimittelforsch 20:915–918

Zum Ergebnis

Einleitend stellen die Autoren die IvF-/ET- bzw. GIFT-Behandlung aus psychologischem Blickwinkel entlang der typischen Stationen von vor Beginn des Aufnahmegesprächs bis hin zur stationären Behandlung dar.

Im weiteren vergleichen sie indikationsbedingte Besonderheiten der Patientinnen bei IvF/ET gegenüber GIFT.

Im zweiten Teil ihres Beitrags stellen die Autoren eine eigene empirische Studie anhand dreier zentraler Fragenkomplexe vor.

Auf der Basis standardisierter Erhebungsmethoden wie Verhaltens- und Beschwerdefragebogen nach Höck u. Hess (1981a), Gießen-Test (Beckmann u. Richter 1972), standardisiertes Interview der Autoren bezüglich anamnestischer Daten, Partnerschaft und Kinderwunsch, Befindlichkeitsskala nach v. Zerssen et al. (1970), State-Trait-Angst-Inventar nach Spielberger (Laux et al. 1981) kommen die Autoren zu nachfolgenden Ergebnissen:

Hinsichtlich anamnestischer Daten, Persönlichkeitszüge und problematischer Partnerkonstellationen fanden sie keinerlei Auffälligkeiten. Der Kinderwunsch zeigte sich als durchweg stark ausgeprägt. In bezug auf das Selbstbild der Frauen konnten sie die Ergebnisse anderer Autoren bestätigen: Frauen neigen zur Verstimmung und weisen eine leichte Dominanz gegenüber ihren Ehemännern auf.

Darüber hinaus zeigen die Autoren auf, wie sich Angstempfinden und Befindlichkeit der Patientinnen im Verlauf der stationären Behandlungsschritte verändern.

Die Redaktion

III. Zur Verarbeitung

Die In-vitro-Fertilisation im Rückblick: Subjektives Erleben und psychische Folgen im Urteil betroffener Paare

B. Strauß, C. Argiriou, S. Buck, L. Mettler

Zusammenfassung

Ausgehend von der Frage nach Ansatzpunkten für psychologische Maßnahmen im Rahmen der IvF wurden in einer Retrospektivbefragung bei 103 Paaren, die in einer speziellen Ambulanz für extracorporale Befruchtung behandelt wurden, Einschätzungen des Erlebens der Behandlung sowie deren Verlauf und Auswirkungen erhoben. Die Stichprobe setzt sich aus 51 Frauen zusammen, die (vorwiegend) durch eine IvF schwanger wurden bzw. Kinder geboren hatten, und 52 Frauen, bei denen die Behandlung nicht zur Schwangerschaft führte. 98 der 103 Partner der Patientinnen beteiligten sich an der Studie.

Die Befragung zeigte, daß die Behandlung generell belastend empfunden wird und im Erleben der Paare durch starke Anspannung gekennzeichnet ist. Unterschiedlich beurteilen die Patientinnen die Belastung durch einzelne Behandlungsschritte. Viele Frauen versuchten die Aussichten auf einen Behandlungserfolg zu fördern, indem sie beispielsweise ihren Beruf aufgaben oder andere Maßnahmen ergriffen. Im wesentlichen wünschten sich Frauen wie Männer an zusätzlichen Betreuungsmaßnahmen mehr Informationen von und Gespräche mit dem Arzt; psychologische Maßnahmen wurden nur selten gewünscht.

An Problemen infolge der Behandlung werden hauptsächlich körperliche Beschwerden genannt, die auf einzelne Behandlungsmaßnahmen zurückgeführt werden, häufig auch psychische Probleme. Hier wie auch bei den Auswirkungen der Behandlung auf die Sexualität, das Berufsleben und die Freizeit wird deutlich, daß die IvF in erster Linie das Leben der Frauen verändert, während die Partner weniger betroffen scheinen.

Zahlreiche Frauen haben die Erfahrung mehrerer IvF-Zyklen und schildern ihre Reaktionen auf vergangene Mißerfolge z. T. als sehr ausgeprägt. Durch den Kinderwunsch und durch äußere Faktoren motiviert, entschließen sich viele zu weiteren Versuchen, wobei der Eindruck entsteht, daß oftmals eine adäquate Verarbeitung der Erfahrungen nicht möglich wird.

Ein hoher Prozentsatz der noch nicht schwangeren Frauen gab an, die Behandlung fortsetzen zu wollen, und nur wenige sahen diese als beendet an. Dadurch war eine genauere Analyse der Strategien, die benutzt werden, um sich mit der Kinderlosigkeit zu arrangieren, kaum möglich.

Die 51 „erfolgreichen" Frauen schilderten einen relativ hohen Prozentsatz an Schwangerschaftskomplikationen. Ansonsten stellten die Patientinnen ihre Situation als sehr positiv dar. Etwas ambivalenter wirkten die Äußerungen der Partner, beispielsweise bezüglich der Belastung, die nach der Geburt der Kinder deutlich wurde.

Der Wunsch nach psychologischer Betreuung scheint am ausgeprägtesten zu sein, wenn die Behandlung nicht zum gewünschten Erfolg geführt hat, was die Notwendigkeit einer genaueren Untersuchung der Verarbeitung von Behandlungsmißerfolgen unterstreicht.

Summary

Based on the need for psychological interventions during in vitro fertilisation (IVF), 103 couples treated in an outpatient unit for IVF were asked to retrospectively assess their psychological reactions to the treatment, its course, and the outcome. The sample consisted of 51 women who became pregnant (mainly) following IVF or had born children, and 52 women who did not reach pregnancy. Of the 103 male partners, 98 participated in the study.

The study demonstrates that the treatment is generally felt stressful. The stress caused by single steps of treatment was assessed differentially. Many women try to influence the chances for a successful treatment, for instance, by giving up their jobs. Both the partners and the patients expressed the need for additional information and counseling, whereas the need for psychological help proved to be small. Problems resulting from treatment mainly consist of physical symptoms due to individual medical interventions and psychological problems. Like the consequences of the treatment for the couples' sex lifes, their jobs, and daily activities, the different amount of problems indicated that treatment affects the life of the female patient in a more extensive way than that of the male partner.

Numerous patients experienced more than one treatment cycle and described their reactions to unsuccessful treatments as very dramatic. Motivated by their own desire for a child and external factors, many of them decide to undergo new IVF treatments and some of them seem to cope inadequately with their past experiences.

A high percentage of the women who did not become pregnant reported their decision to continue the treatment and very few indicated a termination of the IVF attempts. Accordingly, detailed analysis of the patients' strategies to cope with their childlessness was not possible.

The 51 "successful" patients described a high amount of complications during pregnancy, but generally indicated that their situation was positive, whereas their partners seemed to show more ambivalent feelings in their descriptions of problems caused by the birth of children.

The wish for psychological intervention seemed highest whenever a treatment did not succeed. This underlines the need for a more detailed investigation of the patients' strategies for coping with a failure of IVF.

Nachuntersuchungen zur Sterilitätsbehandlung

Die Sterilität und deren Behandlung ist mittlerweile aus unterschiedlicher Perspektive psychologisch untersucht. Nachdem längere Zeit psychologische, soziale und kulturelle Auswirkungen der neuen reproduktionsmedizinischen Behandlungen eher allgemein diskutiert wurden, sind nunmehr zunehmend spezifische Aspekte in den Blickpunkt gerückt, so beispielsweise psychologische Merkmale von Patientinnen, die unter ungewollter Kinderlosigkeit leiden, deren Motivation zur Kinderwunschbehandlung und Probleme, die mit dieser Behandlung verbunden sind (z. B. Ulrich et al. 1988). Insbesondere im Hinblick auf psychologische Maßnahmen in diesem speziellen Bereich der Gynäkologie, sind Untersuchungen zum Erleben der Sterilitätsbehandlung und zu deren individuellen Folgen von größter Bedeutung, wobei die meisten Studien hierzu noch vorwiegend aus dem Bereich der Gynäkologie stammen. In der nachfolgenden schematischen Darstellung sind verschiedene Ansatzpunkte von Nachuntersuchungen zur Sterilitätsbehandlung aufgeführt:

Behandlungsmethoden:
hormonelle Behandlung,
homologe/heterologe Insemination,
In-vitro-Fertilisation (IvF),
intratubarer Gametentransfer (GIFT).

Medizinische Perspektiven:
Erfolgsraten,
Schwangerschaftsverlauf,
Geburten,
Kindesentwicklung,
Behandlungsabbrüche.

Psychologische Perspektiven:
Erleben der Behandlung,
(psychische) Probleme,
Belastung durch Einzelmaßnahmen,
Entscheidungsprozesse,
Verarbeitung von Erfolgen und Mißerfolgen.

Während für die „herkömmliche", hormonelle Sterilitätsbehandlung unseres Wissens kaum katamnestische, psychologische Untersuchungen vorliegen, wahrscheinlich, weil diese Behandlung aus psychologischer Sicht am wenigsten problematisch erscheint; beschäftigen sich mehrere Studien mit der künstlichen Befruchtung (heterolog oder homolog; z. B. Nijs u. Rouffa 1975; Czyba u. Chevret 1979; Goebel u. Lübke 1987) und der In-vitro-Fertilisation (s. unten).

In der gynäkologischen Literatur überwiegen bislang Studien, die sich mit der Frage des Behandlungserfolges befaßten, wobei die Erfolgsquoten, die in mehreren Arbeiten genannt wurden, häufig kritisch diskutiert wurden, aufgrund der Uneindeutigkeit der Angaben (z. B. Schmidt-Elmendorff u. Jordan 1977; Bernstein et al. 1979; Hull et al. 1985; Ulrich 1987). Neben dem Ergebnis der Sterilitätsbehandlung war in gynäkologischen Studien ferner die Frage nach Behandlungsabbrüchen (z. B.

Hofmann et al. 1985) und nach dem Verlauf von Schwangerschaften und Geburten, die das Resultat medizinischer Maßnahmen darstellen, von Interesse (z. B. Knorre u. Schüßling 1986).

Untersuchungen zu den psychischen Folgen der Sterilitätsbehandlungen sind mittlerweile sehr vielfältig. Sie reichen von Einzelfallberichten (z. B. Hoffmann 1974; von Hall 1985) über Studien, die sich mit der Inzidenz spezifischer Probleme als Folge der Behandlung befassen (z. B. sexuelle Probleme bei Keye u. Deneris 1983) bis zu Studien, die sich systematisch mit dem Aspekt der Verarbeitung der ungewollten Kinderlosigkeit beschäftigen (z. B. van Keep u. Schmidt-Elmendorff 1974; Krafft et al. 1980; Thiels 1987).

Unter den in dem Schema genannten Behandlungsmaßnahmen nimmt die In-vitro-Fertilisation (IvF) oder extracorporale Befruchtung (ECB) sicherlich eine spezielle Stellung ein. Dennerstein u. Morse (1988) wiesen darauf hin, daß Paare, die sich einer IvF unterziehen wollen, hierzu oft nach jahrelangen Untersuchungen und Behandlungsmaßnahmen und längerer Wartezeit kommen. Die Prozedur selbst wird meist als sehr belastend erlebt und bringt eine „Medikalisierung" sehr intimer Bereiche einer Beziehung mit sich. Dies wird dennoch von vielen Paaren auf sich genommen, da die IvF oft als letzte Chance gesehen wird, doch noch zu einem erwünschten Kind zu kommen, womit sie eine Art vorläufiger „Endstation in der Sterilitätskarriere" darstellt. Da immer wieder auf die Notwendigkeit psychologischer Betreuung steriler Paare, insbesondere im Rahmen der IvF, hingewiesen wurde (z. B. Dennerstein u. Morse 1988), sind systematische Untersuchungen zum psychischen Erleben dieser Behandlung und zur Frage nach der Verarbeitung von Behandlungsmißerfolgen umso bedeutsamer. In jüngster Zeit haben sich einige Arbeitsgruppen mit dieser Thematik befaßt. Eine umfassendere Untersuchung zur psychischen Anpassung nach erfolgloser IvF wurde beispielsweise von Baram et al. (1988) vorgelegt. Hier wurden bei 86 Paaren getrennte Befragungen der Frauen und Männer durchgeführt mit einer Rücklaufrate von 52%. Die Studie zeigte beispielsweise, daß 88% der befragten Paare nach der IvF versuchten, ein Kind zu adoptieren, 32% bereits eine Adoption erreicht hatten. 87% der Stichprobe äußerten dennoch den Wunsch, schwanger zu werden, wobei die Hälfte davon bereit war, noch einmal einen Versuch einer IvF auf sich zu nehmen. Was den Effekt der Behandlung auf die Beziehung anbelangt, so gaben knapp die Hälfte aller befragten Männer und Frauen an, die Beziehung hätte sich nach dem Mißerfolg verbessert, jeweils 1/5 berichtete von einer Verschlechterung. 66% der Frauen und 40% der Männer schilderten allgemeine depressive Reaktionen, 94% respektive 60% somatische Symptome einer Depression. Diese Unterschiede deuten darauf hin, daß die männlichen Partner offensichtlich geringer von negativen psychischen Folgen betroffen waren. In Bezug auf die einzelnen Aspekte der Behandlung wurde von den Frauen an erster Stelle die Gewißheit des Mißerfolges am belastendsten empfunden, von den Männern die Wartezeit bis feststand, ob die IvF Erfolg zeigte oder nicht. In ähnliche Richtung weist die Untersuchung von Leiblum et al. (1987), die zeigte, daß nach erfolgloser IvF sehr häufig Gefühle der Wut und Depression auftraten, ebenso Schuldgefühle (vgl. auch Greenfield et al. 1988), die bei den Frauen erheblich ausgeprägter erschienen als bei den Männern. Beide Studien ergaben übrigens, daß Paare, die sich einer IvF unterzogen, dazu neigten, die Erfolgschancen bei weitem zu überschätzen, was zeigt, daß eine kontinuierliche und effektive Aufklärung und Information der Patientinnen ein wesentliches Ziel der psychologischen Begleitung bei der IvF-Behandlung sein könnte.

Wichtige Studien aus dem deutschsprachigen Raum zum Erleben der IvF-Behandlung stammen von Stauber et al. (1986), Kentenich et al. (1987) und Hölzle (1988). In der Studie von Stauber et al. (1986), in der die vorherrschenden Gefühle im Zusammenhang mit einzelnen Phasen der Behandlung beschrieben wurden, wird auf die Notwendigkeit hingewiesen, die Behandlung nach Möglichkeit in der Hand eines Arztes zu belassen, die verschiedenen Behandlungsschritte wirklich ausgiebig zu erklären und den Partner – v. a. zum Zeitpunkt des Embryotransfers – mit einzubeziehen. Kentenich et al. (1987) und Hölzle (1988) bedienten sich einer ähnlichen Erhebungsmethode, um primär die Belastungen und Probleme im Zusammenhang mit der IvF-Behandlung zu beschreiben. In beiden Studien wurden sowohl erfolgreiche als auch erfolglose Patientinnen befragt (in der Studie von Kentenich et al. 190 Patientinnen, bei Hölzle 44 Patientinnen). Die Ergebnisse beider Studien legen nahe, daß die einzelnen Schritte der IvF-Behandlung unterschiedlich belastend erlebt werden, und daß das Eintreten der Menstruation bei einem fehlgeschlagenen IvF-Versuch mit Abstand am belastendsten empfunden wird. Ähnlich waren die Ergebnisse beider Studien auch im Hinblick auf Probleme, die von den Patientinnen als Folge der Behandlungen genannt wurden. Psychische Probleme nannten bei Kentenich et al. 62%, bei Hölzle 52%, berufliche Probleme gaben 41 bzw. 23% an, sexuelle und Partnerprobleme 12 bzw. 9%. In der Studie von Kentenich et al. (1987) wurden die Patientinnen im Mißerfolgsfall auch nach ihren weiteren Plänen befragt, wobei 61% angaben, einen neuen Versuch unternehmen zu wollen. Von diesen wiederum meinten 81%, daß sie „unbedingt ein eigenes Kind haben wollten", 37% konnten sich nicht vorstellen, ohne ein Kind zu leben. Die Ergebnisse dieser beiden und der weiter oben genannten Untersuchungen zum psychischen Erleben der IvF deuten darauf hin, daß sich diese Behandlungsmaßnahme erwartungsgemäß als sehr belastend erweist und offensichtlich weitreichende Konsequenzen für das Alltagsleben der Patientinnen hat. Will man nun Ansatzpunkte für eine psychologische Betreuung auf diesem Feld genauer definieren, erscheint eine etwas exaktere Analyse dieser Auswirkungen sinnvoll, insbesondere eine Miteinbeziehung der Partner.

Die eigene nachfolgend dargestellte Studie ist Teil einer Katamneseuntersuchung, die in 2 reproduktionsmedizinischen Zentren durchgeführt wird. Ein Teil besteht in einer prospektiven Studie von Patientinnen mit unterschiedlichen Sterilitätsursachen und -behandlungen. Der zweite Teil, auf den hier Bezug genommen wird, besteht in einer retrospektiven Befragung von Patientinnen und deren Partnern, die im Jahr 1987 die Ambulanz für extrakorporale Befruchtung (ECB-Ambulanz) der Universitätsfrauenklinik in Kiel aufsuchten. Die Befragung wurde schriftlich durchgeführt. Im einzelnen sollte in dieser Studie die Gruppe der Patientinnen, die in einem begrenzten Zeitraum in der genannten Institution eine IvF-Behandlung anstrebten, im nachhinein zum Erleben der Behandlung allgemein befragt werden, zum Auftreten spezieller Probleme, zu Wünschen an das medizinische und psychologische Team, und zu eigenen Umgangsweisen mit der Sterilitätsproblematik. Darüber hinaus sollte die subjektive Belastung durch einzelne Behandlungsschritte überprüft werden, die vorherrschende Stimmung während der Behandlung sowie Veränderungen in den Bereichen Partnerschaft, Sexualität, Beruf und Freizeit, die auf die

Behandlung zurückgeführt werden. Da in den meisten Fällen zu erwarten war, daß die Patientinnen mit mehr als einem IvF-Versuch Erfahrungen hatten, sollten die Reaktionen auf einen Mißerfolg und die Frage nach der Entscheidung nach einem weiteren Behandlungsversuch genauer betrachtet werden. Im Falle bislang nicht erfolgreicher Behandlungen wurden die Patientinnen zu ihren weiteren Perspektiven befragt (z. B. Wunsch nach Fortsetzung der Behandlung) und im Falle eines Behandlungsendes nach den seither erfolgten Veränderungen in den oben genannten Lebensbereichen. Diese Veränderungen waren auch Bestandteil des Fragebogens, den die „erfolgreichen" Patientinnen ausfüllen sollten. Diese wurden darüber hinaus gebeten, den Verlauf einer Schwangerschaft und ggf. der Geburt genau zu beschreiben. Ein wesentliches Anliegen der Studie war die Miteinbeziehung der Partner, denen – teilweise in deutlich verkürzter Form – analoge Fragen gestellt wurden.

Stichprobe/Angaben zum Kinderwunsch

Die Ausgangsstichprobe bestand aus 192 Paaren, die im Jahr 1987 in der ECB-Ambulanz der Universitäts-Frauenklinik Kiel behandelt wurden. Bei diesen Paaren wurden in diesem Jahr insgesamt 310 Follikelpunktionen und 253 Embryotransfers durchgeführt. In 55 Fällen (28,6%) z. T. aber erst durch später erfolgte Behandlungen – kam es zu Lebendgeburten (bei 13 Frauen zu Mehrlingsgeburten).

Von den 192 Paaren waren 10 nicht mehr erreichbar, von den übrigen 182 antworteten insgesamt 113 (62%): 10 Paare füllten den Fragebogen allerdings nicht aus. Statt dessen begründeten sie ihren Entschluß hierzu, wobei der wesentlichste Grund darin zu sehen war, daß die Paare „mit dem Thema Kinderwunsch abgeschlossen" hatten und durch die Weigerung, die Fragen zu beantworten, sich selbst eine Aktualisierung der Thematik und aller damit verbundenen Gefühle ersparen wollten. Diese Begründung ist sicher plausibel und dürfte auch die Haltung der „Nonresponder" zu einem wesentlichen Teil charakterisieren und dafür verantwortlich sein, daß Paare, bei denen die IvF zur Geburt bzw. Schwangerschaft geführt hatte, in der Stichprobe mit 49,5% überrepräsentiert sind: Von den 103 Paaren, die an der Befragung teilnahmen, beantworteten alle Patientinnen und 98 der Partner die Fragebögen. 51 der 103 Paare hatten die Behandlung „erfolgreich" beendet, wobei 8 Frauen zum Zeitpunkt der Befragung noch schwanger waren (in der 12. bis 40. Schwangerschaftswoche, eine Zwillingsschwangerschaft). Die übrigen 43 hatten bereits Kinder geboren, 9 davon Zwillinge, eine Patientin Drillinge. Bei 48 Frauen war die Schwangerschaft das Resultat der IvF, 3 kamen spontan zur Schwangerschaft. Die zweite Hälfte der Stichprobe (52 bzw. 50,5%) bestand aus Paaren, bei denen die IvF-Behandlung(en) nicht zum „Erfolg" geführt hatte(n). Abbildung 1 gibt einen Überblick über die Zusammensetzung beider Gruppen, differenziert nach der Anzahl der IvF-Behandlungszyklen.

Das Durchschnittsalter der Patientinnen (vgl. Tabelle 1) lag bei 33,5 Jahren (26–42 Jahre), das der Partner bei 36,1 Jahren (28–49). Lediglich 11 der 103 Frauen hatten bereits eigene Kinder. Die Angaben zur Schulbildung, zum Beruf, der Berufstätigkeit und zur Dauer der Partnerbeziehung sind ebenso wie wichtige Angaben zum Kinderwunsch in Tabelle 1 zusammengefaßt. Der einzige Unterschied zwischen erfolgreichen und erfolglosen Frauen lag erwartungsgemäß darin, daß erstere seltener berufstätig waren als die Frauen, die noch nicht schwanger geworden waren.

Was den Kinderwunsch anbelangt, so dauerte dieser im Durchschnitt 7,6 Jahre (bei den erfolgreichen Frauen übrigens erheblich kürzer als bei den erfolglosen: im Mittel 6,8 gegenüber

Die In-vitro-Fertilisation im Rückblick 95

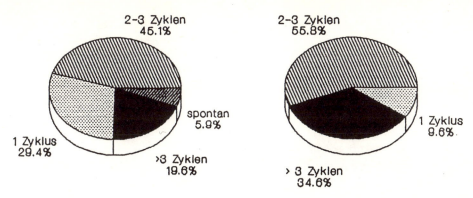

Abb. 1. Stichprobe (n = 103). Links: „erfolgreich" (n = 51); rechts: „erfolglos" (n = 52)

Tabelle 1. Merkmale der Stichprobe

	Frauen (n = 103)		Männer (n = 98)
Alter ($\bar{x}$, s)	33,5 (3,6)		36,1 (4,4)
Schulbildung [%]			
Hauptschule	37,6		(nicht erfragt)
mittlere Reife	33,7		
Abitur	5,0		
Hochschule	23,8		
Berufstätigkeit [%]			
ganztags	31,7		100,0
halbtags/Teilzeit	31,7		
gar nicht	36,6		
Beruf [%]	erlernt	ausgeübt	ausgeübt
keiner	9,9	19,8	
einfache(r) Angestellte(r)	31,7	15,8	2,0
mittlere(r) Angestellte(r)	27,7	19,8	12,0
höhere(r) Angestellte(r)	1,0	2,0	9,0
einfache(r) Beamter/in			2,0
mittlere(r) Beamter/in	4,0	4,0	6,0
höhere(r) Beamter/in	14,9	10,9	10,0
selbständig Gewerbetreibende(r)	3,0	5,9	19,0
freier Beruf	5,0	2,0	8,0
einfache(r) Arbeiter/in		5,9	3,0
Facharbeiter/in	3,0		20,0
Soldat			7,0
Hausfrau		12,9	
in Ausbildung		1,0	2,0

Tabelle 1 (Fortsetzung)

	Frauen (n = 103)	Männer (n = 98)
Kinder [%]		
eigene Kinder	10,7	
Adoptivkinder	4,8	
Kinder aus früherer Beziehung des Partners	3,0	
Dauer der Beziehung [%]		
2–3 Jahre	2,0	
4–5 Jahre	6,0	
> 5 Jahre	92,2	
Angaben zum Kinderwunsch		
Dauer des Kinderwunsches ($\bar{x}$, s)	7,6 (3,6) Jahre	
keine Anwendung von Kontrazeptiva seit ... ($\bar{x}$, s)	8,4 (3,7) Jahre	
Dauer der Behandlung ($\bar{x}$, s)	6,2 (3,0) Jahre	
Ursachen der Kinderlosigkeit [%]		
unklar	8,7	15,2
tubare Sterilität	63,1	43,2
Endometriose	13,6	7,3
„seelisch"	1,9	–
endokrin	7,7	4,9
immunologisch	4,8	4,9
Sterilisation	3,8	1,2
andrologisch	5,8	14,3
keine Angabe	2,9	14,3
Vermutung anderer Ursachen		
(als jene von den Ärzten genannten)		
körperliche	6,8	3,4
seelische	13,6	10,7
iatrogene		1,2

8,5 Jahren). Die Patientinnen waren durchschnittlich 6,2 Jahre wegen unerfüllten Kinderwunsches in Behandlung.

Unter den Ursachen für die ungewollte Kinderlosigkeit war die tubare Sterilität mit Abstand am häufigsten, gefolgt von der Endometriose, unklaren Ursachen oder einer endokrin bedingten Sterilität. Da die Befragung anonym durchgeführt wurde, sind die in Tabelle 1 aufgeführten Ursachen für die Sterilität ausschließlich Angaben der Patientinnen bzw. deren Partner. Beim Vergleich der Nennungen von Männern und Frauen fällt z. B. auf, daß die Männer offenbar wesentlich häufiger die Ursache der Sterilität nicht kennen (keine Angabe, Ursache unklar). Andererseits nannten die Männer häufiger auffällige andrologische Befunde als Grund für die Kinderlosigkeit. Dies könnte ein Hinweis darauf sein, daß sich auch im Fall einer Subfertilität des Ehemannes die Frauen eher für die Kinderlosigkeit verantwortlich fühlen. Dies bestätigte sich beim Vergleich der Antworten von Frauen und Männern auf die Frage nach dem Gefühl, selbst verantwortlich zu sein für die Sterilität, die auf einer Fünf-Punkte-Skala einzustufen war (1 = gar nicht verantwortlich): Die Frauen hatten hier im Durchschnitt wesentlich höhere Werte [2,4 vs. 1,7; $t(95) = 3{,}7$; $p < 0{,}001$].

Wie schon aus den Angaben zur Dauer der Kinderwunschbehandlung hervorgeht, hatten fast alle Patienten eine lange Sterilitätskarriere hinter sich. Bei 34 Paaren wurde beispielsweise schon vor 1987 mindestens eine IvF durchgeführt, dazu kamen zahlreiche andere Behandlungsmaßnahmen (in einem Fall über 40 hormonelle Sterilitätsbehandlungen). Insgesamt 21 Frauen berichteten von Fehlgeburten bzw. Aborten infolge der IvF in der Vergangenheit (2 davon hatten 4 bzw. 5 Aborte), 8 Frauen von Eileiterschwangerschaften. Zum Zeitpunkt der Befragung befanden sich insgesamt 23 Frauen (22,8%) in einem Behandlungszyklus.

Erleben der Behandlung und einzelner Behandlungsmaßnahmen

Der zeitliche Aufwand der Behandlung wurde von den Frauen erwartungsgemäß etwas höher eingeschätzt als von den Partnern. Männer wie Frauen waren sich insgesamt aber einig, daß der große Aufwand sich gelohnt habe. Die Partner unterschieden sich darüber hinaus nicht in der Beurteilung ihrer Zufriedenheit mit der Behandlung, der Information und dem Personal. Waren die Patienten mit der Behandlung generell und mit der Betreuung durch die Mitarbeiter der Klinik sehr zufrieden, so gab es doch deutliche Abstriche im Hinblick auf die erteilten Informationen. Dementsprechend stand der Wunsch nach mehr bzw. zusätzlicher Information auch im Vordergrund bei der Frage nach Betreuungsangeboten, die über die Routinebehandlung hinaus gehen (33% der Frauen, 34% der Männer). Mehr Einzelgespräche mit dem Arzt wünschten 27% der Frauen, 12% der Männer; Paargespräche 34% bzw. 37%. Diesem etwas größeren Wunsch nach Paargesprächen bei den männlichen Partnern steht die Angabe entgegen, wonach sich 21% der Frauen, aber nur 8% der Männer eine vermehrte Einbeziehung des Partners in die Gesamtbehandlung wünschen.

Eine detaillierte Beurteilung der erlebten Belastungen durch einzelne Behandlungsmaßnahmen wurde nur von den Frauen erbeten, wobei eine ähnliche Differenzierung vorgenommen wurde wie beispielsweise in der Studie von Kentenich et al. (1987). Abbildung 2 gibt die Mittelwerte dieser (auf 5-Punkte-Skalen vorzunehmenden) Beurteilungen wieder und zeigt, daß die Menstruation nach einem Embryotransfer und die davorliegende Wartezeit mit Abstand am belastendsten empfunden wurden, gefolgt von der Wartezeit nach der Follikelpunktion.

Die anderen „eigentlichen" Behandlungsmaßnahmen von der Voruntersuchung bis zum Embryotransfer wurden im großen und ganzen als „mittel belastend" eingeschätzt, verschiedene Rahmenbedingungen der Behandlung als eher gering belastend, so zum Beispiel die Möglichkeit einer Mehrlingsschwangerschaft, die Atmosphäre in dem nur von IvF-Patientinnen besetzten Wartezimmer. Insgesamt stellt dieses Ergebnis eine weitgehend exakte Replikation der Resultate von Kentenich et al. (1987) oder Hölzle (1988) dar, die ebenfalls fanden, daß neben der Gewißheit des Behandlungsmißerfolges, jene Behandlungsabschnitte, in denen nichts Konkretes geschieht, besonders unangenehm empfunden werden. Die männlichen Partner gaben in einer offenen Frage an, was sie im Verlauf der Behandlung besonders belastete. Während die „Spermaabgabe" von den Frauen selbst kaum belastend empfunden wurde, stand diese bei den Männern doch an erster Stelle. Einige Männer äußerten in diesem Zusammenhang auch ihre Angst, das Gefäß mit

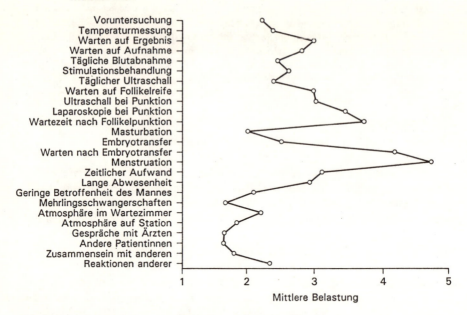

Abb. 2. Belastung durch einzelne Behandlungsmaßnahmen

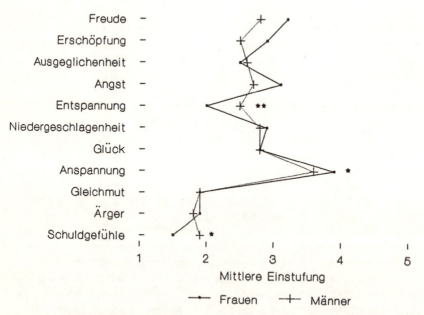

Abb. 3. Vorherrschende Stimmung während der Behandlung (Frauen und Männer); * t(87) ≥ 2,4; p < 0,05. ** t(87) = 3,3; p < 0,01

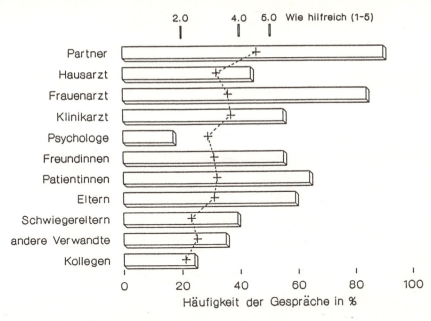

Abb. 4. Gespräche über Kinderwunsch (Häufigkeit und Erleben ... + ...)

dem Sperma könnte abhanden kommen oder vertauscht werden, und ihre Schwierigkeiten, „auf die Minute ihre Leistung erbringen zu müssen".

In Abb. 3 sind die Ergebnisse einer Einschätzung der für die Behandlungszeit typischen Gefühle durch die Frauen und Männer auf einem Stimmungsprofil wiedergegeben. Hier zeigt sich, daß die IvF-Behandlung bei beiden Partnern am ehesten durch *Anspannung* gekennzeichnet ist. Die Profile beider Partner sind insgesamt überraschend ähnlich, wenngleich die Männer naturgemäß die Anspannung als etwas weniger ausgeprägt empfinden.

Im Zusammenhang mit dem Erleben der Behandlung war noch von Interesse, was die Patientinnen selbst dazu tun, einerseits um sich zu entlasten, andererseits um die Erfolgschancen der Behandlung zu erhöhen. Zum ersten Punkt wurde erfragt, mit wem die Patientinnen hauptsächlich über die Behandlung und über den Kinderwunsch sprachen und wie hilfreich bzw. entlastend sie die Gespräche erlebten. Dabei zeigte sich, daß der Partner in der Regel der Hauptansprechpartner war und die Gespräche mit ihm am meisten geholfen zu haben scheinen. Der Frauenarzt ist der zweithäufigste Ansprechpartner, gefolgt von dem Arzt in der Klinik und anderen Patientinnen: die Gespräche mit diesen Personengruppen wurden als ähnlich hilfreich eingestuft (vgl. Abb. 4). Nur 18 Frauen führten im Verlauf der Behandlung Gespräche mit Psychologen, die i. allg. als mäßig hilfreich erlebt wurden. In Abb. 5 finden sich die Angaben der Patientinnen zu Maßnahmen, die sie selbst ergriffen, um das Eintreten einer Schwangerschaft zu fördern. Am häufigsten versuchten die Patientinnen, durch Temperaturmessungen den Zyklusablauf mit zu kontrollieren, darüber hinaus wurde von den meisten der Sexualverkehr gezielt geplant. Die Ablenkung vom Kinderwunsch und die Suche nach mehr Ruhe nannten etwa 2/5 der

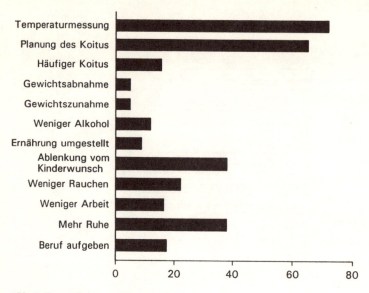

Abb. 5. Zusätzliche ergriffene Maßnahmen

Patientinnen als spezielle Strategie. Erwähnenswert ist, daß immerhin fast 1/5 der Frauen ihren Beruf der Kinderwunschbehandlung zuliebe aufgab, was noch einmal dokumentiert, daß die Behandlung zu erheblichen Veränderungen im Leben der Paare fühlt.

Auswirkungen der Behandlung

Abbildung 6 gibt die relativen Häufigkeiten wieder, mit denen die Frauen und Männer diverse Probleme angaben, die im Verlauf der Behandlung auftauchten.

Generell wurden Probleme dabei häufiger von den Frauen als von den Männern genannt. Die psychischen Probleme bestanden bei den Patientinnen wie bei ihren Partnern vorwiegend in depressiven Verstimmungen oder Stimmungsschwankungen, der Angst vor einem potentiellen Mißerfolg, Anspannung, Streß und Nervosität sowie Minderwertigkeitsgefühlen. Probleme mit dem Beruf waren hauptsächlich durch häufige Fehlzeiten bedingt, aber auch – speziell bei den Frauen – durch den Anspruch, die Behandlung gegenüber Arbeitskollegen geheim zu halten. Körperliche Schwierigkeiten – bei den Frauen generell ausgeprägter – wurden vorwiegend als Folge spezifischer Behandlungsmaßnahmen angegeben (insgesamt bei immerhin 42% der Frauen!). Besonders häufig wurden hierunter eine hormonelle Überstimulation und damit verbundene Probleme, wie z. B. Zystenbildungen, genannt. Im Vergleich zu anderen Studien, z. B. Leiblum et al. (1987), wurden sexuelle Schwierigkeiten infolge der Behandlung eher selten angegeben, ebenso Partnerprobleme oder Probleme mit der Freizeit.

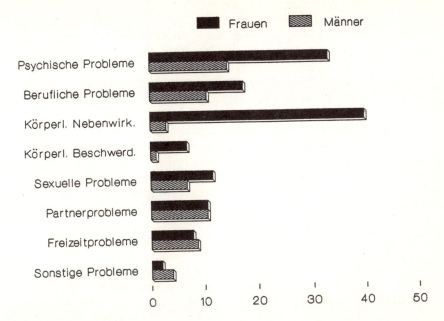

Abb. 6. Probleme infolge der Behandlung (%)

Einzelne Auswirkungen der Behandlung auf das Alltagsleben wurden bei beiden Partnern vergleichsweise differenziert erfragt, getrennt nach einzelnen Aspekten der Partnerbeziehung, der Sexualität, des Berufslebens, der Freizeit und sozialer Kontakte sowie des Verhältnisses zu anderen und zur eigenen Person. Die Behandlung scheint sich insgesamt auf die Partnerbeziehung positiv auszuwirken, was daran ablesbar ist, daß beide Partner angaben, häufiger ernsthafte Gespräche geführt zu haben (42% der Frauen, 45% der Männer) und unausgesprochene Konflikte und offene Auseinandersetzungen weniger wurden (dies gab jeweils 1/4 der Gruppen an). Erwartungsgemäß massiv sind die Auswirkungen der IvF-Behandlung auf die Sexualität. Insbesondere die Frauen gaben eine deutliche Abnahme des Verlangens nach sexuellen Aktivitäten an (44% vs. 14% der Männer), dementsprechend reduzierte sich auch die Häufigkeit sexueller Kontakte (bei 46,5% der Frauen bzw. 42% der Männer), wogegen der alltägliche Austausch von Zärtlichkeiten bei je 1/4 der Partner zunahm. Konsequenzen der Behandlung für das Berufsleben sind bei den Frauen ausgeprägter als bei ihren Partnern. Jeweils etwa ein Viertel gab an, daß sich die Arbeitszeit verringerte, das Interesse an beruflicher Fortbildung und die Zufriedenheit mit dem Beruf. Immerhin 14% bzw. 15% berichteten von einer Zunahme von Problemen mit Arbeitskollegen und beruflichen Schwierigkeiten, wobei in den Erläuterungen hierzu oft genannt wurde, daß sich die Kollegen spöttisch über die Behandlung bzw. die Kinderlosigkeit geäußert hätten. Einschränkungen in den Freizeitaktivitäten betreffen die Frauen und die Männer wiederum in gleichem Maße, d. h. beide berichteten von weniger Zeit für Hobbies, Reisen, sportliche Aktivitäten. Besonders die Frauen (18%) versuchten während der Behandlung, Kontakte zu Familien mit Kindern zu meiden. Ein interessanter Unterschied ergab sich für die Angaben zur Möglichkeit für Entspannung und Ruhe. Während die Männer diese Möglichkeiten durch die Behandlung eher eingeschränkt sehen (27 vs. 13%), gab mehr als 1/3 der Frauen an, während der Behandlung mehr Zeit für Ruhe und Entspannung gefunden zu haben (gegenüber nur 14% der Männer). Die Hoffnung, die die Paare in die Behandlung setzen, drückt sich darin aus, daß etwa 1/3 der Frauen und Männer damit positivere Vorstellungen von der Zukunft verbinden.

Bei all den bislang aufgeführten Ergebnissen zeigten sich überraschend wenig Unterschiede in den Angaben jener Paare, die die Behandlung erfolgreich beendet hatten und den „Erfolglosen". Die wenigen bedeutsamen Unterschiede entsprechen im großen und ganzen der Erwartung. So beurteilen die „Erfolgreichen" beispielsweise den Aufwand der Behandlung als lohnender, schätzen teilweise ihre Stimmung als ausgeglichener und entspannter ein und geben seltener sowohl psychische als auch körperliche Probleme als Folge der Behandlung an. Dem entspricht, daß der Wunsch nach zusätzlichen Betreuungsangeboten bei den nicht erfolgreich Behandelten etwas größer ist und insbesondere die Frauen sich häufiger psychologische Gespräche wünschen. Die Unterschiede zwischen den beiden Gruppen gehen sowohl bei den Frauen als auch bei ihren Partnern im wesentlichen in die gleiche Richtung und deuten darauf hin, daß die erlebte Belastung, negative Gefühle und Probleme im Mißerfolgsfall ausgeprägter sind, was – auch unter dem Gesichtspunkt psychologischer Betreuungsmaßnahmen – die Notwendigkeit der Analyse von Verarbeitungsstrategien im Mißerfolgsfall besonders unterstreicht.

In einem Abschnitt des Fragebogens wurden die Patientinnen gebeten, mit eigenen Worten zu beschreiben, wie ihre Reaktionen auf einen „fehlgeschlagenen" IvF-Versuch gewesen waren und auf welchem Wege sie sich für einen weiteren Versuch entschieden haben. Eine Kategorisierung dieser offenen Antworten führte zu folgendem Ergebnis: Das seelische Erleben des Behandlungsmißerfolges läßt sich in 4 wesentliche Kategorien unterteilen (vgl. Tabelle 2). Am häufigsten wurden Depression, Enttäuschung und Schuldgefühle als Reaktion genannt, unwesentlich seltener scheint aber das Gefühl einer Mischung aus Hoffnung und Zuversicht im Hinblick auf den neuen Versuch und Depression und Angst zu sein. Positive Reaktionen oder gar Erleichterung wurden nur von 4 Frauen angegeben. Massive seelische Belastungen, die psychologisch/psychotherapeutische Hilfen notwendig machten, kamen immerhin in 9 Fällen vor. Bei den Strategien zur Bewältigung des Mißerfolges steht an erster Stelle der Versuch, durch Arbeit, Freizeitaktivitäten etc. Ablenkung zu erfahren. Erwähnenswert ist, daß 4 Frauen angaben, sich sofort auf einen neuen Behandlungsversuch konzentriert und sich damit einer adäquaten Verarbeitung des Mißerfolges entzogen zu haben. Bei den Antworten auf die Frage, wie letztlich die Entscheidung für einen neuen Versuch zustande kam, wurde unterschieden zwischen Fremd- und Eigenmotivationen für weitere Versuche, unter denen am häufigsten der Kinderwunsch selbst zu sehen ist. Sehr häufig gaben die Frauen an, daß sie sich verpflichtet fühlten, die einzige Möglichkeit, schwanger zu werden, weiter zu nutzen, um sich später keine Vorwürfe machen zu müssen. Andere zogen rationale Erklärungen heran, insbesondere statistische Belege dafür, daß für eine erfolgreiche IvF meist ohnehin mehrere Versuche notwendig sind. Einige Frauen waren durch positive Erfahrungen im Verlauf der letzten Behandlung, insbesondere das Eintreten einer klinischen Schwangerschaft, die dann vorzeitig beendet wurde, motiviert für einen neuen Versuch. Oft sind es aber auch andere bzw. Beobachtungen bei anderen, die zur Entscheidung beitragen, einen neuen Versuch zu unternehmen, so z. B. der Rat der behandelnden Ärzte, das Miterleben von Erfolgen bei anderen Patienten oder die Veröffentlichung neuer bzw. verbesserter Behandlungsmethoden. Seltener als die Ärzte sind es die Ehepartner oder andere Personen aus dem sozialen Umfeld, die bei der Entscheidung für einen weiteren Behandlungsversuch als bedeutsam genannt wurden. Insgesamt belegt dieses Ergebnis, daß ein

Tabelle 2. Seelisches Erleben bei „Fehlversuchen" einer IvF, vorherrschende Bewältigungsstrategien und Motivation für weitere Versuche

Seelisches Erleben		
Depression/Enttäuschung/Schuldgefühl		28[a]
Massive seelische Belastung, Notwendigkeit psychotherapeutischer Hilfen		9
Mischung aus Hoffnung/Zuversicht und Angst/Depression		20
Positive, optimistische Reaktionen oder Erleichterung		4
Bewältigung		
Ablenkung durch Arbeit, Freizeit etc.		14
Sofortiger Behandlungsneubeginn		4
Sozialer Rückzug		2
„Ersatzbefriedigung" durch Konsum		1
Trostsuche in der Partnerbeziehung		4
Motivation für weiteren Versuch		
Eigenmotivation:	Kinderwunsch	28
	Vermeidung von Selbstvorwürfen, IvF als einzige Möglichkeit	18
	Rationale Erklärungen („Statistik")	15
	Vorerfahrungen von klinischen Schwangerschaften nach IvF	6
Fremdmotivation:	Erfolge anderer Patienten	9
	Rat der Ärzte	9
	Neue/verbesserte Methoden	8
	Einfluß des Partners und Anderer	5
	Attribution des Mißerfolgs auf speziellen Arzt	1
	Zahlungsbereitschaft der Krankenkasse	1

[a] Aufgrund der unterschiedlichen Häufigkeiten von Nennungen zu den einzelnen Aspekten und wegen Mehrfachnennungen sind hier nur die absoluten Häufigkeiten wiedergegeben

Behandlungsmißerfolg zu massiven psychischen Problemen führen kann, was sich an der (etwas umformulierten) Antwort einer Patientin zu dieser Thematik veranschaulichen läßt:

> Zunächst hatten wir Angst, ob man uns überhaupt behandelt. Als wir dann ins Programm aufgenommen wurden, wich eine große Last von uns und wir freuten uns, einen Schritt weitergekommen zu sein. Der erste Versuch ging auch ganz glatt über die Bühne. Dann kam die so gefürchtete Wartezeit, die von Angst begleitet war. Als dann die Periode eintrat, war ich kaum ansprechbar. Ich weinte fast den ganzen Tag, fühlte mich ganz verlassen und ließ mich kaum beruhigen, da mir plötzlich bewußt wurde, daß ich vielleicht niemals Kinder haben würde. Es vergingen gute 2–3 Wochen, bis ich mich wieder im Griff hatte. Sind dann ein paar Monate vergangen, schöpft man wieder Kraft für den nächsten Versuch, denn auch bei anderen Patientinnen klappte es doch auch erst das zweite oder dritte Mal. Für mich bedeutete es auch immer wieder eine Überwindung, meinem Ehemann, meiner Mutter und anderen klarzumachen, daß ein Versuch wieder einmal vergeblich war. Da kommt man sich doch ein wenig schuldig vor, daß man nicht fähig ist, schwanger zu werden. Zeitweise war ich soweit, daß ich meinen Körper haßte und ihm deshalb auch immer wieder einen neuen Versuch

zumutete. Wie es einem da tatsächlich psychisch geht, kann man den anderen nicht erklären. Wir werden jetzt wahrscheinlich noch einen Versuch unternehmen und dann abschließen, denn die seelische Belastung hat gewisse Grenzen.

Veränderungen nach erfolgloser Behandlung

Von den 52 Patientinnen, bei denen die IvF noch zu keiner Schwangerschaft geführt hatte, gaben 74% an, daß sie die Behandlung noch fortzusetzen wünschten und nur 13 waren sich sicher, daß die Behandlung beendet ist. Auf die Frage, wie lange die Behandlung noch fortgesetzt werden soll, gaben die meisten an, daß dies geschehen solle, bis sie das Gefühl hätten, wirklich alles versucht zu haben (73%), ein Gefühl, daß man nach einer derart langen Sterilitätskarriere eigentlich schon vermuten könnte. Am zweithäufigsten wurde die Fortführung der Behandlung vom Rat der Ärzte abhängig gemacht (38%), gefolgt von der Bereitschaft des Partners, sich weiter zu beteiligen (27%). Die Mehrzahl dieser Patientinnen war auch bereit, weitere Versuche einer extracorporalen Befruchtung zu unternehmen, u. a., da sie sich ein *eigenes* Kind wünschten (43%). Lediglich 3 Frauen wollten keinen IvF-Versuch mehr unternehmen. Der Wunsch nach Fortsetzung der Behandlung war insgesamt bei 28% der Partnerinnen größer als bei deren Männern.

Die interessante Frage, welche Veränderungen der Entschluß, die Behandlung erfolglos abzuschließen mit sich bringt und was dabei hilft, mit diesem Entschluß fertig zu werden, kann aufgrund der Zusammensetzung der Stichprobe nur sehr vorläufig beantwortet werden. Lediglich 13 Patientinnen machten hierzu ausführlichere Angaben. Die Erfolglosigkeit bisheriger Versuche bzw. das erreichte Lebensalter waren die Hauptgründe dafür, die Behandlung zu beenden. Der Entschluß hierzu fiel allen Patientinnen offensichtlich schwer. Auf die Frage, was den Frauen bislang half, mit der Entscheidung zurecht zu kommen, nannten die meisten (nämlich 7) die Unterstützung durch den Ehepartner bzw. eine Ausweitung der Hobbies und Interessen (5). 4 Patientinnen hatten in der Zwischenzeit bereits Kinder adoptiert, 2 weitere einen Antrag auf Adoption gestellt. Die Mehrzahl gab dennoch an, daß es immer noch sehr schwierig sei, mit dem Behandlungsende fertig zu werden und beschrieb die seither vorherrschende Stimmung als eher negativ. Im wesentlichen ähnelten sich die Angaben der Frauen und ihrer Partner, die allerdings etwas besser mit dem Behandlungsende zurecht zu kommen schien. Die Entscheidung, keinen Behandlungsversuch mehr zu unternehmen, veränderte die Beziehung zum Partner nach den Angaben der Patientinnen eher wenig. Lediglich in einem Fall kam es zu einer Trennung vom Partner. Die größten Veränderungen lassen sich im beruflichen und im Freizeitbereich feststellen. Offensichtlich scheinen die Patientinnen durch mehr Arbeit und mehr Freizeitaktivitäten ihren Entschluß zu kompensieren. Erwartungsgemäß gaben viele Frauen (47%) an, daß sich ihre Vorstellungen von der Zukunft verschlechtert hätten, daß ihr Verhältnis zur Rolle als Frau ebenso schlechter geworden sei (33%), und daß sie mit der eigenen Person unzufriedener geworden seien (40%).

Schwangerschaften, Geburten und die Folgen

Wie eingangs erwähnt, waren 51 der 103 Frauen zum Zeitpunkt der Befragung – vorwiegend durch medizinische Maßnahmen – schwanger geworden bzw. hatten

Tabelle 3. Angaben zum Schwangerschaftsverlauf und zur Geburt (jeweils für die Gesamtgruppe und nach Einlings- und Mehrlingsschwangerschaften getrennt; in Prozent)

	Gesamt-gruppe	Nur Einlings-schwanger-schaften	Nur Mehrlings-schwanger-schaften
Besonderheiten im Verlauf der Schwangerschaft	n = 51	n = 40	n = 11
Vorzeitige Wehen	29,4	25,0	45,5
Schwangerschaftserbrechen	25,5	17,5	54,5
Blutungen	51,0	47,5	63,6
Sonstige Komplikationen	25,5	30,0	9,0
Klinikaufenthalt	51,0	50,0	54,4
Besonderheiten bei der Geburt	n = 43	n = 33	n = 10
Vorzeitiger Blasensprung	13,9	18,1	
Sehr schnelle Geburt	4,6	6,6	
Nachlassen der Wehen	2,3		10,0
Verlängerte Geburt	6,9	6,6	10,0
Saugglockengeburt	6,9	3,3	20,0
Zangengeburt	2,3	3,3	
Kaiserschnitt	44,1	36,3	70,0
Sonstige Besonderheiten	6,9	9,9	

bereits entbunden. In Tabelle 3 sind die Häufigkeiten von Komplikationen während der Schwangerschaft sowie Angaben zum Geburtsverlauf zusammengefaßt. Daraus geht hervor, daß Komplikationen bei Schwangerschaften infolge einer IvF (auch wenn man die 11 Mehrlingsschwangerschaften ausschließt) relativ häufig sind und über der Rate bei Spontanschwangerschaften liegen dürften. Immerhin 51% der Patientinnen waren während der Schwangerschaft (für durchschnittlich 3,6 Wochen) stationär in einer Klinik. Die psychischen Veränderungen und Auswirkungen der Schwangerschaft auf das Alltagsleben entsprechen im wesentlichen der Erwartung. So überwiegen positive Stimmungen, aber auch die Angst, die Schwangerschaft könnte noch vorzeitig beendet werden. Die Auswirkungen auf die Partnerbeziehungen wurden eher positiv eingeschätzt. In der Sexualität ist häufig eine Abnahme des Verlangens nach sexuellen Aktivitäten und der Häufigkeit sexuellen Verkehrs zu verzeichnen, wobei letzteres nicht selten auf Anraten des Arztes zustande kommt. 19 der 51 Frauen gaben im Verlauf der Schwangerschaft bereits den Beruf auf bzw. wurden für diese Zeit krankgeschrieben. Während die Freizeitaktivitäten weiter eingeschränkt blieben, veränderte sich das Verhältnis zur Herkunftsfamilie ebenso positiv, wie die Vorstellungen von der Zukunft und die Zufriedenheit mit der eigenen Person. Von Interesse ist, daß unter den 51 Frauen insgesamt 62% noch einmal schwanger werden wollen, mehr als 2/3 auch mit ärztlicher Hilfe. Nachdem fast 22% sich noch unentschlossen gaben, kann man daraus schließen, daß lediglich der Rest, also 16% nach den Behandlungen ihren Kinderwunsch wirklich als erfüllt ansehen.

Die in Tabelle 3 genannten Besonderheiten bei der Geburt beziehen sich auf jene 43 Frauen, die bereits entbunden hatten. Bei knapp der Hälfte davon erfolgte diese Entbindung durch Kaiserschnitt. Dieser Anteil wird aber wesentlich bestimmt durch die Frauen mit Mehrlingsgeburten. Bei der Frage, ob die gegenwärtige Situation, also die Situation als Mutter mindestens eines Kindes, dem entspricht, was sich die Patientinnen vorgestellt hatten, gaben 65% an, daß dies genau so bzw. ziemlich der Fall sei. 34% insgesamt sahen Diskrepanzen zwischen den Vorstellungen und der tatsächlichen Situation. Dieser Prozentsatz ist überraschend vor dem Hintergrund der Beobachtung, daß viele Patientinnen, die sich einer IvF unterziehen, oftmals sehr wenig konkrete Vorstellungen davon haben, wie die Zeit mit dem Kind sich gestalten könnte (vgl. Strauß u. Ulrich, 1988). Zum Zeitpunkt der Befragung waren 25 der 43 Frauen nicht berufstätig. Weitere hervorstechende Auswirkungen der veränderten Situation auf das Alltagsleben sind Veränderungen in der Partnerbeziehung, die sich auf eine Abnahme gemeinsamer Zeit und gemeinsamer Aktivitäten beziehen und v. a. von den männlichen Partnern sehr kritisiert werden. Ähnlich wie bei den Frauen kommt aber auch in den Antworten der Männer zum Ausdruck, daß die Erfüllung des Kinderwunsches insgesamt zu einem positiveren Selbstbild und zu einer Festigung der Partnerbeziehung geführt hat.

Resümee

Ausgangspunkt der dargestellten Untersuchung waren Überlegungen zur psychologischen Betreuung von Paaren während der IvF-Behandlung und die Erfahrung einer geringen Akzeptanz psychologischer Maßnahmen in diesem Bereich (vgl. Strauß u. Ulrich 1988). Eine einigermaßen detaillierte Beschreibung des Erlebens der Behandlung und ihrer Folgen sollte klären helfen, welche Phasen der Behandlung Ansatzpunkte für psychologische Maßnahmen bieten könnten. Mehrere Autoren haben auf die Schwierigkeiten hingewiesen, katamnestische Befragungen bei IvF-Patientinnen durchzuführen (z. B. Morse u. Dennerstein 1985), aufgrund der häufigen Weigerung von Paaren, an derartigen Untersuchungen teilzunehmen. Der vergleichsweise hohe Rücklauf in der geschilderten Studie von 62% darf nicht darüber hinweg täuschen, daß die Zusammensetzung der Stichprobe verzerrt ist: Den 51 von insgesamt 55 Paaren (93%), bei denen die Behandlung zur Schwangerschaft bzw. Geburt(en) führte, in der Stichprobe, stehen 52 der 137 (38%) im Referenzzeitraum (1987) nicht erfolgreich behandelter Patienten gegenüber. Für die „Nonresponder" aus dieser Gruppe kann man vermuten, daß diese entweder – wie einige Paare bekundeten – mit der Kinderwunschthematik abgeschlossen hatten und durch die Studie nicht mehr daran erinnert werden wollten oder aber negative Erfahrungen mit der Behandlung und die durch den Mißerfolg erlebte Kränkung und Verletzung auf die Untersucher übertrugen. Dementsprechend wäre zu vermuten, daß *mit* den Antworten dieser Verweigerer die Unterschiede zwischen den Untergruppen der „erfolgreichen" und „erfolglosen" Paare ausgeprägter wären, als dies in dieser Untersuchung deutlich wurde. Unter den 52 erfolglosen Paaren waren die meisten davon überzeugt, die Behandlung fortsetzen zu wollen; unter den wenigen, die sich anders entschieden, befand sich ein vergleichsweise hoher Anteil von Paaren, die ein Kind adoptiert hatten bzw. adoptieren wollten. Auch diese Merkmale sprechen für eine Selektion innerhalb dieser Subgruppe der Stichprobe.

Die dargestellten Ergebnisse beziehen sich lediglich auf eine allgemeine Beschreibung der Angaben zum subjektiven Erleben der IvF ohne eine differenziertere, multivariate Betrachtung. Die Auswertung wurde (zunächst) auf eine einfache Deskription beschränkt, auch weil für weitergehende Analysen und Interpretationen ein prospektives Untersuchungsdesign unerläßlich erscheint (vgl. die Beiträge von Knorre; Davies-Osterkamp in diesem Band). Dennoch weisen die Ergebnisse trotz der Stichprobenselektion auf einige Ansatzpunkte für eine psychologische Begleitung von IvF-Paaren hin. Insbesondere lassen die Aussagen der hier untersuchten Paare Vermutungen darüber zu, welche Lebensbereiche durch die Behandlung am meisten tangiert werden und mit welchen Behandlungsschritten im besonderen Maß Belastungen verbunden sind. Diese Ergebnisse können v. a. für die Information und psychologische Vorbereitung von Paaren bedeutend sein, die sich einer In-vitro-Fertilisation unterziehen wollen.

Ähnlich wie in der Studie von Hölzle (1988) und Kentenich et al. (1987) wurde deutlich, daß die Behandlung insgesamt sehr belastend erlebt wird, wobei besonders jene Behandlungsschritte unangenehm empfunden werden, bei denen die Patientinnen selbst keinerlei Einfluß auf die Ergebnisse haben, z. B. die Wartezeiten nach Follikelpunktion und Embryotransfer, während eine aktive Teilnahme an medizinischen Maßnahmen und die Gewißheit, daß „etwas geschieht", den erlebten Streß zu reduzieren scheint (vgl. Hölzle 1988). Psychische Probleme als Folge der Behandlung werden ebenso genannt wie körperliche, wobei der hohe Anteil an Problemen, die von den Patientinnen als Folge spezieller medizinischer Maßnahmen, besonders der Hormonstimulation, genannt wurden, zu denken gibt. Eher „verborgene" Ängste und Schwierigkeiten konnten im Rahmen einer schriftlichen Befragung natürlich nur oberflächlich erfaßt werden. Umso bemerkenswerter ist, daß mehrere Männer Ängste angaben, die sich auf die, im wörtlichen Sinne, „Abgabe" des Samens beziehen, etwa die Befürchtung, die „Samenspende" könnte verwechselt werden.

Eine differenziertere Erfassung von Auswirkungen der Behandlung auf das Alltagsleben bestätigte die Vermutung, daß die IvF dieses Alltagsleben doch weitgehend bestimmt und z. T. gravierende Auswirkungen auf das Sexualleben der Partner, auf den Beruf und die Freizeit besitzt. Hierbei wurde deutlich, daß die Frauen erheblich mehr von Veränderungen betroffen sind, wie generell die Männer weniger in die Behandlung involviert scheinen bzw. sich involvieren lassen. Dies zeigt sich z. B. daran, daß ihnen die Ursachen der Sterilität unklarer zu sein scheinen. Vielleicht sind sie aufgrund der größeren Distanz aber auch eher in der Lage, ambivalente Gefühle gegenüber der Behandlung und deren „Ergebnis" offener zu äußern.

Erwartungsgemäß zeigte auch diese Studie, daß das Bedürfnis nach psychologischer Betreuung bei den Paaren gering ist und allenfalls im Mißerfolgsfall größer wird. Tatsächlich haben wenige Patientinnen bislang von psychologischen Gesprächen Gebrauch gemacht, die sie dann auch als eher mäßig hilfreich einschätzen. Wie bereits an anderer Stelle vermutet (Strauß u. Ulrich 1988), ist vor dem Hintergrund der Struktur der Paare und der mit der Behandlung verbundenen Erwartungen erklärlich, daß Sterilitätspatientinnen in diesem Stadium der Behandlung psychologische Interventionen als eher bedrohlich empfinden. Es ist allerdings anzumerken, daß in dem Zeitraum, auf den sich die Befragung bezog, für die Paare lediglich die Möglichkeit zu konsiliarischen psychologischen Gesprächen außerhalb der Klinik bestand, eine psychologische Betreuung also keinesfalls in das Behandlungskonzept integriert war. Vermutlich dürfte die bessere Verfügbarkeit und Einbindung psychologischer Maßnahmen in die reproduktionsmedizinische Behandlung die Akzeptanz deutlich erhöhen. Auch ist in diesem Zusammenhang anzumerken, daß eine psychologische Betreuung im Rahmen der IvF zwar sinnvoll und wichtig erscheint, daß diese Betreuung aber bereits früher in der Sterilitätskarriere einsetzen sollte.

Die Bereitschaft, psychologische Hilfen in Anspruch zu nehmen, scheint, wie erwähnt, im Mißerfolgsfall größer zu sein (einige Patientinnen berichteten davon, daß sie nach einem fehlgeschlagenen IvF-Versuch psychotherapeutischer Hilfen bedurften). Damit erhält die Frage nach der Verarbeitung von Behandlungsmißerfolgen größere Bedeutung, die aber letztlich nur in umfassenderen, prospektiven Studien wirklich zu klären sein wird. In dieser Studie zeigte sich, daß viele Frauen massive psychische Reaktionen zeigen, wenn sie erfahren, daß ein IvF-Zyklus nicht zur Schwangerschaft führte. Andererseits ist auffällig, daß die eigene Hoffnung auf Erfolg, aber auch Einflüsse aus der Umgebung oft dazu führen, daß sich Patientinnen sehr rasch auf einen neuen Versuch einlassen, teilweise ohne die vergangenen Erfahrungen adäquat verarbeitet zu haben. Hierin wäre also ein Ansatz für weitere psychologische Untersuchungen zur IvF, aber auch für konkrete psychologisch-psychotherapeutische Maßnahmen zu sehen, die dann unter Umständen der Entstehung psychischer Probleme entgegenwirken könnten, die durch die Behandlung nicht unwesentlich mit bedingt sein können.

Literatur

Baram D, Tourtelot E, Muechler E, Huang K-E (1988) Psychosocial adjustment following unsuccessful in vitro fertilization. J Psychosom Obstet Gynecol 9:181–190

Bernstein D, Levin S, Amsterdam E, Insler V (1979) Is conception in infertile couples treatment related? Int J Fertil 24:65–67

Czyba JC, Chevret M (1979) Psychological reactions of couples to artificial insemination with donor sperm. Int J Fertil 24:240–245

Dennerstein L, Morse C (1988) A review of psychological and social aspects of in vitro fertilization. J Psychosom Obstet Gynecol 9:159–170

Goebel P, Lübke F (1987) Katamnestische Untersuchung an 96 Paaren mit heterologer Insemination. Geburtshilfe Frauenheilkd 47:636–640

Greenfield DA, Diamond MP, DeCherney AH (1988) Grief reactions following in-vitro fertilization treatment. J Psychosom Obstet Gynecol 8:169–174

Hall E van (1985) The gynecologist and artificial reproduction. J Psychosom Obstet Gynecol 4:317–320

Hoffmann SO (1974) Zur Psychodynamik einer paranoiden Psychose nach heterologer Insemination. Nervenarzt 45:233–237

Hofmann R, Jeschke A, Jeschke B (1985) Probleme des Abbruchs der Sterilitätsbehandlung. Zentralbl Gynäkol 107:294–299

Hölzle C (1988) Psychische und somatische Belastungen im Rahmen der IvF. (Vortrag, 7. Kongreß Psychologie in der Medizin, Göttingen)

Hull MGR, Glazener CMA, Kelly NJ et al. (1985) Population study of causes, treatment and outcome of infertility. Br Med J 291:1693–1697

Keep PA van, Schmidt-Elmendorff H (1974) Partnerschaft in der sterilen Ehe. Med Monatsschr 28:523–525

Kentenich H, Hoelzle C, Schmiady H, Stauber M (1987) „Am schlimmsten ist das Warten". Sexualmedizin 9:228–232

Keye WR, Deneris A (1983) Female sexual activity, satisfaction and function in infertile women. Infertil 5:275–285

Knorre P, Schüßling G (1986) Zum Ausgang von Schwangerschaften nach Behandlung einer ehelichen Sterilität. Zentralbl Gynäkol 108:175–181

Krafft AD, Palombo J, Mitchell D et al. (1980) The psychological dimensions of infertility. Am J Orthopsychiatry 50:618–628

Leiblum SR, Kemmann E, Lane MK (1987) The psychological concomitants of In-vitro-Fertilization. J Psychosom Obstet Gynecol 6:165–178

Morse C, Dennerstein L (1985) Infertile couples entering an in vitro fertilization programme – a preliminary survey. J Psychosom Obstet Gynecol 4:207–219

Nijs P, Rouffa L (1975) AID couples: psychological and psychopathological evaluation. Andrologia 7:187–194

Schmidt-Elmendorff H, Jordan I (1977) Analyse der therapeutischen Erfolge und der geburtshilflichen Resultate bei sterilen Ehepaaren. Fortschr Med 95:557–563

Stauber M, Kentenich H, Maaßen V, Dincer C, Schmiady H (1986) Psychosomatisches Modell für die extracorporale Fertilisation. In: Poettgen H, Fervers-Schorre B, Stauber M (Hrsg) Psychosomatische Probleme in der Gynäkologie und Geburtshilfe. Springer, Berlin Heidelberg New York Tokyo, S 39–51

Strauß B, Ulrich D (1988) Aufgaben der Psychosomatik in der Reproduktionsmedizin. Fortschr Med 106:527–530

Thiels C (1987) Sind kinderlose Ehen unglücklich? MMW 129:478–479

Ulrich D (1987) Psychosomatik der Sterilität. In: Brähler E, Meyer A (Hrsg) Sexualität, Partnerschaft, Reproduktion. Springer, Berlin Heidelberg New York Tokyo, S 101–113

Ulrich D, Strauß B, Appelt H, Bohnet HG (1988) Psychosomatische Aspekte von Fertilitätsstörungen. In: Appelt H, Strauß B (Hrsg) Psychoendokrinologische Gynäkologie. Enke, Stuttgart, S 172–198

Zum Ergebnis

Der Beitrag referiert eingangs neuere Literatur über Nachuntersuchungen zur Sterilitätsbehandlung unter dem Aspekt des psychischen Erlebens der IvF-Behandlung und deren individuelle Folgen für die betroffenen Frauen und deren Partner im Hinblick auf die psychologische Betreuung.

Daran knüpft die Darstellung einer eigenen, sehr umfangreichen, retrospektiven Fragebogenuntersuchung an Paaren, die sich einer IvF-Behandlung unterzogen, an.

Detailliert wird das Erleben der Behandlung und einzelner Behandlungsmaßnahmen sowie die Auswirkungen der Behandlung auf beide Partner untersucht und auch im Hinblick auf den Erfolg bzw. Mißerfolg der Behandlung verglichen.

Im einzelnen werden Ergebnisse zu dem Erleben der Behandlung allgemein, dem Auftreten spezieller Probleme, den Wünschen der Betroffenen an das medizinische und psychologische Fachpersonal, der individuellen Umgangsweise mit der Sterilitätsproblematik, der subjektiven Belastung einzelner Behandlungsschritte, der vorherrschenden Stimmung während der Behandlung, den Veränderungen in Partnerschaft, Sexualität, Beruf und Freizeit, den Reaktionen auf einen mißglückten Behandlungsversuch sowie den weiteren Perspektiven nach nicht erfolgreicher Behandlung bzw. nach eingetretener Schwangerschaft oder Geburt eines Kindes auf einer deskriptiven Ebene referiert.

Insgesamt nahmen 103 Paare an der Studie teil. Bei 51 Paaren führte die IvF zum gewünschten Erfolg, bei 52 Paaren blieb sie erfolglos. Auf eine weitergehende, multivariate Analyse wurde aufgrund methodologischer Überlegungen verzichtet.

Gemäß dem Hauptanliegen der Autoren, Ansatzpunkte für eine adäquate psychologische Betreuung von IvF-Paaren zu finden, markiert die Arbeit Bereiche besonders starker Belastungsmomente der IvF-Behandlung, in denen psychologische Interventionen notwendig und wirksam werden könnten.

Die Redaktion

Katamnestische Untersuchung von Paaren mit Kindern nach In-vitro-Fertilisation oder Samenspende*

J. Fiegl, P. Kemeter

Zusammenfassung

Paare, die entweder durch In-vitro-Fertilisation (IvF) oder durch Insemination mit gespendetem Samen – „heterologe Insemination" (HI) – zu einem Kind kamen, wurden unter Einbeziehung physischer und psychischer Aspekte mit Paaren verglichen, die auf normalem Wege Eltern geworden waren. Geprüft wurden einerseits die somatische Befindlichkeit der Eltern und des Kindes, andererseits die emotionalen Aspekte, also Unterschiede im Erleben von Schwangerschaft Geburt und der Elternschaft. Das Ergebnis zeigt, daß gegenüber einer Kontrollgruppe die Behandlungsgruppen weniger in der Lage sind, ambivalente Gefühle zuzulassen. Dies trifft etwas mehr für diejenigen Partner zu, bei welchen die Sterilitätsursache liegt.

Die Art der Zeugung bleibt eher in unangenehmer Erinnerung, ganz besonders bei der HI-Gruppe. Erwartungen an die Elternschaft sind höher und werden durch das Kind auch erfüllt, wobei auch hier Unterschiede zwischen den Behandlungsgruppen festzustellen sind.

Die Behandlungsgruppen haben zudem ein signifikant höheres Mutteridealbild, und zwar sowohl die Frauen als auch die Männer.

Eine psychologische Beratung schon vor und während der Sterilitätsbehandlung sollte helfen, den hohen Leistungsanspruch der werdenden Eltern und die körperbezogenen Unsicherheiten der Frauen zu reduzieren sowie mehr auf die psychische Situation der Männer einzugehen.

Summary

Couples who have been treated successfully by in vitro fertilization (IVF) or artificial insemination with donated sperm (AID) were investigated in regard to their emotional experience with pregrancy, delivery, and parenting ability, as well as with

---

* Wir danken den Herren Prim. Dr. Aburumieh, Dr. Euller und Dr. P. Mazanek sehr für die gute Zusammenarbeit, ohne welche die Untersuchung der Kontrollgruppe nicht möglich gewesen wäre. Frau Univ.-Doz. Dr. M. Ringler und Herrn OA Dr. M. Langer sind wir für die Hilfe beim Gestalten des Fragebogendesings sehr dankbar.

their somatic experience. They were compared with a control group having conceived normally.

The results show that both treated groups (IVF and AID) are less capable of allowing their ambivalent feelings to emerge. This is even more significant in the partners in whom infertility was diagnosed.

Infertility treatment itself leaves rather incomfortable memories, especially in the AID couples. Expectations of parenthood are increased and come true when the wish for a child is fulfilled. In both treatment groups the mother image is increased, not only in women but also in men. Psychological counsellation of the couple should threfore be instituted before or in parallel to the treatment of infertility in order to reduce the couples' increased expectations of bodily and parental performance and to include also the male partner's psychological problems.

Einleitung

Die moderne Reproduktionsmedizin ist seit der ersten gelungenen außerkörperlichen Zeugung eines Menschen zunehmend ins Blickfeld der Öffentlichkeit geraten. Einerseits wird die Tatsache anerkannt und bewundert, daß nun so manchen Paaren mit unerfülltem Kinderwunsch zum eigenen Kind verholfen werden kann, zum anderen sind Ängste betreffend Manipulierbarkeit bzw. des Mißbrauches des genetischen Materials entstanden. Aber auch die Sterilitätsbehandlung per se wird durch die „Technisierung" zunehmend kritisiert aus psychologischer Sicht hauptsächlich aus 4 Gründen:

1) aus Sorge um das Wohl des Kindes wegen der „unnatürlichen Zeugung" (Petersen 1987),
2) aus Sorge um die Entwicklung der Paarbeziehung, wie verkraften Paare die Sterilitätsbehandlung bei Verwendung von gespendetem Samen? (Goebel u. Lübke 1987; Weller et al. 1989; Brähler 1986; Blaser u. Gigon 1989),
3) aus Sorge um mehr zu erwartende Komplikationen während Schwangerschaft und Geburt (Mushin et al. 1986; Yovich et al. 1986; Becker 1980),
4) aus Sorge um psychosoziale Schwierigkeiten durch die möglicherweise übersteigerten Erwartungen an das gewünschte Kind und an die Elternschaft (Becker 1980).

In der vorliegenden Studie wurde versucht, diese verschiedenen Fragestellungen zu operationalisieren und in einer retrospektiven Untersuchung statistisch auszuwerten.

Methode und Stichprobe

Die untersuchte Stichprobe bestand aus insgesamt 180 Personen, 130 davon zählten zur Behandlungsgruppe und 50 zur Kontrollgruppe (Abb. 1). In der Behandlungsgruppe waren 77 Personen, die durch eine IvF-Behandlung in unserem Institut zu

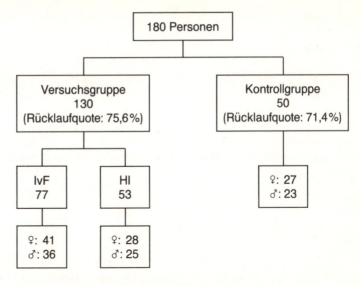

Abb. 1. Zusammensetzung der Stichproben

einem Kinde kamen und 53 Personen, die durch eine von uns durchgeführte HI Eltern wurden. Die Kontrollgruppe bestand aus Paaren, die auf natürlichem Wege ein Kind bekommen hatten. Sie wurden von 3 mit den Autoren befreundeten Gynäkologen in deren Praxen ersucht, an der Studie teilzunehmen. Die Frauen wurden gebeten, den „Fragebogen für die Mutter" auszufüllen und den „Fragebogen für den Vater" ihrem Mann zu geben. Beide Fragebögen wurden sodann anonym an unser Institut gesandt. Die Rücklaufquote betrug 71,4%.

172 Personen der Behandlungsgruppe erhielten die Fragebögen mit der Post zugesandt und schickten sie ebenfalls anonym per Post zurück. Die Rücklaufquote betrug hier 75,6%. Testinstrument war je ein strukturierter Fragebogen für „Mütter" und für „Väter", der insgesamt 67 Items enthielt, die häufig noch in Dimensionen wie Ausprägung, Häufigkeit u. a. gegliedert waren. Der Fragebogen enthielt folgende Abschnitte:

- Sozialdaten,
- Phase 1: Zeit vor Eintritt der Schwangerschaft,
- Phase 2: Schwangerschaft,
- Phase 3: Geburt,
- Phase 4: Wochenbett,
- Phase 5: Leben mit dem Kind.

Wir verglichen die IvF-Gruppe mit der Kontrollgruppe (KG), die HI-Gruppe mit der KG und die IvF-Gruppe mit der HI-Gruppe, Frauen und Männer getrennt.

Im folgenden werden nur jene Fragen behandelt, bei denen sich statistisch signifikante oder unseres Erachtens interessante Unterschiede ergaben.

Die Variablen wurden mittels des t-Tests bzw. χ^2-Tests auf Signifikanz geprüft.

Ergebnisse

Sozialdaten

Kinderwunschpatienten waren wie erwartet wegen der vorangegangenen Behandlungszeit signifikant älter als Paare, die spontan schwanger wurden. IvF-Frauen waren etwa um 3 Jahre älter als HI-Frauen.

In bezug auf Schulbildung unterschieden sich IvF-Männer signifikant von den Männern der KG, sie hatten durchsnittlich höhere Schulbildung, auch im Vergleich zu Männern der HI-Gruppe. Die Frauen unterschieden sich nicht signifikant was Bildung anbelangte.

Phase 1: Zeit vor der Schwangerschaft

Die Paare der Behandlungsgruppen waren gegenüber der KG verständlicherweise signifikant länger verheiratet oder lebten länger zusammen bevor das erste Kind geboren wurde. Interessanterweise gab der überwiegende Teil der KG an, daß die Schwangerschaft „erwünscht" war. In keinem Fall war sie ausgesprochen unerwünscht. In beiden Behandlungsgruppen gaben „nur" etwa 60% an, daß die Schwangerschaft „seit langem erhofft und gewünscht" war. Durchschnittlich 40% „begnügten" sich mit „erwünscht", was in einem erstaunlichen Gegensatz zur großen Intensität steht, mit welcher viele Paare, die wir in der Sterilitätspraxis sehen, sich ein Kind wünschen.

Signifikante Unterschiede ergaben sich erwarteterweise auch in der Behandlungsdauer bis zum Eintritt der Schwangerschaft: IvF-Frauen warten etwa 4,8 Jahre, HI-Frauen etwa 3,0 Jahre.

Phase 2: Schwangerschaft

Frauen der IvF-Gruppe gaben insgesamt signifikant weniger Schwangerschaftbeschwerden an als Frauen der KG. Die HI-Gruppe unterschied sich jedoch nicht signifikant von der KG, war aber doch signifikant öfter stationär aufgenommen als die KG (33,3% vs. 7,7%).

Bei der Auswertung der Items „Beschwerden" waren Frauen mit Zwillingsschwangerschaften vorher ausgeschlossen worden, um nicht Verschiebungen durch zwillingsbedingte Mehrbelastungen zu bekommen.

Aus unserer Erfahrung mit Kinderwunschpatienten wissen wir, daß der Leistungsdruck „ein Kind machen zu müssen" und das Mißtrauen der Patienten in die Funktionstüchtigkeit ihres Körpers oft groß sind. Uns war es in dieser Untersuchung deshalb wichtig, zu erfahren, wie sich das Mißtrauen in den Körper, der offenbar nur mit medizinischer Hilfe das tut was er soll, während der Schwangerschaft auswirkt, und wie die Paare mit dem veränderten Körperbild umgehen.

Insgesamt umfaßte dieser Teil 12 Items. In der Tabelle 1 sind die wichtigsten Ergebnisse dargestellt.

Tabelle 1. Emotionale Situation während der Schwangerschaft

	Frauen [%]			Männer [%]		
	IvF	KG	HI	IvF	KG	HI
„Ich hatte Zweifel, ob ich die Schwangerschaft zu Ende führen könnte."	42,9	16,5	42,9	41,2	0	24,0
„Ich fühlte mich nervös und angespannt."	33,7	61,5	25,0			
„Ich dachte, meinen Kind könnte bei der Geburt etwas zustoßen."	71,7*	38,5	60,7			

*Signifikant gegenüber KG.

Es stellte sich heraus, daß sowohl die Frauen als auch die Männer der Behandlungsgruppe signifikant mehr Zweifel an der Fähigkeit des Körpers, die Schwangerschaft zu Ende führen zu können, hatten als die Männer und Frauen der KG. Die Frauen der IvF-Gruppe zeigten außerdem gegenüber der KG mehr Ängste, daß dem Kind bei der Geburt etwas zustoßen könnte. Allgemeine Nervosität wurde eher von Frauen der KG während der Schwangerschaft empfunden.

Mit dem veränderten Körperbild gingen Frauen der KG ambivalenter um, indem sie die Negativa der Schwangerschaft mehr herausstrichen, während die Frauen der Behandlungsgruppe signifikant mehr positive Bewertungen der Schwangerschaft abgaben. Auch im Vergleich zu den Frauen der HI-Gruppe gaben die IvF-Frauen signifikant weniger negative Gefühle an.

Phase 3: Geburt

Zum einen ist in diesem Zusammenhang die Frage nach den somatischen Unterschieden zwischen den Behandlungsgruppen und der KG wichtig, zum anderen nach den Unterschieden in der subjektiven Einschätzung zwischen den untersuchten Gruppen, d. h. inwiefern decken sich Erwartungen, Ängste, Hoffnungen, die sich um eine Geburt knüpfen mit dem tatsächlichen Geburtserlebnis.

Somatische Aspekte
Im Vergleich zur KG (3,8%) wurde bei IvF-Frauen signifikant häufiger Sektio caesarea durchgeführt (40,9%, Zwillingsgeburten waren ausgeschlossen), was nur z. T. mit dem oben erwähnten höheren Alter zu tun haben dürfte. Auch in der Gruppe der HI-Frauen ist die Sektiorate signifikant höher (29,6%) als in der KG (3,8%). HI-Frauen erhielten auch signifikant häufiger wehenauslösende Mittel (28,0%, KG: 3,8%). Diese erhöhte Sektiorate, die auch andere IvF-Zentren fanden (National Perinatal Statistics Unit, Fertility Society of Australia 1987), läßt folgende Überlegungen zu:

Einerseits bietet sich als Begründung das höhere Alter der Behandlungsgruppe an, was sicher seine Berechtigung hat, andererseits ist die Altersdifferenz zwischen der IvF- und der HI-Gruppe nicht so groß, um den signifikanten Unterschied der Sektiorate der Gruppen zu rechtfertigen. Konsequenterweise ergibt sich daher die Frage nach dem Anteil der Geburtshelfer aber auch der Frauen an diesem Ergebnis. Ist es einerseits die „Sorge" der Geburtshelfer, besonders vorsichtig mit der so „mühsam" erzielten Schwangerschaft und dem daher besonders „kostbaren" Kind umzugehen? Andererseits konnten wir zeigen, daß die Frauen während der Schwangerschaft mehr körperbezogene Ängste zeigen, eine Unsicherheit, die sich sicherlich den Geburtshelfern mitteilt und von diesen als Appell aufgefaßt werden kann, mehr zu tun als unbedingt notwendig ist. Dieses Argument wird unserer Meinung nach dadurch unterstützt, daß sich auch die Sektiorate der HI-Frauen signifikant vom Durchschnitt abhebt, obwohl die Geburtshelfer erfahrungsgemäß selten über die Art der Zeugung in diesen Fällen Bescheid wissen.

Emotionale Aspekte

Wir ließen die subjektiven Erlebnisqualitäten einschätzen bzw. fragten nach individuellen Eindrücken.

Auf die Frage „erlebten Sie die Geburt so wie in Ihren Vorstellungen" ergaben sich keine signifikanten Unterschiede.

In der Einstellungsskala, in der wir die Vorstellung verschiedener Erlebnisqualitäten gegenüber den tatsächlich eingetretenen Emotionen bei der Geburt prüften, ließen sich Unterschiede feststellen. Frauen der KG (46,2%) fürchteten vorher mehr Schmerz als Frauen der HI-Gruppe (7,4%). Aber auch Frauen und Männer der IvF-Gruppe fürchteten signifikant mehr Schmerzen als die HI-Gruppe. Frauen der HI-Gruppe schätzten die Geburt signifikant weniger bedrohlich ein als die Frauen der KG.

Phase 4: Wochenbett

Gemessene Parameter dieses Abschnittes sind z.B. die Stillhäufigkeit bzw. das Vertrauen, daß der Körper „von selbst" funktioniert.

(Becker 1980 fand in seiner katamnestischen Untersuchung heraus, daß ehemalige Sterilitätspatientinnen 5mal weniger stillen als andere Frauen).

Eine weitere Frage war, ob und wie die Erinnerung an die Sterilitätsbehandlung nachwirke.

In der Stillhäufigkeit und Stilldauer ergaben sich keine signifikanten Unterschiede zur KG und zwischen den Untersuchungsgruppen. Der überwiegende Teil der Frauen stillte und gab an, „stolz" zu sein, es zu können. Der Anteil derer, die darüber erstaunt waren, daß der Körper funktioniere, war bei den Frauen und Männern der IvF-Gruppe höher als in der HI-Gruppe.

Auf die Frage, wie der Gedanke an die Zeugung nachwirke, ergaben sich interessanterweise zwischen den Frauen der IvF-Gruppe und der KG keine signifikanten Unterschiede.

Beide Gruppen gaben an, beim Gedanken an die Zeugung eher angenehm berührt zu sein. Bei den Männern der IvF-Gruppe hingegen gaben immerhin 30% an, beim

Gedanken an die Zeugung „eher unangenehm berührt" zu sein, was in der KG kein einziger Mann angab. Frauen der HI-Gruppe gaben hier zu 50% an, eher unangenehm berührt zu sein, (KG: 4,3%) die Männer zu 60,0%.

Die HI blieb sowohl den Frauen als auch den Männern in hochsignifikant unangenehmerer Erinnerung als den Paaren, die mit IvF behandelt wurden (Frauen: 11,1%, Männer 30,0%), obwohl die Prozedur einer HI ja ungleich einfacher ist als die der IvF.

Phase 5: Leben mit dem Kind

Der letzte Abschnitt unseres Fragebogens behandelte einerseits Fragen, die unmittelbar das Kind betreffen, wie somatische Aspekte oder die subjektive Einschätzung der Eltern über Betreuungsintensität und Beanspruchung durch die veränderte Haushaltssituation. Andererseits interessierte uns, wie sich IvF- bzw. HI-Patienten als Eltern erleben und wie hoch ihr Anspruch an die Mutter- bzw. Vaterrolle ist. Zuletzt ging es um die Einschätzung der derzeitigen Lebenszufriedenheit, ob das Leben mit dem Kind den Vorstellungen entspricht, und welche Erwartungen oder Befürchtungen vor der Geburt bestanden und welche davon tatsächlich eingetroffen sind.

Die Gruppe der IvF-Paare gaben signifikant weniger somatische Beschwerden ihrer Kinder (wie Koliken, Durchfall, Hautausschläge usw.) an als Frauen und Männer der KG. Zwischen den Frauen der HI-Gruppe und der KG ergaben sich hingegen keine signifikanten Unterschiede.

IvF-Frauen (68,4%) fühlten sich durch die Betreuung des Kindes signifikant „mehr belastet als gedacht" im Vergleich zu Frauen der HI-Gruppe (29,2%). Bei den Männern zeigte sich kein signifikanter Unterschied. Dieses Ergebnis könnte unmittelbar mit dem nächsten Punkt, dem Mutteridealbild, zusammenhängen: Angelehnt an eine Aufstellung von Mutteridealvorstellungen von Niemelä (1986) waren in unserem Fragebogen 13 Items für die verschiedensten Ansprüche an die Mutterrolle vorgesehen. In Tabelle 2 sind einige Items angeführt.

Allgemein hatten die Männer der beiden Behandlungsgruppen (IvF und HI) höhere Idealvorstellungen von einer Mutter als die Männer der KG. Hochsignifikant war dieser Unterschied bei den HI-Männern. In dieser Gruppe schätzen sich die Männer als Väter selbst idealer ein als dies die Männer der KG taten und wurden auch von ihren Partnerinnen im Vergleich zur KG signifikant idealer eingeschätzt.

In der Gegenüberstellung der Gruppen HI:IvF erwarteten Männer der IvF-Gruppe signifikant häufiger, daß eine Mutter ihre Bedürfnisse zurückstellen müsse als dies Männer der HI-Frauen tun. IvF-Frauen liegen bei diesem Item deutlich höher als Frauen der KG, was auch zu dem weiter oben erwähnten Item paßt, sich subjektiv mehr durch die Betreuung des Kindes belastet zu fühlen. Diese Gruppe fand auch das Item „Ich bin jede freie Minute mit dem Kind beschäftigt" zu 57,7% zutreffend, die KG nur zu 18,5%.

Die Erwartungen, die an die Geburt eines Kindes geknüpft sind, lassen sich in einen sozialen Anteil, einen subjektiven individuellen und einen partnerschaftlichen gliedern. Mehr Anerkennung von der Umgebung erwarteten sich besonders häufig die Männer der HI-Gruppe (45,8%, KG = 18,2%). Diese Erwartung war nach der Geburt tatsächlich eingetroffen.

Tabelle 2. Idealisierte Mutterbilder

	Frauen [%]			Männer [%]		
	IvF	KG	HI	IvF	KG	HI
„Eine Mutter sollte stabil sein."	89,5	66,2	82,1	54,3	21,7	75,0
„... immer für das Kind da sein."	79,5	70,4	75,0	80,0*	56,0	83,0
„... nicht egoistisch sein."	43,6*	25,9	64,3*	60,0*	34,8	69,0*
„... eigene Bedürfnisse gegenüber dem Kind zurückstellen."	25,6	11.1	25,0*	42,9*	13,0	13,6**
„... ihr Leben an das des Kindes mit Freuden anpassen	47,5	29,6	60,7*	50,0	45,5	75,0
„Für eine Frau ist Mutterschaft wichtig für ihre Zufriedenheit."	51,3	40,7	57,1	60,0	45,5	75,0

* Signifikant gegenüber KG.   ** Signifikant gegenüber IvF.

Tabelle 3. Erwartete und tatsächlich eingetroffene Vorstellungen und Befürchtungen der Frauen vor und nach der Geburt des Kindes

	Erwartet Frauen [%]			Eingetroffen Frauen [%]		
	IvF	KG	HI	IvF	KG	HI
„Ich werde in meiner Umgebung mehr anerkannt werden."	47,4	34,6	33,3	59,5	42,3	46,2
„Ein Kind wird unser Leben fröhlicher und unbeschwerter machen."	78,4	53,8	82,1*	89,2	61,5	81,5
„Mit Kind werden wir das Planen unserer Zukunft sinnvoller finden."	94,7	77,8	82,1	100*	74,1	88,9
„Meine Eltern bzw. Schwiegereltern werden sich zu oft um die Pflege unseres Kindes kümmern."	18,9	34,6	25,0	25,0	34,6	37,0
Mit Kind werde ich mich selbstsicherer fühlen."	52,8	29,6	42,9	58,3	51,9	51,9
„Mit Kind werden wir mehr gemeinsam unternehmen."	55,6	55,6	55,6	55,6	55,6	61,5
„Mit Kind werden wir besser miteinander auskommen."	36,1	29,6	25,0	42,9	29,6	48,1

*Signifikant gegenüber KG.

Tabelle 4. Erwartete und tatsächlich eingetroffene Vorstellungen und Befürchtungen der Männer vor und nach der Geburt des Kindes

	Erwartet Männer [%]			Eingetroffen Männer [%]		
	IvF	KG	HI	IvF	KG	HI
„Ich werde in meiner Umgebung mehr anerkannt werden."	29,4	18,2	45,8	45,7	42,9	60,9
„Ein Kind wird unser Leben fröhlicher und unbeschwerter machen."	80,0	52,4	79,2	85,3	60,0	87,0
„Mit Kind werden wir das Planen unserer Zukunft sinnvoller finden."	91,4	57,1	79,2	94,3*	70,0	82,6
„Meine Eltern bzw. Schwiegereltern werden sich zu oft um die Pflege unseres Kindes kümmern."	8,8	40,9	41,7**	23,5	23,8	39,1
„Mit Kind werde ich mich selbstsicherer fühlen."	45,7	38,1	50,0	51,4	57,1	56,5
„Mit Kind werden wir mehr gemeinsam unternehmen."	62,9	76,2	66,7	68,6	76,2	69,6
Mit Kind werden wir besser miteinander auskommen."	54,3	25,0	60,9	68,6	42,1	50,0

*Signifikant gegenüber KG. **Signifikant gegenüber IvF.

Signifikant mehr Fröhlichkeit und Unbeschwertheit mit dem Kind erwarteten alle Untersuchungsgruppen im Vergleich zur KG, die Erwartungen trafen dann auch ein. Dieses Ergebnis läßt darauf schließen, daß die Zeit der Kinderlosigkeit von allen als bedrückend erlebt worden war.

„Mit Kind werden wir besser miteinander auskommen" erwarteten besonders die Männer der Behandlungsgruppen, woraus sich ersehen läßt, wie belastet die Partnerschaft durch den unerfüllten Kinderwunsch letztlich war. Auch diese Vorstellungen trafen überwiegend tatsächlich ein. Mehr Selbstsicherheit durch die Elternschaft erwarteten ungefähr die Hälfte aller Personen der Untersuchungsgruppen; die Erwartungen wurden z. T. sogar übertroffen (Tabelle 3 und 4). Betrachtet man die Ergebnisse der Fragen nach der Lebenszufriedenheit, so sieht man, daß die Frauen beider Untersuchungsgruppen signifikant häufiger (IvF = 57,1%, HI = 57,1%) als die KG (18,5%) angaben sowohl „sehr zufrieden" zu sein als auch daß die Zufriedenheit mit Kind höher sei als ohne Kind (IvF = 87,5%, HI = 82,1%, KG = 48,1%). Die Männer unterschieden sich hier nicht signifikant von der KG, was darauf hindeuten könnte, daß Männer ihr Lebensglück nicht so sehr von der Existenz eines Kindes abhängig machen. Andererseits gaben gegenüber der KG (0%) signifikant mehr Männer der IvF-Gruppe (25%) an, daß ihre Lebenszufriedenheit schwanke.

Schlußfolgerungen

Aus der vorliegenden Arbeit lassen sich Konsequenzen für die Arbeit in der Sterilitätspraxis ableiten.

Ambivalenz

Aus der Literatur und aus eigener Erfahrung wissen wir, wie sehr Kinderwunschpatienten ambivalente Gefühle im Zusammenhang mit einer Schwangerschaft beiseite schieben. (Brähler 1986; Fiegl u Kemeter 1989). Auch aus den vorliegenden Ergebnissen (Beschwerden, Umgang mit dem veränderten Körperbild etc.) ist zu ersehen, daß die Patienten einerseits weniger bereit sind negative Gefühle zu äußern, andererseits differenziertere Aussagen über ihre Gefühle in der Schwangerschaft machen. Dies läßt einige Interpretationsmöglichkeiten zu, die einander nicht ausschließen:

a) Die Freude über die Schwangerschaft und das Kind ist so groß, daß die negativen Aspekte (Beschwerlichkeiten) nicht so sehr ins Gewicht fallen.
b) Das Mutteridealbild und das Bedürfnis nach Anerkennung von der Umgebung sind so groß, daß eher sozial erwünschte Antworten gegeben werden, bzw. Angaben vermieden werden, die den eigenen hohen Ansprüchen nicht genügen. Dies trifft besonders auf die Personen zu, an welchen die Sterilitätsursache liegt: IvF-Frauen und HI-Männer.
c) Der Altersunterschied zwischen Behandlungsgruppen und KG spielt sicher in der Bewertung von Belastungen und Einstellungen eine große Rolle. Während Frauen der KG überwiegend „allgemeine Nervosität und Anspannung" als Gefühle während der Schwangerschaft angaben, litten Kinderwunschfrauen einerseits an Zweifeln betreffend ihre Körperfunktionen, andererseits an Ängsten, das Kind zu verlieren. Die Kinderwunschfrauen sind möglicherweise in der Lage, ihre Ängste differenzierter zu beschreiben als die KG, denn sie machen die „Nervosität" offenbar schon während der ganzen Behandlung durch. Oder sie müssen ihre Nervosität als „egoistisch" und nicht in ihr Mutteridealbild passend von ihrer Person ablenken und in eine „Angst um das Kind" projizieren, was sozial auch anerkannter ist.

Druck durch die Kinderlosigkeit

Es ist wichtig, während der Behandlung mehr Augenmerk auf die Zeit nach Erfüllung des Kinderwunsches zu legen im Sinne einer Entlastung von der Elternidealvorstellung. Denn die hohen Idealvorstellungen, welche Männer in den Behandlungsgruppen von den Müttern haben, könnten die Frauen unter erheblichen Leistungsdruck bringen und bei ihnen Versagensängste auslösen.

Wichtig wird sein, den Druck des Kinderwunsches auf die Paarbeziehung zu thematisieren, zu ergründen, wieviel Raum der Wunsch innerhalb der Partnerschaft einnimmt und welche Ressourcen das Paar hat, sich zu entlasten (Fiegl u. Kemeter 1989). Interessanterweise bezeichnen Männer der IvF-Gruppe signifikant häufiger ihre Lebenszufriedenheit als schwankend, was eine vorsichtige Frage dahingehend aufwirft, ob diese Paarbeziehungen etwa besonders symbiotisch sind (Stauber 1984). Die Männer hätten dann zwar einerseits ihren Kinderwunsch erfüllt bekommen, andererseits aber durch das Kind die gewohnte Symbiose mit der Frau verloren. Die Partnerin kann ihr Bedürfnis nach Symbiose nun mit dem Kind stillen.

Verarbeitung der künstlichen Befruchtung

Besonders deutlich zeigte sich, wie unangenehm die künstliche Befruchtung in Erinnerung bleibt und wie wichtig es daher sein muß, vor und während der Behandlung auf diese Gefühle einzugehen und gleichzeitig die Paare gut über alle Aspekte der Behandlung zu informieren, damit nicht so leicht falsche und angstmachende Vorstellungen und Fantasien entstehen können.

Ganz wichtig scheint dies für die Paare mit HI zu sein (Brähler 1986), denn besonders die Männer dieser Gruppe behalten die Behandlung in unangenehmer Erinnerung. Das kann einerseits Ausdruck der narzißtischen Kränkung durch die Infertilität sein, andererseits mit Phantasien um den anonymen „potenteren" Spender verbunden sein.

Betreuung der Männer

Männern soll überhaupt mehr Augenmerk geschenkt werden; sie können insgesamt offenbar schlechter als ihre Frauen mit dieser Behandlung umgehen. Einerseits hat diese Behandlung nichts oder nur sehr wenig mit ihrer Vorstellung von Zeugung zu tun und sie kommen sich eher ausgeschlossen vor, andererseits dürften sie den Kinderwunsch mehr als Belastung für ihre Partnerschaft empfinden, während die Frauen eher subjektiv selbst darunter leiden.

Blaser u. Gigon (1989) kommen in ihrer Studie über die Auswirkungen der HI auf die männliche Psyche zu dem Ergebnis, daß sich keine auffälligen Unterschiede zwischen sterilen und fertilen Männern erkennen lassen. Dieses vor oder während der Sterilitätsbehandlung gefundene Resultat ihrer Studie deckt sich also nicht mit unseren nach „erfolgreicher" Behandlung gefundenen Ergebnissen.

Obwohl diese Ergebnisse mit Vorbehalt interpretiert werden müssen, da Unterschiede wie Alter und Schulbildung zwischen Untersuchungsgruppen und Kontrollgruppe bestehen, und die vielen Einzeldaten noch auf Zusammenhänge überprüft werden sollen (was bei der Zusammensetzung der Kontrollgruppe noch nicht möglich war), stehen sie jedoch insgesamt in guter Übereinstimmung mit den von uns kürzlich angegebenen Strategien im Umgang mit Sterilitätspatienten (Fiegl u. Kemeter 1989). Jedenfalls wird diese Studie fortgesetzt mit dem Ziel, eine größere und passendere KG zu finden.

Literatur

Becker R (1980) Schwangerschaftsverlauf, Geburt und postpartale Entwicklung bei Sterilitätspatientinnen mit anschließend erfülltem Kinderwunsch. Med Dissertation, Universität Berlin

Blaser A, Gigon U (1989) Auswirkungen der artifiziellen Insemination mit Spendersamen auf die Psyche des Ehemannes. In: Kemeter P, Lehmann F (Hrsg) Psychosomatik der Infertilität. Springer, Berlin Heidelberg New York Tokyo, S 58–64

Brähler C (1986) Fertilitätsstörung – Kränkung und Herausforderung. In: Brähler E (Hrsg) Körpererleben ein subjektiver Ausdruck von Leib und Seele; Beiträge zur psychosomatischen Medizin, Springer, Berlin Heidelberg New York Tokyo, S 181–186

Brähler C, Meyhöfer W (1986) Zur Bedeutung von Partnerschaft und Körpererleben bei heterologer Insemination. Fertilität 2:161–168

Fiegl J, Kemeter P (1989) Die In-vitro-Fertilisation aus der Sicht einer gynäkologisch-psychologischen Zusammenarbeit. Fertilität 5:156–161

Goebel P, Lübke F (1987) Katamnestische Untersuchung an 96 Paaren mit heterologer Insemination. Geburtshilfe Frauenheilkd 47:636–640

Mushin DN, Barreda-Hanson MC, Spensley JC (1986) In vitro fertilization children: Early psychosocial development. J Vitro Fertil Embryo Transfer 3:247–252

Niemelä P (1986) Ambivalent feelings about motherhood. (Vortrag gehalten am 25. Juni 1986 in Wien in der Österreichischen Gesellschaft für Psychosomatik in der Gynäkologie und Geburtshilfe)

Petersen P (1987) Manipulierte Fruchtbarkeit. Problematik der Retortenbefruchtung (In-vitro-Fertilisation) aus der Sicht eines Psychsomatikers. Fertilität 3:99–109

Stauber M (1984) Psychosomatische Befunde bei Sterilität. In: Frick – Bruder V, Platz P (Hrsg) Psychosomatische Probleme in der Gynäkologie und Geburtshilfe. Springer, Berlin Heidelberg New York Tokyo, S 139–146

Strauß B, Ulrich D (1988) Aufgaben der Psychosomatik in der Reproduktionsmedizin. Fortschr Med 106:26:45–50

Weller J, Sobeslavsky I, Guzy J (1989) Wie entwickeln sich Partnerschaft und Kinder? Langzeitbeobachtung nach heterologer Insemination. Sexualmedizin 2:57–60

Yovich JL, Parry TS, French NP, Grauaug A (1986) Developmental assessment of twenty in vitro fertilization (IVF) infants at their first birthday. J Vitro Fertil Embryo Transfer 3:253–257

Zum Ergebnis

In diesem Beitrag werden insgesamt 180 Frauen und Männer bzw. Paare anhand von Fragebögen retrospektiv untersucht; 77 nach erfolgreicher In-vitro-Fertilisation und 53 nach erfolgreicher heterologer Insemination. Als Kontrollgruppe werden 50 Personen herangezogen, die auf natürlichem Wege ihr Kind bekommen haben.

Neben Sozialdaten erfaßte der Fragebogen Daten zu den verschiedenen Stadien von der „Zeit vor Eintritt der Schwangerschaft" über „Schwangerschaft", „Geburt", „Wochenbett" bis zum „Leben mit dem Kind".

Die 3 Gruppen werden hinsichtlich der somatischen Befindlichkeit von Eltern und Kind sowie emotionaler Aspekte im Erleben von Schwangerschaft, Geburt und Elternschaft miteinander verglichen.

Eine Fülle praxisnaher einzelner deskriptiv-phänomenologischer Daten wird im Hinblick auf die weitere Praxisnutzung aufbereitet und diskutiert. Die Ergebnisse bieten Anregungen für zukünftige empirisch begründete medizinpsychologische Fragestellungen und deren methodisch exakte Untersuchung im Bereich der Reproduktionsmedizin.

Die Redaktion

IV. Zur psychologischen Betreuung

Psychologische Betreuung von Sterilitätspatienten: Aufgaben, Probleme und konzeptionelle Überlegungen

B. Strauß, D. Ulrich

Zusammenfassung

Auf der Basis umfangreicher psychologischer Untersuchungen der Situation steriler Paare ist die Notwendigkeit einer psychologischen Betreuung von Patienten in der Sterilitätsbehandlung mittlerweile unumstritten. Neben Funktionen bei der Indikationsstellung und Entscheidung für spezifische Maßnahmen, können Psychologen Aufgaben zukommen, wie eine kontinuierliche Beratung der Patienten, Supervision des Personals reproduktionsmedizinischer Einrichtungen und Hilfen bei der Verarbeitung von Behandlungsmißerfolgen und -erfolgen. Einer Realisierung dieser Aufgaben steht eine eher geringe Akzeptanz psychologischer Maßnahmen von Seiten der betroffenen Patienten gegenüber, die ihren Ursprung in spezifischen Merkmalen steriler Paare zu haben scheint, beispielsweise in ihrer Tendenz, sich „normal" darzustellen. In diesem Zusammenhang sind spezielle Probleme zu diskutieren, die aus der Kluft zwischen einer in hohem Maße technisierten Reproduktionsmedizin und dem psychologischen Anspruch resultieren, emotionale Aspekte der Sterilität und ihrer Behandlung zu verdeutlichen und zu vertiefen, aber auch Schwierigkeiten, denen Psychologen in der Auseinandersetzung mit in der Sterilitätsbehandlung tätigen Ärzten begegnen. Soll eine psychologische Betreuung effektiv sein, dann müssen einige Aspekte der Beziehung zwischen Patientinnen bzw. Paaren und Psychologen reflektiert werden, wie Übertragungs-Gegenübertragungskonstellationen, die vom Geschlecht, speziellen Erfahrungen und Einstellungen der Psychologen abhängig sein können. Ebenso wie diese Beziehungscharakteristika ist die Frage nach der Organisationsform psychologischer Betreuung von Sterilitätspatienten wichtig. Nach den vorliegenden Erfahrungen ist dabei eine teamzentrierte Kooperation einer patientenzentrierten vorzuziehen, vorausgesetzt, daß die Psychologen ein gewisses Maß an Unabhängigkeit und Entscheidungsfreiheit behalten.

Summary

Based on many comprehensive psychological investigations of the situation of couples suffering from infertility, the need for psychological counselling is undisputed. Besides specific tasks in making decisions about several medical interventions, psychologists should provide continuous counselling for couples in treatment, supervise the staff in reproductive medicine units and help patients cope with unsuccessful or successful treatment. These tasks are often aggravated by a low level of acceptance of psychological help, which originates from specific characteristics of sterile couples such as their tendency to represent themselves as normal. In connection with these characteristics, special problems have to be discussed resulting from the gap between the very technical nature of reproductive medicine on the one hand and the psychological claim to explain and to deepen emotional aspects of infertility and its treatment on the other. Of similar importance are problems resulting from the cooperation between psychologists and physicians engaged in the treatment of infertility. To provide effective psychological counselling, specific aspects of the relationship between the patients or couples and psychologists have to be considered, such as transference and countertransference depending on the sex of the psychologist and his or her experiences and attitudes. Of similar importance is the question of the organization of psychological counselling. Based on the authors' experience, team-centered cooperation should be preferred to patient-centered cooperation provided that the psychologist is able to keep a certain independence and an ability to make decisions.

Die Notwendigkeit psychologischer Maßnahmen in der Reproduktionsmedizin

Die Reproduktionsmedizin hat in den letzten 15 Jahren eine rapide Entwicklung durchlaufen. Kaum ist das erste, durch eine extrakorporale Befruchtung gezeugte Kind 10 Jahre alt geworden (am 25. 7. 1988), da sind reproduktionsmedizinische Spezialeinrichtungen in vielen Ländern schon gar nicht mehr wegzudenken. In der BRD sind es nach jüngsten Angaben (Fertilität 1988) mindestens 51 Einrichtungen, in denen beispielsweise die In-vitro-Fertilisation (IvF) praktiziert wird. Bereits vor der Geburt der ersten „Retortenkinder" entwickelte sich um die neue Reproduktionstechnik eine heftige Diskussion, bei der insbesondere die Auswirkungen auf das Individuum und die Gesellschaft im Vordergrund standen (z. B. Arditti et al. 1985; Corea 1985; Zipfel 1987). Beiträge aus der Psychologie und Psychosomatik zu dieser öffentlichen Diskussion sind lange auffallend gering gewesen. Beide Disziplinen sahen sich statt dessen vor die vollendete Tatsache eines hochentwickelten Behandlungsangebotes für sterile Paare gestellt, das es allenfalls galt, nun wissenschaftlich zu beleuchten. Die Haltung der psychosomatischen Medizin in diesem Feld wurde kürzlich von Speidel (1989) sehr provokativ charakterisiert. Er meint, daß man sich zu recht fragen müsse, ob die Psychosomatik sich deutlich genug zur künstlichen Befruchtung geäußert habe, „dieser Perversion des Zeugungsaktes, anstatt sie der unheiligen Allianz von zur Kinderaufzucht ungeeigneten Eltern und der von einer Machbarkeitsideologie und dem Konkurrenzdruck besessener Gynäkologen zu überlassen" (S. 121).

Die Enthaltsamkeit der Psychologie und psychosomatischen Medizin gilt sicher nicht für die wissenschaftliche Betrachtung der Sterilität und deren Behandlung, mit denen sich die Disziplinen schon lange bevor die heute gängigen Behandlungsmethoden verfügbar waren, beschäftigten (z. B. Deutsch 1925; Benedek et al. 1953; Langer 1953; Condrau 1965). Inzwischen sind eine Menge spezifischer Fragen im Zusammenhang mit dieser Thematik aus psychologischer Sicht behandelt. Betrachtet man die hierzu vorliegenden Übersichten (beispielweise Stauber 1979, 1984; Lukesch 1983; Frick-Bruder 1985, 1988; Knorre 1986; Ulrich 1987; Ulrich et al. 1988; Dennerstein u. Morse 1988), dann lassen sich diese Fragen untergliedern in psychologische Merkmale von Sterilitätspatienten, die individuelle Funktion des Kinderwunsches und die Psychosomatik der Sterilität, die Frage nach der Motivation zur Kinderwunschbehandlung, Kennzeichen der Paardynamik bei Partnern mit Sterilitätsproblemen, die Folgen und Begleiterscheinungen der Behandlung und die Struktur der Arzt-Patient-Beziehung in diesem Spezialgebiet der Gynäkologie. Auch wenn damit längst nicht alle Fragen geklärt und einige Aspekte noch äußerst unzureichend untersucht sind (z. B. die Bedeutung der männlichen Partner, vgl. Bents 1985), läßt sich aus den vorliegenden Befunden doch die Notwendigkeit der Berücksichtigung psychosozialer Faktoren bei der Behandlung der Sterilität ableiten und dementsprechend die Einbeziehung psychologischer Maßnahmen bei der Patientenbetreuung.

> Thus the clinician involved with IVF needs to be aware of psychological and social aspects of the etiology, maintenance, sequelae and adaptation to infertility. Psychiatrists, psychologists and social workers have to be integral members of the IVF-team (Dennerstein u. Morse 1988, S. 159).

Einige wenige der oben genannten Zentren in der BRD haben mittlerweile versucht, diese Forderung zu erfüllen (vgl. Fertilität 1988). Wenn auch der Bedarf eines „psychosomatischen Ansatzes" in der Sterilitätsbehandlung schon früh festgestellt wurde (z. B. Stauber 1979), liegen bislang nur wenige Ergebnisse zur Effektivität dieses Ansatzes vor. Theoretische Überlegungen zu den Zielen und Aufgaben einer psychologischen Betreuung von Sterilitätspatienten, den möglichen Organisationsformen, den Schwierigkeiten sowie Spezifika der Beziehung zwischen dem sterilen Paar und einem/er Psychologen/in innerhalb des Teams fehlen weitgehend. Dieser Beitrag, der auf unterschiedlich strukturierten Erfahrungen in diesem Feld basiert, soll zur Konzeptualisierung psychologischer Maßnahmen im Bereich der Sterilitätsbehandlung, insbesondere der IvF, beitragen. Die Überlegungen, die in den nachfolgenden Abschnitten angestellt werden, erfolgen vorwiegend aus einer eher tiefenpsychologischen Sicht, die sich nach der Erfahrung der Autoren als praktikabel erwiesen hat. Dazu kommt, daß sich bisherige Ansätze zur psychologischen Betreuung steriler Paare vornehmlich an psychoanalytischen Modellen orientieren, jene aus anderen theoretischen Bereichen dagegen noch wenig elaboriert erscheinen (z. B. Berwald 1987).

Aufgaben und Ziele psychologischer Maßnahmen

Bei einer Betrachtung der Aufgaben und Ziele psychologischer Maßnahmen ist anzumerken, daß die psychologische Betreuung reproduktionsmedizinischer Einrichtungen in vielen Fällen das Ergebnis einer „Zwangsehe" ist, die zu einer Zeit geschlossen wurde, in der noch häufiger psychologische Gutachten notwendig waren, um eine extrakorporale Befruchtung v. a. vor den Krankenkassen zu rechtfertigen (etwa durch den Nachweis, daß die Unfruchtbarkeit der Frau noch „zu tiefgreifenden psychischen und psychosomatischen Ausnahmesituationen führen kann"; vgl. Schlund 1985). Die gutachterlichen Aufgaben sind mittlerweile eher in den Hintergrund gerückt, könnten aber im Rahmen jüngster Veränderungen im Hinblick auf die Kostenübernahme wieder an Bedeutung gewinnen.

Abgesehen von dieser sehr speziellen Problematik ist es auf der Basis der psychologisch-psychosomatischen Literatur zur Sterilität und deren Behandlung einfach, die Aufgaben und Ziele psychologischer Maßnahmen in diesem Feld festzulegen.

Psychologische Aufgaben in der Reproduktionsmedizin:
- Abklärung der Kinderwunschmotivation,
- Entscheidungsfindung für bestimmte medizinische Maßnahmen,
- kontinuierliche Beratung (evtl. auch Psychotherapie) von Patientin und deren Partner,
- Krisenintervention (bezogen auf die Patientin und die Arzt-Patient-Beziehung),
- Supervision medizinischen Personals,
- Hilfen bei der Verarbeitung von „Erfolg" und „Mißerfolg".

Sicherlich ist es eine wichtige Funktion der Psychologen, den Ärzten in der Reproduktionsmedizin eine Entscheidungshilfe bei der Indikationsstellung und der Planung konkreter Behandlungsschritte zu bieten. Wie Davies-Osterkamp mit ihrem Beitrag zu diesem Band zeigt, sind die Kriterien, an denen sich derartige Entscheidungshilfen orientieren können, bislang noch wenig ausgearbeitet und bedürfen noch systematischerer Erforschung. Darüber hinaus sollte eine umfassende Beratung der Patientinnen bzw. der Paare im Verlauf der Behandlung in jedem Fall der Schwerpunkt der psychologischen Arbeit sein. Diese Beratung kann vielerlei Ziele haben. Global gesprochen soll sie dazu dienen, die emotionalen Aspekte der Behandlung und des Kinderwunsches zu vergegenwärtigen und zu bearbeiten und dem Paar bei der Bewältigung einzelner Behandlungsmaßnahmen und deren Ergebnisse zu helfen. Spezifische Vorschläge für eine derartige Beratung machten z. B. Sarrel u. De Cherney (1985), Knorre (1986), Springer-Kremser (1987) oder Bowen u. Oke (1989). Auf die speziellen Probleme hierbei soll weiter unten ausführlicher eingegangen werden.

Mittlerweile liegen einige Befunde dazu vor, wie diverse Behandlungsschritte, speziell im Rahmen der IvF-Behandlung, von den Patientinnen und deren Partnern erlebt werden, was Hinweise darauf zuläßt, *wann* psychologische Unterstützung besonders notwendig sein könnte (z. B. Kentenich et al. 1987; Hölzle 1989). Diese Befunde legen beispielsweise nahe, daß es weniger die konkreten diagnostischen oder therapeutischen Maßnahmen sind, die von den Betroffenen als besonders belastend erlebt werden (mit Ausnahme der Follikelpunktion in der Studie von Hölzle 1989), sondern eher die Wartezeiten, etwa auf die Follikelreifung, Befruchtung oder auf das Ende des Zyklus. Mit Abstand am belastendsten wird in beiden Studien (wie auch in einer eigenen Studie; vgl. Strauß et al., in diesem Band) das Eintreten der Regelblutung nach erfolgtem Embryotransfer bewertet. Darüber hinaus wurde in mehreren Untersuchungen darauf hingewiesen, daß im Verlauf der Behandlung eine

Reihe von Problemen entsteht, die unter Umständen ohne psychotherapeutische Hilfe nicht zu bewältigen sind. Um einige Beispiele zu nennen: Hölzle (1989) berichtet, daß von 44 Frauen 52% psychische Probleme im Verlauf der Behandlung äußerten, vorwiegend Depression, Angst und Anspannung. Bei Kentenich et al. (1987) waren es unter 195 Frauen 65%, die diese Probleme nannten. In einer eigenen Untersuchung mit einem relativ hohen Anteil „erfolgreicher" Patienten, gaben 33% von 103 Frauen psychische Probleme an (Strauß et al., in diesem Band). Neben psychischen Problemen, die sich v. a. in affektiven Veränderungen äußern, werden häufig berufliche Schwierigkeiten als Folge der Behandlung genannt (17% bei Strauß et al.; 41% bei Kentenich et al.; 23% bei Hölzle) sowie sexuelle Schwierigkeiten (14%, 12% bzw. 9%), die unter Umständen psychologischer Hilfe bedürfen. Im Zusammenhang mit den sexuellen Schwierigkeiten ist darauf hinzuweisen, daß viele Paare offenbar bereits vor Beginn der Behandlung unter sexuellen Schwierigkeiten leiden, nach Nijs et al. (1984) sogar 50%. Einschränkend ist anzumerken, daß die erwähnten Untersuchungen in der Regel nur retrospektive Beurteilungen erfaßten, ohne diese den Angaben von Vergleichsgruppen gegenüberzustellen. Auf der Grundlage der vorliegenden Befunde zur Sterilitätsbehandlung läßt sich aber mit einiger Sicherheit feststellen, daß die Behandlung durch deren großen Aufwand das Freizeitverhalten und die berufliche Situation (v. a. der Frau) wesentlich tangiert. Da im Verlauf der meist mehrjährigen Sterilitätsbehandlung sexuelle Aktivitäten im Hinblick auf einzelne Behandlungsschritte „geplant" werden, kann man mit ähnlicher Sicherheit davon ausgehen, daß sexuelle Probleme von sterilen Paaren übermäßig häufig geäußert werden (vgl. dazu Ulrich et al. 1988).

In den erwähnten Untersuchungen hat sich immer wieder bestätigt, daß Patientinnen im Lauf der Sterilitätsbehandlung unzufrieden sind mit der Vermittlung spezifischer Informationen. Dementsprechend ist die Informationsvermittlung ein möglicher Ansatzpunkt, um die Patientin in Kontakt mit einem Psychologen zu bringen, der dann die Aufgabe mit übernehmen könnte, frühzeitig über seelische, körperliche und zeitliche Belastungen im Verlauf der Behandlung aufzuklären und unter Umständen von vornherein mit der Patientin oder dem Paar Strategien zum Umgang mit einem möglichen Behandlungsmißerfolg zu entwickeln (vgl. Hölzle 1989). Diese Art der Aufklärung sollte aber kein Ersatz für die ärztliche Aufklärung sein, ebensowenig sollte den Psychologen die ausschließliche Aufgabe zukommen, Paare vor einer Behandlung zu desillusionieren.

Wie bereits erwähnt, erwiesen sich in den genannten 3 Untersuchungen zur Beurteilung der Behandlung die Momente des Eintretens der Regelblutung bei Behandlungsmißerfolg als die subjektiv belastendsten. Dementsprechend sind die Hilfestellungen, die bei der Bewältigung von Behandlungsmißerfolgen geleistet werden können, und damit bei der Bewältigung der Unfruchtbarkeit, ein wesentlicher Aspekt der psychologischen Arbeit. In der Regel wird die Patientin oder das Paar sich selbst überlassen, nachdem feststeht, daß ein Eingriff wie die IvF auch nach mehrfacher Durchführung nicht zum Erfolg geführt hat. Hölzle (1989) stellte in diesem Zusammenhang zu recht die Frage, „wer sich denn anschließend um die Paare kümmere, deren Leidensdruck angeblich so viele Forscher und Experten auf den Plan ruft" (S. 49). Greenfield et al. (1988) beispielsweise beschreiben, daß „Trauerreaktionen" nach fehlgeschlagener IvF deutlich in ihrer Intensität variieren können, und daß intensivere Formen dieser Reaktion zu einer Phase von Trauer führen können, die letztlich psychotherapeutische Maßnahmen unerläßlich erscheinen läßt. Von 97 Patienten, die von Greenfield et al. (1988) untersucht wurden, wünschten immerhin 20 *von sich aus* psychologische Hilfe nach mißglücktem ersten IvF-Versuch. Viele psychische Reaktionen dieser Patienten ähnelten jenen, die Frauen nach Fehlgeburten zeigen, wobei besonders heftige Reaktionen aufgrund des Ausmaßes der „Fixierung" auf eine Schwangerschaft vorhersagbar erschienen, die unter Umständen, etwa durch Förderung unrealistischer Erwartungen von Seiten des Personals, begünstigt werden kann. Von den 20 Frauen, die psychologische Hilfe suchten, waren die Reaktionen bei 17 geringgradig gekennzeichnet durch Angst, Enttäuschung und Schuldgefühle und relativ gut zugänglich innerhalb weniger Beratungsgespräche, während die Reaktionen bei 3 Frauen von der oben beschriebenen Intensität waren (derartige Reaktionen wurden von den Autoren übrigens vornehmlich nach der ersten Mißerfolgserfahrung, d. h. im ersten IvF-Zyklus beobachtet). In ähnliche Richtung weisen die Befunde von Baram et al. (1988), die in einer Stichprobe von 50 Paaren nach einer erfolglosen IvF massive negative Auswirkungen auf die Partnerbeziehung, das Sexualleben und den Lebensstil feststellten. 66% der Frauen und 40% der Männer berichteten von einer depressiven Verstimmung, z. T. klinischen Ausmaßes, infolge der IvF, die allerdings mit der Zeit abnahm. 94% der Frauen und 64% der Männer berichteten darüberhinaus über verschiedenartige psychische und somatische Beschwerden.

Ähnlich wichtig wie die Hilfe bei der Bewältigung des Mißerfolges erscheint die Hilfe bei der Bewältigung eines Behandlungserfolges zu sein, so paradox dies auch klingen mag. Die Erfahrung zeigt, daß viele Paare oft große, z. T. aber stark verleugnete Schwierigkeiten haben, wenn eine Behandlung zur Schwangerschaft geführt hat (z. B. Ängste, das Kind zu verlieren). Dies trifft keineswegs nur zu, wenn – wie dies im Zusammenhang mit der extrakorporalen Befruchtung besonders häufig ist – Mehrlingsschwangerschaften auftreten. In der klinischen Arbeit mit sterilen Paaren fällt im Verlauf der Behandlung oft auf, wie wenig sich Frauen wie Männer in ihrer Phantasie die Zeit nach einem möglichen Behandlungserfolg ausmalen können und die positiven *und* negativen Aspekte von Mutterschaft bzw. Elternschaft sich vorzustellen in der Lage sind. Dies kann damit zusammenhängen, daß bei vielen sterilen Paaren eine Unfähigkeit zu bestehen scheint, die mit dem Kinderwunsch wohl üblicherweise verknüpfte Ambivalenz zuzulassen (Frick-Bruder 1988).

Eine weitere wichtige Aufgabe schließlich ist es, dem medizinischen Personal in der reproduktionsmedizinischen Institution Beratung und Supervision anzubieten. Hierzu liegen generell noch relativ wenige Erfahrungen vor. Das Bedürfnis nach einer Möglichkeit, die eigenen Schwierigkeiten mit der Behandlung von einzelnen Patienten zu besprechen, ist meist sowohl bei Ärzten als auch beim medizinisch-technischen und beim Pflegepersonal überdeutlich. Eine der wenigen empirischen Arbeiten, die sich mit den Belastungen des medizinischen Personals auseinandersetzt, stammt von Harris u. Bond (1987). Ein Fallbeispiel mag die Notwendigkeit der Beratung des Personals demonstrieren:

Ein Paar wurde an die psychosomatische Abteilung weiterverwiesen mit dem Hinweis, daß sich die Betreuung beider Partner sehr schwierig gestalte und diese alle im Rahmen der Behandlung durchgeführten Maßnahmen auf das strengste kritisierten. Im Gespräch mit dem Paar wurde deutlich, daß die 31jährige Frau, die seit frühester Kindheit an (kaum merklichen) spastischen

Lähmungen leidet, seit mehreren Jahren ausgeprägten Kinderwunsch besitzt, der in der letzten Zeit noch ausgeprägter wurde, da die beiden Partner eine Klausel des Wohnungsbauförderungsgesetzes in Anspruch nehmen wollten. Hierzu wäre es nötig gewesen, bis zu einem bestimmten Datum ein Kind „vorweisen" zu könnne. Im Laufe des Gesprächs beklagten sich beide Partner heftigst über die Behandlung in der Klinik, man würde sie beide nicht respektieren, ihre Wünsche nicht ernst nehmen und ihnen einzelne Behandlungsmaßnahmen nicht ausführlich genug erklären. Es wurde in dem weiteren Gespräch deutlich, daß beide Partner sehr auf ihr Sozialprestige bedacht waren, zu dem neben dem eigenen Hausbau, anderen äußeren Zeichen, auch eine Ehe mit Kindern gehörte. Insbesondere bei der Frau wurde deutlich, daß im Zusammenhang mit der Behinderung eine ganz massive Beeinträchtigung des Selbstwertgefühls zu verzeichnen war. Die Kompensation dieses beschädigten Selbstgefühls auf verschiedenen Ebenen, unter anderem auch im Zusammenhang mit der Kinderwunschbehandlung, stand bei beiden Partnern im Vordergrund, begleitet von der geradezu panischen Angst, nicht ernstgenommen zu werden. Da der Erfolg der Sterilitätsbehandlung von Anfang an aufgrund medizinischer Faktoren als nicht sehr wahrscheinich eingeschätzt wurde, reagierten beide Partner sogleich mit großer Skepsis allen Behandlungsmaßnahmen gegenüber. Dementsprechend waren beide in dem Gespräch in der psychosomatischen Ambulanz kaum zugänglich. Somit bestand die wesentliche Tätigkeit des Psychologen letztlich darin, dem medizinischen Personal der Frauenklinik den oben erwähnten Sachverhalt zu verdeutlichen und damit die von diesem Personal als sehr feindselig empfundenen Reaktionen des Paares verstehbar zu machen und ihm dadurch zu ermöglichen, sich besser auf den Umgang mit den beiden Partnern einzustellen.

Akzeptanz psychologischer Maßnahmen/Probleme bei der psychologischen Betreuung von Sterilitätspatienten

Wie eingangs erwähnt, gibt es bislang noch wenig theoretische und empirische Arbeiten zu psychologischen Maßnahmen im Rahmen der Sterilitätsbehandlung. Dementsprechend gering sind auch die Angaben zur Frage der Akzeptanz derartiger Angebote. Eine neuere Arbeit von Shaw et al. (1988) gibt hierzu einige Hinweise: Die Studie versuchte neben einer Erfassung psychologischer Merkmale von Paaren, die sich einer IvF-Behandlung unterziehen, abzuklären, inwieweit der Wunsch nach einer Beratung geäußert wurde und wie sich Paare, die solche Wünsche äußern, von anderen unterscheiden. Insgesamt wurden von Shaw et al. 60 Paare untersucht. Es zeigte sich, daß davon 52% den Wunsch nach einer ausführlicheren Beratung äußerten. Während sich bei den Frauen keine Unterschiede ergaben zwischen solchen mit und ohne Beratungswunsch, erwiesen sich die Männer, die sich eine Beratung wünschten, als „hoffnungsvoller", außerdem bezeichneten sie ihre Partnerbeziehungen als harmonischer. Als wesentliche Inhalte der Beratung nannten die Befragten:

- regelmäßige Gespräche während der Wartezeit,
- Beratungen im Zusammenhang mit Beziehungsproblemen,
- Hilfen bei der Bewältigung der Länge der Wartezeit bis zur IvF,
- zusätzliche Informationen,
- Förderung sozialer Kontakte mit anderen Patienten.

In einer eigenen Untersuchung von Sterilitätspatientinnen in einer Hamburger Spezialpraxis (Ulrich et al. 1988), gaben bei Behandlungsbeginn in einem Fragebogen 21 % von 220 Patientinnen an, daß sie psychologische Hilfen im Rahmen der Sterilitätsbehandlung für nötig erachteten. Nur 3 % allerdings hatten bis zu ihrem Kontakt mit der Praxis davon bereits Gebrauch gemacht. Insgesamt lassen diese Angaben darauf schließen, daß die Motivation zum psychologischen Gespräch zumindest bei Behandlungsbeginn bei vielen Patientinnen oder Paaren relativ gering ist, was unter anderem eine therapeutische Beziehung erschwert. Dies deckt sich mit anderen Beschreibungen der Situation in der Reproduktionsmedizin. Mayer u. Senf (1988) kommen (auf der Basis einer Diskussionsveranstaltung mit Personen, die im Bereich der Reproduktionsmedizin psychologisch tätig sind) zu dem Schluß, daß sterile Ehepaare oft durch ihre „Normalität" auffallen und durch ihre Tendenz, sich zu isolieren, Schuldzuschreibungen und Vorwürfe gegenüber dem Partner oder auch gegenüber dem Arzt oft nur heimlich auszutragen. Diese offenkundige Neigung, sich im Sinne der sozialen Erwünschtheit darzustellen, die in der Literatur mehrfach beschrieben wurde (z. B. Dennerstein u. Morse 1988), dürfte sicher eine weitere Erschwernis für eine wirkliche Bereitschaft, sich mit psychologischen Aspekten der Erkrankung und der Behandlung auseinanderzusetzen, darstellen. Die Tendenz zur positiven Selbstdarstellung ist aufgrund der Untersuchungssituation sicherlich nachvollziehbar, wie Davies-Osterkamp in ihrem Beitrag verdeutlicht, wobei aber auch alternative Erklärungen, die Davies-Osterkamp ebenfalls nennt, zu berücksichtigen sind.

Psychologinnen und Psychologen, die in dem Bereich der Reproduktionsmedizin arbeiten, sehen sich neben einer Menge spezifischer Schwierigkeiten, einer Reihe genereller Probleme gegenüber. Eines dieser Probleme hängt mit der paradoxen Situation zusammen, daß der technologische Ausbau der Reproduktionsmedizin immer stärker zunimmt, sich damit aber auch die Eingriffe in die Intimität und Sexualität von Paaren verstärken, was wiederum eine Ausblendung emotionaler Inhalte zur Folge hat. Mit diesen emotionalen Inhalten sind sowohl jene gemeint, die, allgemein formuliert, mit dem „reproduktiven Akt" verknüpft sind, als auch jene, die mit der Behandlung selbst zusammenhängen, etwa das oft geäußerte Gefühl des Ausgeliefertseins an eine immer perfekter werdende Technologie (vgl. Ulrich et al. 1988). Auf der anderen Seite führt die Begegnung mit Psychologen zwangsläufig zu einer Konfrontation mit der emotionalen Seite, die ansonsten nicht zur Tagesordnung der Reproduktionsmedizin gehört. Aus der Sicht der Patienten geht es in der medizinischen Behandlung um das Wesentliche; Psychologen gegenüber wird dementsprechend eher eine kritische Haltung deutlich, die wahrscheinlich auch mit der Phantasie der Betroffenen erklärt werden kann, daß hier jemand „psychische Probleme unterstellen will", möglicherweise sogar den Kinderwunsch in Frage stellen könnte. Die Loslösung von der „wesentlichen" medizinischen Behandlung bietet allerdings auch Vorteile: So sind in der Beziehung zum Psychologen die für die Arzt-Patient-Beziehung so häufig beschriebenen Gefühle von Ärger und Enttäuschung (vgl. Frick-Bruder 1984) ebenso wenig ausgeprägt wie die hohe Erwartung der Patientin dem Behandler gegenüber, was letztlich die Chance bietet, mit einer Patientin oder einem Paar auf einer neutraleren Ebene zu arbeiten.

Schwierigkeiten ergeben sich aber auch aus dem Verhältnis des Psychologen/der Psychologin zu den Ärzten innerhalb der Reproduktionsmedizin:

Eine technische Medizin erwartet eine technisch praktikable Psychologie, die zum Beispiel geeignete Fragebögen zur Verfügung stellen kann, mit deren Hilfe beratungs- und therapiebedürftige Paare von solchen Paaren sicher unterschieden werden können, die psychologisch nicht weiter betreut werden müssen (Mayer u. Senf 1988, S. 164).

Mehrere Beiträge in diesem Jahrbuch zeigen, daß es diesbezüglich zwar einige Vorschläge und Vermutungen gibt, wirklich verläßliche Methoden und Kriterien zur Bestimmung von Paaren, bei denen eine psychologische Betreuung besonders notwendig erscheint, liegen allerdings noch nicht vor. Aus der Feststellung von Mayer u. Senf geht hervor, daß von Seiten der Institutionen, in denen die psychologische Beratung erfolgt, ein Erwartungsdruck an die psychologischen Mitarbeiter herangetragen wird. Dieser Erwartungsdruck bezieht sich weniger auf das, was die Psychologen leisten sollen, sondern nach unserer Erfahrung v. a. auf die Zeit, innerhalb derer von Psychologen eine Aussage erwartet wird. Dabei wird oft nicht berücksichtigt, daß es häufig vieler Gespräche und der Entwicklung einer vertrauensvollen Beziehung zwischen dem Patienten und dem Psychologen bedarf, bevor wirklich valide diagnostische Aussagen möglich sind. Die oft überhöhten Erwartungen beziehen sich also auf ganz konkrete Probleme im Rahmen der Behandlung, wie z. B. die Auswahl von Patienten. Sie werden aber auch besonders deutlich, wenn es um Hilfen bei problematischen Behandlungsabläufen geht. Hier sieht sich der Psychologe/die Psychologin oft einer idealisierten Erwartung gegenüber, die jener ähnelt, die die Patienten den Medizinern entgegenbringen. So wie Patienten den Arzt idealisieren, so kann dieser also den Psychologen idealisieren, was verständlich ist, hält man sich vor Augen, daß das gesamte medizinische Team vor sich und vor der Patientin das Gefühl der Machbarkeit und der Realisierung aller Wünsche vermitteln muß, trotz oder vielleicht gerade wegen der objektiv geringen Erfolgsaussichten, die insbesondere bei der extracorporalen Befruchtung ja ins Auge fallen. In dieser Struktur sieht man sich als Psychologe oftmals in eine Mittlerfunktion gerückt, verknüpft mit der Erwartung, Situationen, in denen das Gefühl der „Machbarkeit" gefährdet ist, der Behandlungsablauf gestört ist, zu bereinigen. Als Extrembeispiel für derartige Situationen, die eine ausgeprägte Kränkung für die gynäkologischen Behandler darstellen, wären beispielsweise Paare anzuführen, die nach dem Bekanntwerden einer Mehrlingsschwangerschaft infolge einer IvF die Klinik mit dem Wunsch aufsuchen, die mühsam „erkämpfte" Schwangerschaft wieder abzubrechen (derartige Fälle sind in der Literatur mehrfach beschrieben, vgl. Ulrich et al. 1988). Dabei ist deutlich die Hoffnung des Teams zu spüren, das seine aufopferungsvolle Tätigkeit in Frage gestellt sieht, daß ein psychologisches Gespräch den Wunsch des Paares revidieren könnte. Hierin drückt sich möglicherweise auch aus, daß in der Reproduktionsmedizin tätige Ärzte große Schwierigkeiten haben zu akzeptieren, daß eine Frau (auch unbewußt) ein Kind ablehnen könnte (vgl. Auhagen-Stephanos 1989).

Schließlich ist im Zusammenhang mit dem Verhältnis der in der Reproduktionsmedizin tätigen Mediziner und Psychologen noch zu erwähnen, daß gerade angesichts der kritischen Diskussion der Reproduktionsmedizin in der Öffentlichkeit, durch die Miteinbeziehung eines Psychologen in ein reproduktionsmedizinisches Team, nach außen hin das Bild der Aufgeschlossenheit und des Problembewußtseins dokumentiert wird, was selbstverständlich auch die Gefahr bergen kann, daß hierfür zuständige Mitarbeiter als „Alibi" mißbraucht werden, ohne daß ihm oder ihr wirklich Entscheidungsbefugnisse eingeräumt werden.

Eine weitere wesentliche Schwierigkeit, die bereits in den oben genannten Ausführungen von Mayer u. Senf (1988) enthalten ist, ist die Frage nach der Einflußmöglichkeit von Psychologen bei der Indikationsstellung für eine extracorporale Befruchtung. Die in der Literatur formulierten Ansprüche sind nachvollziehbar. So betonen Kauß et al. (1987), daß es bei der psychologischen Betreuung steriler Paare nicht darum gehe, die Behandlung der Sterilität kritiklos zu optimieren. Ebenso wenig, so Frick-Bruder (1987), sollte ein psychologisches Screening für die „Eignung zur Elternschaft" vorgenommen werden. Dies ist ein hehrer Anspruch, der aber der nicht zu leugnenden Tatsache gegenübersteht, daß sich jeder Psychologe oder Therapeut im Gespräch mit einer Patientin oder einem Paar (ohne daß es hierfür wirklich objektive Kriterien gäbe) ein *subjektives Urteil* darüber bilden wird, ob das hilfesuchende Paar wirklich „zur Elternschaft reif ist" oder nicht. Wie weit dieses Urteil aber in die tatsächliche Entscheidung mit einfließt und mit einfließen kann, läßt sich momentan sehr schwer beantworten. Wie problematisch die Entscheidungsrichtlinien in diesem Kontext einzuschätzen sind, wird deutlich an einem Konzept der psychosomatischen Betreuung von Sterilitätspatienten, das bislang wohl eines der elaboriertesten darstellt, nämlich das von Stauber et al. entwickelte, sogenannte Berliner Modell (vgl. Stauber 1979; Stauber et al. 1986; Kentenich et al. 1987). Dieses „Berliner Modell" sieht vor, psychosomatische Kontraindikationen der IvF zu erfassen und auszuschließen. Hierunter werden folgende Bedingungen genannt: Psychose bei einem Partner, schwere neurotische Depressionen bei einem Partner, ambivalenter Kinderwunsch, Aufrechterhaltung der Partnerschaft nur durch das gewünschte Kind und funktionelle („idiopathische", psychogene) Sterilität. Kentenich et al. (1987) meinen zu diesen Kontraindikationen, daß deren Formulierung nicht „als Selektionsmechanismus in dem Sinne zu verstehen [seien], daß der Arzt sich zum obersten Richter über den Kinderwunsch des Paares aufschwingt. Sie sollen lediglich verstanden werden als Schutz von Mutter und Kind vor tiefergehenden psychischen Schäden (z. B. Schwangerschafts-, Wochenbettpsychose)". Ob und wieviele Patientinnen aus dem IvF-Programm auf der Basis dieser Kontraindikationen ausgeschlossen werden, ging bislang aus keiner Veröffentlichung der Berliner Gruppe hervor. Sind die psychiatrischen Kontraindikationen relativ leicht zu erfassen, so ist insbesondere die Formulierung eines „ambivalenten Kinderwunsches" äußerst schwer mit konkreten, leicht erfaßbaren Kriterien in Verbindung zu bringen, weswegen die Frage nach der Formulierung einer „psychosomatischen Kontraindikation" immer eine Gratwanderung darstellen muß. Sowohl zur Frage der Indikationsstellung aus psychologischer Sicht als auch zur Akzeptanz psychologischer Maßnahmen in der Reproduktionsmedizin liegen bisher nur sehr wenige Untersuchungen vor. Beide Bereiche sollten dementsprechend in empirischen Untersuchungen künftig vermehrt Berücksichtigung finden.

Die Beziehung zwischen Psychologen/Psychologinnen und den Sterilitätspatient(inn)en

Während die Arzt-Patient-Beziehung in der Sterilitätsbehandlung bereits häufig diskutiert wurde (z. B. Frick-Bruder 1984), ist dies für die Beziehung zwischen Sterilitätspatienten und Psychologen bislang noch wenig geschehen. Die in der Sterilitätsbehandlung üblicherweise bestehende 3-Personen-Beziehung wird durch die Miteinbeziehung eines Psychologen zumindest zeitweise zu einer 4-Personen-Beziehung, in der Einstellungen und Merkmale des Psychologen nach unserer Erfahrung von grundlegender Bedeutung erscheinen für die Gestaltung einer therapeutischen Beziehung. Beispielsweise ist naheliegend, daß hier die Geschlechterkonstellation bedeutsam sein kann: Nicht zuletzt mit der erwähnten kritischen Haltung der Patientinnen gegenüber psychologischen Maßnahmen, ergeben sich erfahrungsgemäß 2 typische Übertragungssituationen, die vom Geschlecht des Psychologen abhängig sind. In der Psycholog*in* sieht die Patientin eine „funktionsfähige" Frau, die das eigene, nicht erreichte Wunschbild symbolisiert. Somit kann die Rivalität mit der funktionsfähigen Frau das bestimmende Moment in der anfänglichen Beziehung zwischen Patientin und Psychologin sein. In der Beziehung zum männlichen Psychologen dagegen scheint eher eine Akzeptationsproblematik im Vordergrund zu stehen. Das zentrale Thema dürfte dabei die Angst der Patientin vor der Ablehnung sein und die Furcht, in ihrem verzweifelten Kinderwunsch nicht verstanden zu werden.

Frick-Bruder (1984) hat darauf hingewiesen, daß für eine Gynäkolog*in* in der Sterilitätsbehandlung die Versuchung nicht bestünde, gegenüber der Patientin als potenterer Partner als der Ehemann wirken zu wollen, was wohl ein Aspekt der Beziehung zwischen männlichem Gynäkologen und der Patientin sein mag. Tatsächlich scheinen Frauen im Umgang mit der Sterilitätspatientin eher zu mütterlichen und Solidaritätsgefühlen zu neigen. Auch nach unserer Erfahrung wurde deutlich, daß die Therapeutin doch eher in der Lage zu sein scheint, „frauenspezifische Konflikte" bei der Patientin nachzuvollziehen, etwa das Dilemma, zwischen Beruf und Mutterschaft zu wählen, die Problematik einer bei Sterilitätspatientinnen häufig anzutreffenden „Torschlußpanik" oder auch die Auswirkungen der Behandlung auf das Körpergefühl. Diese Art von Solidarität ist in der Beziehung zwischen der Patientin und einem männlichen Therapeuten naturgemäß von untergeordneter Bedeutung. Auffällig ist hier, daß Patientinnen häufig fragen, ob der Therapeut denn eigene Kinder hätte. Sicherlich ist diese Frage zum einen als Absicherung zu verstehen, daß das Gegenüber nachvollziehen kann, worum es der Patientin letztlich geht. Zum anderen hat sie auch appellativen Charakter und drückt aus, daß der Therapeut dann doch eigentlich wissen müsse, welch hohes Ziel eine Patientin oder ein Paar in der Sterilitätsbehandlung anstrebt.

Erwähnenswert im Zusammenhang mit der vom Geschlecht abhängigen Übertragungs-Gegenübertragungskonstellation ist, daß offenbar viele Frauen explizit das Bedürfnis äußern, im Verlauf der Behandlung über psychische Aspekte mit einem Mann zu sprechen. Bei genauerer Betrachtung dieser Fälle wurden problematische Beziehungen zu den eigenen Müttern der Patientinnen deutlich. Der Wunsch bzw. die Bereitschaft, sich mit Intimem eher Männern gegenüber zu äußern, könnte möglicherweise verbunden sein mit der Tatsache, daß für diese Patientinnen ein „sich der Mutter ausliefern und die eigenen Grenzen aufgeben" ein unverarbeitetes Thema ist. Generell dürfte die Präferenz für ein spezifisches Geschlecht des Therapeuten also abhängig sein von eigenen Erfahrungen der Patienten.

Neben geschlechtsspezifischen Faktoren, die die Beziehung zwischen der Patientin und dem Psychologen bestimmen, sind sicher eine Reihe weiterer, auch persönlicher Merkmale wichtig, so z. B. reale Erfahrungen der Psychologen mit eigenen Kindern. Nave-Herz (1988) nennt Befunde, wonach sich kinderlose Männer oder Frauen gegenüber kinderlosen Gesprächpartnern eher zu öffnen in der Lage sind.

Im wesentlichen sind die vorangegangenen Überlegungen zur Beziehung zwischen Psychologen und Sterilitätspatienten das Ergebnis eigener Erfahrungen und nicht systematischer Untersuchungen. Wichtig an diesen Überlegungen ist, daß es im Hinblick auf eine adäquate psychologische Betreuung von sterilen Paaren notwendig ist, die spezifischen Übertragungs- und Gegenübertragungsprozesse zu reflektieren. Wenn dies geschieht, dann sollte es eigentlich – wie in anderen psychotherapeutischen Bereichen auch – von untergeordneter Bedeutung sein, ob der Psychologe nun männlichen oder weiblichen Geschlechts ist und welche speziellen Einstellungen und Erfahrungen er mitbringt. Es gibt bislang noch keine Hinweise dafür, ob spezielle Konstellationen effektiver sind als andere. Auf der Grundlage der angestellten Überlegungen – insbesondere über die Bedeutung des Geschlechts des Therapeuten – könnte es unter Umständen sinnvoll sein, in ein psychologisches Team sowohl männliche als auch weibliche Mitarbeiter zu integrieren.

Konzeptionelle Überlegungen

Angesichts der geschilderten Schwierigkeiten stellt sich die Frage, wie eine psychologische Betreuung im Bereich der Reproduktionsmedizin optimal organisiert werden sollte. Eigene Erfahrungen beziehen sich auf eine teamexterne, *patientenzentrierte* (konsiliarpsychologische) und eine *teaminterne* (liaisonpsychologische) Kooperation (vgl. Joraschky u. Köhle 1986), auf eine dritte Kooperationsmöglichkeit, nämlich eine arztzentrierte, wird am Ende des Abschnitts noch eingegangen.

Im ersten Fall kooperiert eine psychosomatisch-psychotherapeutische Abteilung mit einer Universitätsklinik im Rahmen der herkömmlichen konsiliarischen Tätigkeit. Dabei sind die Patientinnen von Anfang an informiert über die Möglichkeit psychologischer Gespräche mit einem Therapeuten, der „von außerhalb kommt". In der Regel kommen Gespräche mit Patientinnen der Sterilitätssprechstunde oder während des stationären Aufenthaltes im Rahmen der IvF aber auf Anraten der behandelnden Ärzte zustande. Im anderen Fall ist die Psychologin kontinuierlich präsent in einer Spezialpraxis für endokrine Störungen. In der Praxis gehört die Anwesenheit der Psychologin bei den ersten Gesprächen mit einer Patientin oder einem Paar eher zur Routine, in anderen Fällen werden Patientinnen oder Paare zu einem psychologischen Gespräch innerhalb der Praxis weiterüberwiesen. Die Kooperationsform bestimmt nach diesen Erfahrungen die Funktion des Psychologen wesentlicht mit: Im Fall der endokrinologischen Spezialpraxis liegt diese Funktion primär in einer Entscheidungshilfe bei der Planung medizinischer Behandlungsschritte oder beispielsweise bei der Aufnahme eines Paares in das IvF-Programm. Bei der konsiliarischen Betreuung ist der Psychologe fast ausschließlich mit Problemfällen konfrontiert und wird zur Krisenintervention gerufen, etwa wenn bei einer Patientin ein Abort droht oder bereits erfolgt ist. Problemfälle sind genereller aber auch jene Fälle, in denen die Ärzte „ratlos" werden und der Ablauf der Behandlung gefährdet erscheint. Dementsprechend ist hier eine langfristige Betreuung von Patientinnen eher selten und kommt in der Regel nur dann zustande, wenn Patientinnen von sich aus psychologische Gespräche wünschen, was dann meist eine wirkungsvolle und langfristige Beratung möglich macht.

Beide Kooperationsformen haben deutliche Vor- und Nachteile: Beginnt man bei dem konsiliarischen Modell, dann ist evident, daß die bestehende Distanz zur reproduktionsmedizinischen Einrichtung Vorteile bietet, wie z. B. bessere Voraussetzungen für die Personalsupervision, in der von einem distanzierten Mitarbeiter Problematiken, die sich aus der Struktur der Arzt-Patient-Beziehung ergeben, eher zu verdeutlichen sind. Gegenüber den Patientinnen kann die Distanz dazu führen, daß sie weniger befürchten, das Gespräch könnte unmittelbare Konsequenzen für die Behandlung haben, was die Furcht vor Ablehnung etwas reduzieren mag. Die Nachteile sind darin zu sehen, daß langfristige Betreuungen einzelner Patientinnen schwieriger sind, durch die Funktion des Psychologen, vorwiegend in Notfällen einzugreifen, die Gefahr der „Alibirolle" größer wird und durch die Notfallfunktion die Wahrnehmung bei der Häufung von Problemfällen eher selektiv ist und sich damit eher ein „pathologisches Bild" von der Sterilitätspatientin ergibt, das wohl nicht repräsentativ ist. Eine Spaltung zwischen dem Rational-Technischen und dem Emotionalen ist in der konsiliarischen Betreuung sicherlich ausgeprägter als bei einer ständigen Präsenz des Psychologen im Team und die Gefahr besteht, daß immer dann, wenn medizinisch technische Maßnahmen nicht mehr greifen, der Psychologe als externer Fachmann für das Emotionale herbeigeholt wird.

Im Falle der teaminternen Kooperation ist eine größere Nähe des Psychologen zu den Patienten möglich und damit die Schwelle, psychologische Hilfen in Anspruch zu nehmen, möglicherweise niedriger. Der unmittelbare Austausch medizinischer *und* psychologischer Herangehensweisen wird in diesem Modell eher möglich und dies über den gesamten Behandlungsverlauf. Allerdings kann hier die von der Patientin oft wahrgenommene, größere Möglichkeit der Einflußnahme auf medizinische Entscheidungen durch den Psychologen eher die Offenheit der Patientin hemmen. Ein entscheidender Nachteil der Integration in ein Team ist sicherlich die entstehende finanzielle Abhängigkeit von der Institution und die damit verbundene Verstrickung in die sozialen Beziehungen innerhalb der Einrichtung, die es sicher schwieriger macht, die wichtige Aufgabe, psychologische Abläufe und problematische Beziehungsstrukturen zwischen den Ärzten und den Patientinnen zu verdeutlichen und zu lösen, wahrzunehmen. Eine mit dieser Abhängigkeit verbundene Identifikation mit der Institution kann sehr leicht zur Betriebsblindheit führen. Auf den ersten Blick halten sich die Vor- und Nachteile in beiden Fällen wahrscheinlich die Waage, dennoch dürfte eine permanente Präsenz psychologischer Mitarbeiter in diesem Fall aufgrund der möglichen Kontinuität der therapeutischen Beziehung und der permanenten Ansprechbarkeit doch etwas vorteilhafter sein, wie dies auch kürzlich von Bydlowski u. Dayan-Lintzer (1988) gefordert wurde, vorausgesetzt, daß dabei aber eine gewisse Unabhängigkeit des Psychologen erhalten bleibt.

In der Diskussion um die Organisation der Kooperation wurde kürzlich von Mayer u. Senf (1988) auch darauf hingewiesen, daß Kooperation bedeuten kann, „das psychologische Wissen der behandelnden Ärzte zu explizieren", d. h. ihnen Möglichkeiten zu zeigen, selbst psychologische Aufgaben zu übernehmen. Dabei wurde auch betont, daß mittlerweile viele Gynäkologen sich selbst psychosomatisch weiterbilden und psychologisch-psychotherapeutische Kompetenzen erwerben, was unter Umständen „fachfremde Psychologen" überflüssig machen könnte. Sicher ist darin eine wesentliche Entwicklung zu sehen, die Gefahr der „Betriebsblindheit" ist im Fall einer „arztzentrierten Kooperation" jedoch besonders groß, zumal der Gynäkologe sich notwendigerweise ja auch mit den medizinischen Behandlungsschritten voll und ganz identifizieren muß und deshalb schwer in der Lage sein wird, eine distanziert-kritische Haltung einzunehmen. Insgesamt läßt sich nach den dargestellten Vor- und Nachteilen schwer entscheiden, welches Kooperationsmodell zu präferieren wäre. Sicherlich lassen sich Strategien denken, die Nachteile einzelner Kooperationsformen zu kompensieren.

Resümee

Allgemein scheint die Schwierigkeit psychologischer Betreuungsangebote innerhalb der Reproduktionsmedizin darin begründet zu sein, daß zahlreiche Ausgangsmerkmale der Patientin oder eines Paares einen psychologischen Zugang erschweren. Frick-Bruder (1984) beschrieb diese Ausgangsmerkmale beispielsweise mit einem schwankenden Selbstwertgefühl, mit dem überwiegenden Erleben von Minderwertigkeit als Frau und hohen Erwartungen an jeden wichtigen Menschen, verbunden mit der Bereitschaft, ihn zu idealisieren und omnipotent zu sehen. Die moderne Reproduktionsmedizin würde von vielen sterilen Paaren, insbesondere solchen mit einer „psychogenen Sterilität" begrüßt, da sie ihren bevorzugten Abwehrmechanismen entgegenkomme: nämlich der Idealisierung des Kindes, des Arztes, der Technik, der Verleugnung und Verdrängung von Konflikten und der Aufspaltung zwischen Gefühlen und technischen Vorgängen.

Mit dieser Charakterisierung sind einige wesentliche Schwierigkeiten beschrieben, denen Psychologen im Rahmen der Reproduktionsmedizin begegnen und die auch Inhalt dieses Beitrages sind. Diesen Schwierigkeiten stehen klar definierte Aufgaben einer psychologischen Betreuung von Paaren mit Fertilitätsproblemen gegenüber. Grundsätzlich ist eine effektive psychologische Arbeit in diesem Bereich durchaus möglich und die Anwendung psychologischer Interventionen wie Verfahren zur Entspannungsinduktion, Angstreduktion, Streßbewältigung bis zu konfliktaufdeckenden, psychotherapeutischen Maßnahmen sinnvoll. Was deren Effektivität anbelangt, deren Akzeptanz und deren Spezifizierung im Hinblick auf die Merkmale der Patienten und der medizinischen Behandlungsmaßnahmen scheinen doch noch deutliche Forschungsdefizite vorzuliegen, die nur im Rahmen kontrollierter, prospektiver Untersuchungen zu klären wären. In Übereinstimmung mit Davies-Osterkamp (vgl. Beitrag S. 15) sehen wir deren Realisierung nur dann als möglich an, wenn psychologisch geschulte Mitarbeiter im Rahmen der Reproduktionsmedizin *wirklich* integriert werden können.

Literatur

Arditti R, Duelli-Klein R, Minden S (1985) Retortenmütter: Frauen in den Labors der Menschenzüchter. Rowohlt, Hamburg

Auhagen-Stephanos U (1989) Kinderwunsch, Kinderwahn. Z Sexualforsch 2:349–357

Baram D, Tourtelot E, Muechler E, Huang K-E (1988) Psychosocial adjustment following unsuccessful in vitro fertilization. J Psychosom Obstet Gynecol 9:181–190

Benedek T, Ham GC, Robbins FP, Rubenstein BR (1953) Some emotional factors in infertility. Psychosom Med 15:485–498

Bents H (1985) Psychology of male infertility – a literature survey. Int J Androl 8:325–336

Berwald HG (1987) Kinderlosigkeit und künstliche Befruchtung: Hilfen für den Mann. Pro Familia, Frankfurt am Main (Pro Familia Arbeitsmaterialien, Nr 37)

Bowen L, Oke K (1989) Infertility counselling. In: Wood C, Trounson A (eds) Clinical in vitro fertilization, 2nd ed. Springer, Berlin Heidelberg New York Tokyo, pp 155–162

Bydlowski M, Dayan-Lintzer M (1988) A psycho-medical approach to infertility: „suffering from sterility". J Psychosom Obstet Gynecol 9:139–151

Condrau G (1965) Psychosomatik der Frauenheilkunde. Huber, Bern

Corea G (1985) Muttermaschine. Rotbuchverlag, Berlin

Dennerstein L, Morse C (1988) A review of psychological and social aspects of in vitro fertilization. J Psychosom Obstet Gynecol 9:159–170

Deutsch H (1925) Zur Psychoanalyse der weiblichen Sexualfunktionen. Psychoanalytischer Verlag, Wien

Fertilität (1988) Die In-vitro-Fertilisation (IvF) und der intratubare Gametentransfer (GIFT) in der BRD (1982–1987). Fertilität 4:204–207

Frick-Bruder V (1984) Die Arzt-Patient-Beziehung in der Sterilitätsbehandlung. In: V Frick-Bruder, Platz H (Hrsg) Psychosomatische Probleme in der Gynäkologie und Geburtshilfe. Springer, Heidelberg Berlin New York Tokyo, S 147–156

Frick-Bruder V (1985) Gesunder und kranker Kinderwunsch. Schleswig-Holstein Ärztebl 10:639–642

Frick-Bruder V (1987) Bemerkung zu „Manipulierte Fruchtbarkeit" von Petersen. Fertilität 3:106

Frick-Bruder V (1988) Das infertile Paar. In: Bettendorf G, Breckwoldt M (Hrsg) Reproduktionsmedizin. Fischer, Frankfurt am Main, S 399–406

Greenfield DA, Diamond MP, DeCherney AH (1988) Grief reactions following in-vitro fertilization treatment. J Psychosom Obstet Gynecol 8:169–174

Harris RD, Bond MJ (1987) Stress in IVF workers. Clin Reprod Fertil 5:27–35

Hölzle C (1989) Die physische und psychische Belastung durch In-vitro-Fertilisation. Sexualpäd Familienplan 175:5–8

Joraschky P, Köhle K (1986) Die Institutionalisierung der Psychosomatischen Medizin im klinischen Bereich. In: Uexküll T von (Hrsg) Psychosomatische Medizin. Urban & Schwarzenberg, München, S 406–464

Kauß EL, Bautz M, Krause W (1987) Ist die psychotherapeutische Behandlung bei Kinderwunsch überhaupt notwendig? (Vortrag anläßlich des Symposions „Psychosomatik der Infertilität", Bielefeld)

Kentenich H, Hoelzle C, Schmiady H, Stauber M (1987) Psychosomatische Begleitung der IvF-Paare: Erfahrungen und Ergebnisse. (Vortrag, Fortbildungsveranstaltung des Instituts für Hormon- und Fortpflanzungsforschung, Hamburg)

Knorre P (1986) Die Sterilität der Ehe als psychosomatisches Problem. In: Höck K, Vorwerg M (Hrsg) Psychsomatik, Psychotherapie und Grenzgebiete. Barth, Leipzig, S 73–87

Langer M (1953) Maternidad y sexo. Ediciones Paides, Buenos Aires

Lukesch H (1983) Psychosoziale Aspekte der extracorporalen Befruchtung und des Embryotransfers beim Menschen. In: Jüders U (Hrsg) In-vitro-Fertilisation und Embryotransfer. Wissenschaftliche Verlagsgesellschaft, Stuttgart, S 199–222

Mayer C, Senf W (1988) Arbeitsgruppe 7: Infertilität – Reproduktionsmedizin. In: Bräutigam W (Hrsg) Kooperationsformen somatischer und psychosomatischer Medizin. Springer, Berlin Heidelberg New York Tokyo, S 163–166

Nave-Herz R (1988) Kinderlose Ehen. Juventa, München

Nijs P, Koninckx PR, Verstraten D, Mullens A, Nicasy H (1984) Psychological factors of female infertility. Eur J Obstet Gynecol Reprod Biol 18:375–379

Sarrel PM, DeCherney AH (1985) Psychotherapeutic intervention for treatment of couples with secondary infertility. Fertil Steril 43:897–900

Schlund GH (1985) Extrakorporale Befruchtung und Embryotransfer. Frauenarzt 5:15–22

Shaw P, Johnston M, Shaw R (1988) Counselling needs, emotional and relationship problems in couples awaiting IVF. J Psychosom Obstet Gynecol 9:171–180

Speidel H (1989) Kritische Gedanken zur psychosomatischen Medizin. In: Söllner W, Wesiack W, Wurm B (Hrsg) Soziopsychosomatik. Springer, Berlin Heidelberg New York Tokyo, S 115–124

Springer-Kremser M (1987) Fokussierende Beratung bei Sterilitätsproblemen. (Vortrag anläßlich des Symposions „Psychosomatik der Infertilität", Bielefeld)

Stauber M (1979) Psychosomatik der sterilen Ehe. Grosse, Berlin

Stauber M (1984) Psychosomatische Befunde bei Sterilität. In: Frick Bruder V, Platz H (Hrsg) Psychosomatische Probleme in der Gynäkologie und Geburtshilfe. Springer, Berlin Heidelberg New York Tokyo, S 139–146

Stauber M, Kentenich H, Dincer C, Blankau A, Schmiady H (1986) Psychosomatic care of couples with IVF. In: Dennerstein L, Fraser I (eds) Hormones and behavior. Elesevier, Amsterdam, pp 372–380

Ulrich D (1987) Psychosomatik der Sterilität. In: Brähler E, Meyer A (Hrsg) Sexualität, Partnerschaft, Reproduktion. Springer, Berlin Heidelberg New York Tokyo, S 101–113

Ulrich D, Strauß B, Appelt H, Bohnet HG (1988) Psychosomatische Aspekte von Fertilitätsstörungen. In: Appelt H, Strauß B (Hrsg) Psychoendokrinologische Gynäkologie. Enke, Stuttgart, S 172–198

Zipfel G (1987) Reproduktionsmedizin. Konkret Literaturverlag, Hamburg

Zum Ergebnis

Der Beitrag verfolgt das Ziel, zur Konzeptualisierung psychologischer Maßnahmen im Bereich der Sterilitätsbehandlung beizutragen.

Hierzu haben die Autoren die Literatur zu aktuellen empirischen Untersuchungen übersichtlich gegliedert aufgearbeitet. Sie diskutieren das Erleben und die Verarbeitung der IvF auf seiten der Paare im Hinblick auf die sich daraus ergebenden psychologischen Aufgaben und Maßnahmen. Darüberhinaus setzen sie sich mit der relativ geringen Akzeptanz psychologischer Maßnahmen und den Problemen bei der psychologischen Betreuung kritisch auseinander.

In einem eigenen Kapitel reflektieren sie die spezielle Beziehungsdynamik und Geschlechterkonstellation, die sich durch die Miteinbeziehung einer Psychologin oder eines Psychologen in der „Vier-Personen-Beziehung" (Paar-Arzt-Psychologie) anstelle der üblichen Dreierkonstellation ergibt. Dabei wird die Komplexität und Vielschichtigkeit der Dynamik des Arbeitsgebietes und der zu erwartenden Schwierigkeiten deutlich.

In den sich anschließenden ersten Überlegungen zur Organisation psychologischer Betreuung in unterschiedlichen Settings beziehen sich die Autoren auch auf eigene Erfahrungen bei der Betrachtung von Sterilitätspatienten. Die theoretische Ausrichtung der Autoren ist psychoanalytisch geprägt.

Die Redaktion

Verhaltenstherapeutische Paartherapie bei Kinderwunschpatienten

H. Bents

Zusammenfassung

Ausgehend von Fragen zur Indikationsstellung und Effektivität von Psychotherapie bei Kinderwunschproblemen wird ein psychosomatisches Betrachtungsmodell menschlicher Fertilitätsstörungen skizziert. Demnach kann von einem negativen Einfluß psychosozialer Belastungen ausgegangen werden, der über psychobiologische Mechanismen auf die reproduktiven Systeme von Mann und Frau vermittelt wird, wobei partnerschaftlichem Streßverhalten eine wesentliche Mediatorenfunktion zuzumessen ist. Auf der Grundlage dieser Annahmen wird ein verhaltensmedizinisches Vorgehen vorgeschlagen, das über verhaltenstherapeutisch induzierte Veränderungen der partnerschaftlichen Interaktion Verbesserungen sowohl in der Fortpflanzungsfähigkeit als auch in der Bewältigung des unerfüllten Kinderwunsches durch das betroffene Paar verspricht. Entsprechende Hypothesen werden durch Ergebnisse einer experimentell kontrollierten klinischen Studie zur Effektivität von verhaltenstherapeutischer Paartherapie bei Kinderwunschpatienten unterstützt.

Summary

A psychosomatic concept of involuntary childlessness is outlined that focusses on questions of the indications for treatment and the effectiveness of psychotherapy for infertile couples. According to empirical research on the psychology of human sterility, psychosocial stress can be assumed to negatively influence human fertility via psychobiological effects mediated by behavioral patterns of coping and marital interaction. Results of a prospective clinical study on the effects of behavioral marital psychotherapy on infertility as well as on the coping abilities of sterile couples support hypotheses on the role of psychosomatic factors in fertility disturbances and indicate beneficial effects of behavioral marital therapy.

Ungewollte Kinderlosigkeit als Gegenstand von Psychotherapie

In der Literatur zur Psychologie menschlicher Fertilitätsstörungen wird die Frage der Psychotherapie bei ungewollter Kinderlosigkeit unter sehr verschiedenen

Gesichtspunkten diskutiert: Auf der einen Seite steht die Verarbeitung des frustranen Kinderwunsches im Vordergrund, auf der anderen Seite geht es unter der Annahme, daß die Fertilität auch durch psychische Einflüsse beeinträchtigt sein kann, um Verbesserungen der Fortpflanzungsfähigkeit. Allerdings kann auch die in den letzten Jahren zu verzeichnende Zunahme von medizinpsychologischen Beiträgen zu diesem Thema nicht darüber hinwegtäuschen, daß zu Fragen der Indikation und differentiellen Effektivität von Psychotherapie bei Kinderwunschpatienten bisher kaum empirisch kontrollierte Ergebnisse vorliegen. Ausgehend vom derzeitigen Forschungsstand zur Psychologie ungewollter Kinderlosigkeit soll deshalb in diesem Beitrag versucht werden, spezifische Hypothesen zur Effektivität einer psychotherapeutischen Intervention bei Kinderwunschpatienten zu begründen und einer experimentellen Überprüfung zugänglich zu machen.

Der unerfüllte Kinderwunsch, von dem nach neueren Schätzungen etwa 15 % aller Ehen betroffen sind, bedeutet für viele Paare großes persönliches Leid und kann zu tiefgreifenden Lebenskrisen führen, die dann mit massiven, teilweise chronifizierten psychischen Störungen als Reaktion auf die in der Sterilität erlebte Kränkung verbunden sind (Eisner 1963; Aresin 1971; Bierkens 1975; Rosenfeld u. Mitchel 1979; Wilson 1979; Pusch 1983). Die Verarbeitung des frustranen Kinderwunsches ist in der Regel durch ein typisches Verlaufsmuster gekennzeichnet (Menning 1982): Auf den Schock über die Diagnose folgt zunächst deren Verleugnung, z. B. in Form häufigen Arztwechsels; ausbleibender Behandlungserfolg führt dann zu depressiven Reaktionen und Selbstwertproblemen; soziale Isolierung und Abkapselung in der Partnerschaft nehmen zu, wobei die dyadische Interaktion durch Fixierung auf den Kinderwunsch und ausgeprägte Tendenzen zur Konfliktvermeidung gekennzeichnet ist. Dieser Prozeß währt oft über Jahre, ohne daß der Zustand der Kinderlosigkeit akzeptiert und alternative Lebensplanungen erwogen werden können. Erfahrungen dieser Art gaben schon in frühen Arbeiten zur Psychologie menschlicher Infertilität Anlaß zu Forderungen nach einer routinemäßigen psychologischen oder psychiatrischen Betreuung von Fertilitätspatienten (z. B. Benedek et al. 1953). Im Hinblick auf eine psychotherapeutisch gestützte Verarbeitung ungewollter Kinderlosigkeit sind jedoch kaum Erfahrungen dokumentiert. Ohne näher auf Indikation, Therapieziele und -methoden einzugehen, werden supportive Gespräche oder Eheberatung empfohlen, um Hilfe zur Krisenbewältigung und Trauerarbeit zu geben (Banks et al. 1959; Kroger 1962; Berger 1977; Rutledge 1979; Seibel u. Taymor 1982; Bresnick u. Taymor 1979; Bresnick 1981).

Aus gänzlich anderem Blickwinkel wird die Frage psychotherapeutischer Intervention bei Kinderwunschproblemen von Autoren diskutiert, die von der Annahme ausgehen, daß für Fortpflanzungsstörungen auch psychische Faktoren verantwortlich sein können. Insbesondere in Beiträgen psychodynamisch orientierter Autoren wird von psychotherapeutischen Behandlungsversuchen berichtet, die nicht primär der Verarbeitung der Kinderlosigkeit, sondern der Erhöhung der Fertilität dienen (Rubenstein 1951; Benedek 1952; Ford et al. 1953; Popenoe 1954; Heiman 1955; Abarbanel u. Bach 1959; Belonoschkin 1960, zit. nach Grant 1960; Rothman et al. 1962). Allerdings handelt es sich hier mehr um Erfahrungsberichte aus der klinischen Praxis (in der Mehrzahl Einzelfalldarstellungen) als um empirisch kontrollierte Informationen über psychotherapeutische Effekte auf die menschliche Fortpflanzungsfähigkeit. Eine Ausnahme bildet die Studie von O'Moore et al. (1983), in der

Effekte autogenen Trainings auf Schwangerschaftsrate und hormonelle Parameter untersucht werden; jedoch sind die Ergebnisse bezüglich der endokrinen Veränderungen uneindeutig und auch in klinischer Hinsicht nicht sehr relevant (die Schwangerschaftsrate liegt unterhalb der zu erwartenden spontanen Rate).

Zusammenfassend bleibt festzustellen, daß neben der Frage der spezifischen Indikation auch das Problem der differentiellen Wirksamkeit einer psychotherapeutischen Intervention bei Fortpflanzungsstörungen nach wie vor ungeklärt ist.

Eine Ursache für diesen Ergebnisstand zur Psychotherapie bei Fertilitätsproblemen könnte darin liegen, daß schon zur Bedeutung psychischer Faktoren im Zusammenhang mit ungewollter Kinderlosigkeit bisher so gut wie keine fundierten oder gar überprüfbaren Erklärungsansätze existieren. Es erscheint deshalb der Versuch angebracht, zunächst einmal Hypothesen darüber aufzustellen, unter welchen besonderen psychosozialen Bedingungen Fertilitätsstörungen zu erwarten sind, welche Verbindungswege zwischen psychischen und reproduktiven Funktionen dabei wirksam sind, welche spezifischen Veränderungen des menschlichen Fortpflanzungssystems auf psychische Einflüsse zurückgeführt werden können, welche Effekte umgekehrt die Sterilität auf das Erleben und Verhalten der Kinderwunschpatienten hat usw. Erst vor dem Hintergrund eines entsprechend differenzierten psychosomatischen Verständnisses menschlicher Fertilitätsstörungen erscheinen Überlegungen zur Indikation, Zielrichtung, Methodik und Effektivität von Psychotherapie bei Kinderwunschpatienten überhaupt vertretbar.

Neben zahlreichen physiologischen Faktoren wie genetischen Dispositionen, anatomischen Strukturen, biochemischen und endokrinen Prozessen etc. werden – zumindest in der klinischen Praxis – auch psychische Einflüsse als Wirkkomponenten bei menschlichen Fertilitätsstörungen diskutiert. Allerdings wird die Annahme einer „psychogenen" Sterilität oft aus dem Ausschluß organischer Befunde im Diagnoseprozeß abgeleitet, was zu Recht als unzulässige Reduktion der komplexen Sterilitätsproblematik auf ein monokausales Ursache-Wirkungs-Modell kritisiert wird (Moghissi u. Wallach 1983). Aussagefähigere Hinweise geben Untersuchungen über Schwangerschaften nach Adoption bei langjährig kinderlosen Paaren, wobei der Adoption ein psychisch entlastender Effekt zugeschrieben wird, der dann die Konzeption und Austragung eines eigenen Kindes ermöglichen soll (Sandler 1965; Andrews 1970; Goebel u. Dieckhoff 1983). Auch der in gut kontrollierten Studien gesicherte hohe Anteil spontaner, d. h. ohne direkten Therapieeinfluß zustandegekommener Graviditäten von etwa 60% wird als Hinweis auf den Einfluß psychischer Faktoren gewertet (Lübke u. Stauber 1972; Collins et al. 1983). Dabei wird angenommen, daß allein der Entschluß zur gynäkologischen bzw. andrologischen Untersuchung oder die Teilnahme an diagnostischen Maßnahmen für viele Paare eine psychische Entlastung bedeutet, die dann über allerdings nicht weiter spezifizierte psychophysiologische Entspannungseffekte mit erhöhten Konzeptionschancen einhergeht. Wird hier noch qua Umkehrschluß ein negativer Einfluß von psychosozialem Streß auf die menschliche Fortpflanzungsfähigkeit postuliert, konnte Stauber in einer retrospektiven Analyse von mehreren Hundert Krankengeschichten fertilitätsgestörter Patienten erstmalig auf auch statistisch gesicherte Zusammenhänge zwischen chronischen psychosozialen Belastungen und Beeinträchtigungen physiologischer Fertilitätsparameter hinweisen (Stauber 1979). Andere Untersuchungen bestätigen diese Befunde, wobei jedoch außer Chronizität und Ausmaß der

Belastungen keine eigentlich spezifischen Streßmerkmale identifiziert werden, die in Zusammenhang mit Fertilitätsstörungen gebracht werden könnten (Agostini et al. 1979; Dominici et al. 1979; Harrison et al. 1979).

Mit der Frage spezifischer Persönlichkeitsmerkmale von Kinderwunschpatienten haben sich zahlreiche vorwiegend psychodynamisch ausgerichtete Studien beschäftigt, deren Annahmen zur unbewußten Kinderwunschabwehr bei Frauen mit unreifer oder ungünstiger Persönlichkeitsentwicklung allerdings meist ebenso diffus wie empirisch unbelegt blieben (s. die kritische Zusammenfassung von Goldschmidt 1973). Auch Untersuchungen, die auf empirische Absicherungen ihrer Thesen mehr Wert legen, bieten insgesamt keinen wirklichen Informationsgewinn: Schon Noyes u. Chapnick (1964) fanden in ihrer sorgfältigen Literaturanalyse eine solche Vielzahl von Merkmalen, die als typisch für Sterilitätspatienten beschrieben werden, daß es schwerfallen dürfte, Kinderwunschpatienten zu finden, auf die nicht eines der Kennzeichen zuträfe. Zudem ist bei diesen Arbeiten zu kritisieren, daß in der Regel ein methodischer Zugang gewählt wurde, der lediglich korrelative Aussagen erlaubt, die nicht entscheiden können, ob z. B. die bei Kinderwunschpatienten festgestellte Tendenz zur Depressivität nun mögliche Ursache oder Folge der Sterilität ist.

Einen Ausweg aus diesem Dilemma zeigen die Arbeiten von Hellhammer et al. (1985) in denen anhand von großen Stichproben infertiler Männer Interdependenzen zwischen Ausprägungen von Persönlichkeitsmerkmalen einerseits und Veränderungen in biologischen Fertilitätsparametern andererseits untersucht wurden: Nach den übereinstimmenden Befunden dieser Studien finden sich bei Männern mit eher aktivem, ergotropem Streßbewältigungsverhalten vermehrt pathologische Alterationen in Spermaqualität und endokrinen Parametern der Fortpflanzungsfähigkeit, während Männer mit eher passivem, trophotropem Streßverhalten gesündere Fertilitätswerte aufweisen (Hellhammer et al. 1985; Hubert et al. 1985). Diese Arbeiten sind in mehrfacher Hinsicht aufschlußreich: Zum einen ist hier die Fortpflanzungsfähigkeit des Mannes Gegenstand wissenschaftlicher Bemühungen, ein in der Literatur zur Psychologie menschlicher Infertilität eher seltenes Unterfangen (Bents 1985). Weiterhin liegt eine besondere Relevanz dieser Befunde darin, daß sie den in früheren Studien postulierten negativen Einfluß von Streß auf reproduktive Systeme des Menschen differenzieren, indem sie die Bedeutung von Verhaltenstendenzen bei der Streßbewältigung hervorheben. Schließlich verweisen die Ergebnisse auf eine psychobiologische Vermittlung von psychischem Streß bzw. Streßverhalten und menschlichen Fortpflanzungsstörungen, wobei sowohl autonom-nervöse Prozesse als auch psychoendokrine Vorgänge als kommunikative Schnittstellen zwischen Psyche und reproduktiven Funktionen diskutiert werden. Damit widersprechen diese Ergebnisse der in früheren Arbeiten (z. B. Bos u. Cleghorn 1958; Fischer 1953; Michael 1956) oft vertretenen Annahme, daß es sich bei Fertilitätsstörungen vorwiegend um larvierte Sexualstörungen handelt, eine Hypothese, die empirisch allerdings vorher schon nicht belegt werden konnte (van Keep u. Schmidt-Elmendorff 1974; Friedman 1979; Freeman et al. 1983).

Abgesehen von Hinweisen auf Dauer und Stärke der Belastungen und auf eher allgemeine Verhaltensmerkmale bei der Streßverarbeitung muß die Frage der individuellen Spezifität einer psychosomatischen Fertilitätsstörung weiterhin offen bleiben. Im Sinne eines Denkmodells könnten hier Konzepte von Nutzen sein, wie sei Vertreter der psychobiologisch orientierten Streßforschung diskutieren (Weiner

1977; Levine 1983): Danach ist für eine individuelle Spezifität psychosomatischer Reaktionen vorwiegend die dispositionelle physiologische Vulnerabilität des Einzelnen verantwortlich. Bei Kinderwunschproblemen wären dies beispielsweise Schwankungen im hormonellen Zyklus der Frau, die alleine zwar noch keine Sterilität bedingen würden, aber im Zusammenhang mit einer Fertilitätsschwäche des Mannes oder unter Streßbedingungen durchaus die Konzeption oder Austragung des befruchteten Eies verhindern können. Ergänzt man dieses Modell um Überlegungen von v. Uexküll (1986), der eine psychosoziale Vulnerabilität als weiteren Faktor individueller Spezifität psychosomatischer Störungen betrachtet, und berücksichtigt man dazu die im vorherigen Abschnitt diskutierten Befunde zur partnerschaftlichen Situation von Kinderwunschpaaren, so ist zu vermuten, daß bei vielen dieser Paare mit Kinderwunschproblemen zunächst nur eine relative Einschränkung der Fortpflanzungsfähigkeit aufgrund besonderer physiologischer Dispositionen besteht, daß aber im weiteren Verlauf gerade die durch die Kinderlosigkeit hervorgerufenen psychosozialen Belastungen (Isolation, Konfliktvermeidung, Fixierung auf den Kinderwunsch) die Fertilität noch weiter mindern. Es ist also zu erwarten, daß im Bedingungsrahmen dieses circulus vitiosus eine Konzeption immer unwahrscheinlicher wird. Mit diesem „additiven Bedingungsmodell" erreichen wir ein psychosomatisches Verständnis von Fertilitätsstörungen, das sowohl physiologische als auch psychosoziale Aspekte in der Pathogenese von menschlichen Fortpflanzungsstörungen berücksichtigt, wobei – anders als in monokausalen Erklärungsmodellen – komplexe Wechselbeziehungen zwischen den einzelnen Bedingungen impliziert werden. Wie in Abb. 1 dargestellt, werden psychosoziale Belastungen neben physiologischen Dispositionen als wesentliche negative Einflußfaktoren angenommen; als wichtige Variablen der Streßverarbeitung können persönlichkeitsnahe Verhaltenstendenzen und partnerschaftliche Interaktionsmuster betrachtet werden; bezüglich der Vermittlung von Streßeffekten werden psychobiologische Mechanismen (und nicht sexuelle Funktionen) als kommunikative Schnittstellen zwischen Psyche und reproduktiven Systemen verstanden.

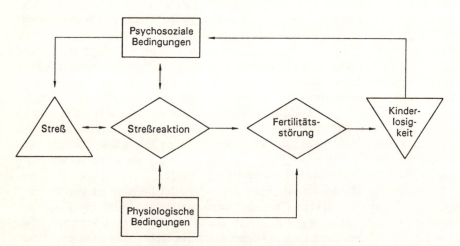

Abb. 1. Psychosomatische Aspekte ungewollter Kinderlosigkeit

Bezogen auf die Ausgangsfragen nach Zielbestimmung und differentieller Indikation psychotherapeutischer Verfahren bei Sterilitätsproblemen ergeben sich aus dem ausgeführten Denkmodell folgende Schlußfolgerungen:

- Als *Therapieziele* lassen sich generell sowohl eine Verbesserung der Konzeptionschancen als auch die Verbesserung der allgemeinen, d. h. auch einer vom Kinderwunsch unabhängigen Lebenssituation formulieren. Während das Ziel der Fertilitätsverbesserung die Erhöhung der allgemeinen Lebensqualität beinhaltet, kann durch die Fokussierung des letzteren der Kinderwunsch selbst in Frage gestellt werden, denn dann geht es primär um die Verarbeitung und Akzeptanz eines gemeinsamen Lebens ohne eigene Kinder. Beides impliziert jedoch immer Entlastung und Streßreduktion als Unterziele: Entspannung der partnerschaftlichen Situation durch Aufbau adäquaten Konfliktverhaltens, Lösung der Kinderwunschfixierung und Aufgebung sozialer Isolation.
- Die Frage der *Indikation* ist ungleich schwieriger zu beantworten: Allzu leicht läßt sich behaupten, daß alle Paare mit einem Kinderwunschproblem psychisch belastet sind und von psychologischer Betreuung profitieren würden. Viele Paare würden auf entsprechende Angebote wohl antworten, daß sie ein Baby wollen und keinen Psychologen (Menning 1980). Damit wird der subjektive Leidensdruck der betroffenen Patienten zum entscheidenden Parameter für eine Psychotherapieindikation, die selbstverständlich auch vom definierten Therapieziel, von den Bedingungen des interdisziplinären Behandlungsrahmens, von der anzuwendenden Therapiemethode abhängt. Eindeutiger wiederum ist die Wahl der psychotherapeutischen Methode aus dem oben skizzierten psychosomatischen Verständnis ungewollter Kinderlosigkeit abzuleiten: In jedem Fall ist ein partnertherapeutisches Vorgehen angezeigt; weiterhin sollte es sich um Verfahren handeln, die als Therapieziele Entlastung und Streßreduktion sowie den Aufbau von Handlungsfähigkeit bei Konflikten und zur alternativen Lebensgestaltung beinhalten.

Ein verhaltensmedizinischer Zugang zur Behandlung ungewollt kinderloser Paare

Vor dem Hintergrund dieses hier skizzierten psychosomatischen Verständnisses wurde im Rahmen einer klinischen Studie an der Forschungsgruppe für Reproduktionsmedizin der MPG in Münster (Bents et al. 1985) untersucht, welche spezifischen Effekte eine Paartherapie auf physiologische Fertilitätsparameter hat und ob durch psychotherapeutische Maßnahmen bei Sterilitätspatienten eine von der Erfüllung des Kinderwunsches unabhängige Verbesserung der allgemeinen Lebensqualität zu erzielen ist.

Als psychotherapeutische Methode wurde ein verhaltenstherapeutisch fundiertes Partnertherapieprogramm gewählt, wie es von Hahlweg et al. (1982) zusammenfassend vorgestellt wurde. Dieses Programm besteht aus mehreren verhaltenstherapeutischen Komponenten (Verhaltensanalyse, Reziprozitätstraining, Kommunikationstraining, Konfliktbewältigungstraining, Vertragsmanagement, Maßnahmen zur Krisenintervention), die zu einem strukturierten Stufenprogramm von insgesamt 15 wöchentlich stattfindenden Sitzungen zusammengefügt sind. Wesentliche Bereiche der Verhaltensänderungen finden außerhalb der Therapiesitzungen im Rahmen von

Übungen und Hausaufgaben statt, dem Aspekt der schrittweisen Veränderung partnerschaftlicher Interaktionsmuster wird viel Gewicht beigemessen, so daß die Partner die neuen, korrigierenden Erfahrungen gemeinsam verarbeiten und in ihren Beziehungsalltag integrieren können. Die mit diesem Therapieprogramm verbundenen und explizit formulierten Therapieziele (Erhöhung positiver Reziprozität zur Erweiterung des partnerschaftlichen Handlungsspielraums, Abbau restriktiver Beziehungsstrukturen, Aufbau angemessener Konfliktbewältigungsstrategien) entsprechen weitgehend den oben ausgeführten Anforderungen an eine Psychotherapie bei Kinderwunschpatienten.

Insgesamt 15 langjährig ungewollt kinderlose Ehepaare unterzogen sich der 4monatigen Paartherapie und wurden über einen Zeitraum von einem Jahr regelmäßig hinsichtlich psychologischer und physiologischer Zielkriterien untersucht. Die in 4monatigen Abständen durchgeführten Untersuchungen definierten die Experimentalbedingungen „Kontrolle" (Wartezeit) und „Verum" (Therapie). Die an der Universitäts-Frauenklinik Münster selektierten Patienten unterschieden sich weder hinsichtlich sozioökonomischer Variablen noch in ihren Fertilitätsparametern signifikant von anderweitig beschriebenen Stichproben langjähriger Sterilitätspatienten (z. B. Freischem et al. 1982; Stauber 1979). Psychologische Zielvariablen wurden mittels standardisierter Inventare (Partnerschaftsfragebogen, Hahlweg 1979; Emotionalitätsinventar, Ullrich u. Ullrich 1977; Fragebogen zur Sexualität, Bents 1988) erhoben; zur differenzierten Evaluation psychosomatischer Effekte wurden parallel zur psychometrischen Datenerfassung endokrine und spermatologische Untersuchungen durchgeführt.

Innerhalb von 4 Monaten nach Abschluß der Behandlung ist bei 5 der 15 behandelten Paare eine Schwangerschaft eingetreten. Während der Wartezeit und Partnertherapie, beides Kontrollbedingungen für das Zielkriterium Schwangerschaft, wurde keine Konzeption festgestellt ($p \leq 0{,}01$). In den endokrinen Fertilitätsparametern fanden sich weder bei den Männer noch bei den Frauen der Stichproben Veränderungen, die auf signifikante Unterschiede zwischen den Experimentalbedingungen hinweisen würden. Hingegen wurde bei den Seminalparametern der Männer eine hochsignifikante Variation der Spermienanzahl festgestellt, die auf einen Anstieg nach Therapieschluß zurückzuführen ist.

Hinsichtlich der parallel erhobenen psychosozialen Parameter fanden sich Veränderungen ausschließlich unter der Experimentalbedingung, wobei diese Veränderungen, die auch während der 4 Monate nach Therapieende stabil blieben, auf eine Reduktion von Belastungen und Verbesserungen in der Streßverarbeitung hinweisen: Das im PFB gemessene Streit- und Kommunikationsverhalten verbesserte sich in signifikantem Ausmaß ($p < 0{,}005$), die Partner schätzten sich am Ende der Therapie weniger ängstlich und gehemmt ein und zeigten im EMI-B deutliche Verbesserungen ihres Allgemeinbefindens ($p < 0{,}010$). Verringert hat sich auch die subjektiv empfundene Belastung durch den unerfüllten Kinderwunsch: Nach der Therapie sahen signifikant weniger Frauen und Männer ihre Ehe oder ihr eigenes Befinden durch die Kinderlosigkeit beeinträchtigt.

Keine signifikanten Veränderungen wurden im Bereich Sexualität festgestellt; tendenziell zeigten sich die Paare nach der Therapie sexuell weniger aktiv, jedoch zufriedener mit ihrem sexuellen Erleben und Verhalten.

Aufgrund der Ergebnisse dieser Studie kann ein fertilitätssteigernder Effekt der Partnertherapie bei den untersuchten Patienten mit langjähriger ungewollter Kinderlosigkeit als empirisch belegt gelten. Die hier erzielte Graviditätsrate von 33,3% bedeutet nicht nur einen statistisch signifikanten Unterschied zwischen den Untersuchungsbedingungen, sondern ist auch in klinischer Hinsicht als bedeutsame Fertilitätsverbesserung zu werten, nachdem aufgrund von großen Statistiken bei langjährig ungewollt kinderlosen Paaren Fertilitätsraten von lediglich 10%–19% (Dor et al. 1977) zu erwarten sind.

Die im Bereich des sexuellen Verhaltens und Erlebens beobachteten Veränderungen geben keinen Hinweis auf eine entscheidende Bedeutung dieser Variablen für die festgestellten Fertilitätsveränderungen und unterstützen damit die einleitend aufgestellte Annahme, daß psychische Einflüsse auf die menschliche Fortpflanzungsfähigkeit primär nicht über sexuelles Verhalten vermittelt werden. Demgegenüber verweist in diesem Zusammenhang insbesondere die bei den Männern der Untersuchungsstichprobe festgestellte Erhöhung der Spermienzahl nach Therapieende auf psychobiologische Vermittlungsmechanismen. Zusammenfassend läßt sich der Umkehrschluß ableiten, daß psychosozialer Streß die menschliche Fortpflanzungsfähigkeit in klinisch relevantem Maße beeinträchtigen kann, wobei die Effekte primär auf psychosomatische Prozesse und nicht auf sexuelle Irritationen zurückzuführen sind. Vor dem Hintergrund des experimentellen Versuchsplans bestätigen die in den psychosozialen Zielvariablen festgestellten Veränderungen zum einen die Hypothese einer zentralen Mediatorenfunktion partnerschaftlicher Strukturen im psychosomatischen Bedingungsgefüge ungewollter Kinderlosigkeit. Diese *vor* Eintritt einer Schwangerschaft erzielten Verbesserungen zeigen aber auch, daß eine Steigerung der Lebensqualität nicht nur von der Erfüllung des Kinderwunsches abhängig ist.

Perspektiven für Klinik und Forschung

Für die klinische Praxis verdeutlicht sich die Notwendigkeit, im diagnostischen und therapeutischen Prozeß die Bedeutung psychosozialer Faktoren für die ungewollte Kinderlosigkeit explizit zu berücksichtigen. Gerade angesichts des heutzutage hohen technologischen Aufwandes in der Reproduktionsmedizin, der schnell invasiven Charakter erreicht, ist auch die von Kaufmann (1969) beschriebene Gefahr iatrogener Einflüsse auf die Fertilität zu bedenken und noch einmal die Forderung nach einer Integration psychologischen Wissens und psychotherapeutischen Könnens in die klinische Routine der Fertilitätbehandlung zu unterstreichen. Die Untersuchungsbefunde verweisen eindeutig auf die Effektivität einer verhaltensmedizinischen Orientierung, jedoch ist die Frage nach der vergleichenden Effektivität anderer Verfahren noch zu prüfen.

Neben dem Problem der Methodenwahl wird auch die Bestimmung des Therapieziels als relevante indikative Frage deutlich. Aufgrund der in der Therapiestudie schon zu Behandlungsende, also vor Eintreten der Schwangerschaften, bei allen Untersuchungsteilnehmern festgestellten Verbesserungen im partnerschaftlichen Zusammenleben und in der individuellen Befindlichkeit erscheint die Annahme gerechtfertigt, daß durch psychotherapeutische Maßnahmen die allgemeine Lebensqualität von Sterilitätspatienten auch unabhängig von der Erfüllung des Kinderwunsches deutlich erhöht werden kann. In diesem Zusammenhang diskutieren Goldschmidt u. de Boor (1976) anhand ausführlicher Falldarstellungen das Problem der Funktionalität eines unerfüllten Kinderwunsches und kommen zu dem Schluß, daß die ungewollte Kinderlosigkeit in manchen Fällen sogar sinnvoll für die Integrität der individuellen Persönlichkeit als auch für den Erhalt der Partnerschaft der betroffenen Sterilitätspatienten sein kann. Unter diesen Voraussetzungen ist die Fertilitätsstörung selbst nur als Teil einer psychosomatischen Störung zu verstehen, die den gesamten Menschen oder mehr noch, die Beziehung zwischen 2 Menschen betrifft. Therapieziel darf hier nicht die „bedingungslose" Fertilitätserhöhung sein, sondern könnte auch darin liegen, daß es dem betroffenen Paar gelingt, die Kinderlosigkeit zu akzeptieren und eine gemeinsame Lebensgestaltung auch ohne eigene Kinder zu verwirklichen. Es soll hier nicht verkannt werden, daß ein entsprechender psychotherapeutischer Zugang zum Kinderwunschproblem natürlich sehr durch die Kinderwunschfixierung der Patienten selbst, aber auch vieler Reproduktionsmediziner erschwert wird. Jeder in diesem Bereich tätige Therapeut sollte sich deshalb seines Einflusses auf seine Patienten bewußt sein und die jedem Kinderwunsch immanente Ambivalenz (Molinski 1981) nicht verleugnen, sondern im Dialog mit den Patienten ansprechen.

Neben den erwähnten Fragestellungen nach vergleichenden und differentiellen Therapieeffekten beziehen sich Perspektiven für zukünftige Forschungen auch auf die grundlagenorientierte Forschung zur Psychosomatik menschlicher Fortpflanzungsfähigkeit. Hier finden wir Belege für psychobiologische Mechanismen, die die Kommunikation zwischen ZNS und reproduktiven Systemen herstellen. Es ist deutlich geworden, daß ein adäquates Verständnis dieser Interaktionen nur über eine Betrachtungsweise erlangt werden kann, die die beteiligten psychischen und physiologischen Vorgänge nicht als isolierte Phänomene, sondern als Reaktionen einer psychosomatischen Einheit untersucht. Von daher ist absehbar, daß entsprechende Forschungen nur im Rahmen interdisziplinärer Arbeitsgruppen möglich sein werden und Weiterentwicklungen im Verständnis der ungewollten Kinderlosigkeit ganz entscheidend auch von Erkenntnisfortschritten in anderen Bereichen psychosomatischer Forschungen abhängen werden.

Literatur

Abarbanel AR, Bach G (1959) Group psychotherapie for the infertile couple. Int J Fertil 4:151–160

Agostini R, Patella A, Primiero FM, Catagnino F (1979) The endocrine profile in male sterility due to stress. In: Carenza L, Zichella L (eds) Emotions and reproduction, vol 20 A. Academic Press, London, pp 283–288

Andrews RG (1970) Adoption and the resolution of infertility. Fertil Steril 1:73–79

Aresin L (1971) Psychologische Faktoren bei der ungewollten Kinderlosigkeit. Z Ärztl Fortbild 65:679–683

Banks AL, Rutherford RN, Coburn WA (1959) Audio-visual group therapy for the infertile couple. Int J Fertil 4:259–262

Benedek T (1952) Infertility as a psychosomatic defense. Fertil Steril 3:527–541

Benedek T, Ham GC, Robbins FP, Rubenstein BB (1953) Some emotional factors in infertility. Psychosom Med 15:486–498

Bents H (1985) Psychology of male infertility – a literature survey. Int J Androl 8:325–336

Bents H (1988) Psychosomatische Aspekte ungewollter Kinderlosigkeit. Dissertation, Universität Münster

Bents H, Bommert H, Hellhammer DH (1985) Psychological and endocrinological changes under behavioural material therapy. (15th Congress EABT, Munich)
Berger DM (1977) The role of the psychiatrist in a reproductive biology clinic. Fertil Steril 28:141-145
Bierkens RB (1975) Childlessness from the psychological point of view. Bull Menninger Clin 39:177-182
Bos C, Cleghorn RA (1958) Psychogenic sterility. Fertil Steril 9:84-89
Bresnick ER (1981) A holistic approach to the treatment of the crisis of infertility. J Mar Fam Ther 7:181-188
Bresnick ER, Taymor ML (1979) The role of counseling in infertility. Fertil Steril 32:154-156
Collins JA, Wrixon W, Janes LB, Wilson EH (1983) Treatment-independent pregnancy among infertile couples. N Engl J Med 309:1201-1206
Dominici L, Coghi I, Pancheri P, Nicotra M, Aboulkhair N, Zichella L, Peruggini M (1979) Psychological evaluation in couples with sterility without apparent cause. In: Carenza L, Zichella L (eds) Emotions and reproduction, vol 20A. Academic Press, London, pp 261-271
Dor J, Homburg R, Rabau E (1977) An evaluation of etiologic factors and therapy in 665 infertile couples. Fertil Steril 28:718-722
Eisner BG (1963) Some psychological differences between fertile and infertile women. J Clin Psychol 19:391-295
Fischer IC (1953) Psychogenic aspects of sterility. Fertil Steril 4:466-470
Ford ESC, Forman I, Willson JF, Char W, Mixson WT, Scholz C (1953) A psychodynamic approach to the study of infertility. Fertil Steril 4:456-465
Freeman EW, Garcia CR, Rickels K (1983) Behavioral and emotional factors: comparisons of anovulatory infertile women with fertile and other infertile women. Fertil Steril 40:195-201
Freischem CW, Goldman DB, Hanker JP, Schneider HPG, Nieschlag E (1982) Charakteristika der Fertilität des Mannes. Dtsch Med Wochenschr 107:486-491
Friedman S (1979) Coital frequency in infertile couples. In: Carenza L, Zichella L (eds) Emotions and reproduction, vol 20A. Academic Press, London, pp 303-306
Goebel P, Dieckhoff U (1983) Zur Psychodynamik von Ehepaaren mit Kinderwunsch bei funktioneller und/oder organisch bedingter Sterilität. In: Studt HH (Hrsg) Psychosomatik in Forschung und Praxis. Urban & Schwarzenberg, München Wien Baltimore, S 496-503
Goldschmidt O (1973) Die funktionelle Sterilität der Frau. Psyche (Stuttg) 27:69-86
Goldschmidt O, de Boor C (1976) Psychoanalytische Untersuchung funktionell steriler Ehepaare. Psyche (Stuttg) 30:899-923
Grant A (1960) World opinions on problems of infertility. Int J Fertil 5:472-473
Hahlweg K (1979) Konstruktion und Validierung des Partnerschaftsfragebogens PFB. Z Klin Psychol 8:17-40
Hahlweg K, Schindler L, Revenstorf D (1982) Partnerschaftsprobleme: Diagnose und Therapie. Handbuch für Therapeuten. Springer, Berlin Heidelberg New York
Harrison RF, O'Moore RR, McSweeney J (1979) Stress, prolactine, and infertility. Lancet I:209
Heiman M (1955) Psychoanalytic evaluation of the problem of „one-child-sterility". Fertil Steril 6:405-414
Hellhammer DH, Hubert W, Freischem CW, Nieschlag E (1985) Male infertility: relationships among gonadotropins, sex steroids, seminal parameters and personality attitudes. Psychosom Med 47:58-66
Hubert W, Hellhammer DH, Freischem CW (1985) Psychobiological profiles in infertile men. J Psychosom Res 29:161-165
Kaufmann SA (1969) Impact of infertility on the marital and sexual relationships. Fertil Steril 20:380-383
Keep PA van, Schmidt-Elmendorff H (1974) Partnerschaft in der sterilen Ehe. Med Monatsschr 28:523-527

Kroger WS (1962) An integrated approach to psychosomatic infertility. Psychosomatics 3:183–187, 296–301

Levine S (1983) Coping: an overview. In: Ursin H, Murison R (eds) Biological and psychological basis of psychosomatic disease. Pergamon, Oxford, pp 15–31

Lübke F, Stauber M (1972) Analyse therapeutischer Erfolge bei sterilen Ehepaaren unter Berücksichtigung der Diagnostik psychogener Sterilität. Geburtshilfe Frauenheilkd 32:192–201

Menning BA (1980) The emotional needs of infertile couples. Fertil Steril 34:313–319

Menning BA (1982) The psychosocial impact of infertility. Nurs Clin North Am 17:155–163

Michael M (1956) Male psychogenic subfertility and infertility. Gynaecologia 141:256–278

Moghissi KS, Wallach EE (1983) Unexplained infertility. Fertil Steril 39:5–21

Molinski H (1981) Psychologische Aspekte der Sterilität. In: Kaiser R, Schuhmacher GFB (Hrsg) Menschliche Fortpflanzung. Fertilität – Sterilität – Konzeption. Thieme, Stuttgart, S 279–286

Noyes RW, Chapnick EM (1964) Literature on psychology and infertility. Fertil Steril 5:543–558

O'Moore AM, O'Moore RR, Harrison RF, Murphy G, Carruthe ME (1983) Psychosomatic aspects in idiopathic infertility – effects of treatment with autogenic training. J Psychosom Res 27:145–151

Popenoe P (1954) The childless marriage – sexual and marital adjustment. Fertil Steril 5:168:172

Pusch H (1983) Untersuchungen zum psychosozialen Hintergrund bei Sterilitätspatienten. Geburtshilfe Frauenheilkd 43:689–692

Rosenfeld DL, Mitchell E (1979) Treating the emotional aspects of infertility: counseling services in an infertility clinic. Am J Obstet Gynecol 135:177–180

Rothmann D, Kaplan A, Nettles E (1962) Psychosomatic infertility. Am J Obstet Gynecol 83:373–381

Rubenstein BB (1951) An emotional factor in infertility. Fertil Steril 2:80–86

Rutledge AL (1979) Psychomarital evaluation and treatment of the infertile couple. Clin Obstet Gynecol 22:255–267

Sandler B (1965) Conception after adoption – a comparison of conception rates. Fertil Steril 16:313–32

Seibel MM, Taymor MLJ (1982) Emotional of infertility. Fertil Steril 37:137–145

Stauber M (1979) Psychosomatik der sterilen Ehe. Grosse, Berlin

Uexküll T von (1986) Psychosomatische Medizin, 3. Aufl. Urban & Schwarzenberg, München Wien Baltimore

Ullrich R, Ullrich de Muynck R (1977) Das Emotionalitätsinventar EMI-B. Pfeiffer, München

Weiner H (1977) Psychobiology and human disease. Elsevier, New York

Wilson EA (1979) Sequence of emotional responses induced by infertility. J Ky Med Assoc 77:229–233

Zum Ergebnis

Ausgehend von einer kritischen Diskussion der Literatur zu Fragen der Indikation und Effektivität psychologischer Maßnahmen stellt der Autor ein „additives Bedingungsmodell" zum psychosomatischen Verständnis von Fertilitätsstörungen auf, das sowohl physiologische als auch psychosoziale Aspekte berücksichtigt.

Er nimmt an, daß die menschliche Fortpflanzungsfähigkeit nicht primär über sexuelles Verhalten vermittelt wird, sondern daß sie durch psychosozialen Streß in klinisch relevantem Maße beeinträchtigt wird.

In einer eigenen klinischen Studie untersucht er, welche spezifischen Effekte eine Paartherapie auf physiologische Fertilitätsparameter hat und ob damit zugleich eine Verbesserung der allgemeinen Lebensqualität erzielt werden kann, die unabhängig von der Erfüllung des Kinderwunsches ist.

Zur Behandlung 15 langjähriger ungewollt kinderloser Paare setzt der Autor ein verhaltenstherapeutisches Paartherapie-Programm nach Hahlweg et al. (1982) ein; er untersuchte die Paare über einen Zeitraum von einem Jahr regelmäßig hinsichtlich physiologischer und psychologischer Kriterien.

Nach Abschluß der Therapie trat bei 5 der 15 Paare innerhalb der nachfolgenden 4 Monate eine Schwangerschaft ein. Vor bzw. während der Behandlung (Kontrollbedingungen) konnten weder eine Konzeption noch Veränderung in den endokrinen Fertilitätsparametern bei Frauen und Männern festgestellt werden.

Die Spermienzahl stieg allerdings nach Abschluß der Therapie bei den Männer hochsignifikant an.

Die erhobenen psychosozialen Parameter veränderten sich ausschließlich unter der Experimentalbedingung und waren durch eine Reduktion von Belastungen und Verbesserungen in der Streßverarbeitung gekennzeichnet. Darüber hinaus blieben sie über Monate nach Therapieende stabil.

Die Graviditätsrate von 33% zeigt den potentiellen klinischen Nutzen des Verfahrens, liegt doch die Fertilitätsrate bei langjährig ungewollt kinderlosen Paaren bei 10–19%.

Der Autor sieht seine Annahme entsprechend bestätigt.

Er gelangt zu dem Schluß, daß eine Partnertherapie einen fertilitätssteigernden Effekt hat. Psychosozialer Streß kann die Fortpflanzungsfähigkeit in einem klinisch relevanten Maß beeinträchtigen, wobei psychosomatische Effekte und nicht sexuelle Probleme verantwortlich zu machen sind. Die Verbesserungen psychosozialer Parameter vor Eintritt der Schwangerschaft beweisen auch, daß die Partnertherapie positive Auswirkungen auf die Lebensqualität hat, unabhängig von der Erfüllung eines Kinderwunsches.

Die Redaktion

V. Ethische Aspekte

Behandlung oder Experiment?
Die Praxis der In-vitro-Fertilisation und die ethischen Richtlinien der Ärzteschaft*

U. Wiesing

Zusammenfassung

Der Aufsatz versucht, die Praxis der IvF anhand der veröffentlichten Resultate und der selbstgegebenen ethischen Richtlinien der Ärzteschaft (hippokratischer Eid und die Deklarationen von Helsinki, Tokyo und Venedig) einer kritischen Analyse zu unterziehen. Ob als Therapie oder Experiment, es ergeben sich in beiden Fällen Zweifel, ob die Praxis den Richtlinien entspricht. Die dargestellte Entwicklung in der Bundesrepublik Deutschland verdeutlicht, daß die Verbreitung von IvF nicht immer nach rationalen Kriterien geschehen ist.

Summary

The goal of this article is a critical analysis of the practice of IVF, based on the published results and the self-given ethical guidelines of the medical profession (Hippocratic Oath and the Declarations of Helsinki, Tokyo and Venice). Whether therapy or experiment, in both cases doubts exist about whether practice agrees with the guidelines. The development described for the Federal Republic of Germany illustrates that the spread of IVF has not always happened according to rational criteria.

Einleitung

Der In-vitro-Fertilisation ist keine Ruhe vergönnt. Auch 11 Jahre nach ihrer ersten erfolgreichen Durchführung ist das Für und Wider nicht verstummt, im Gegenteil: Während einige Betreiber bereits von einer Routinebehandlung sprechen und die ethischen Probleme lediglich in Randgebieten oder im Mißbrauch sehen, scheinen sich die Gegner und Skeptiker mit dieser Einschätzung keineswegs zufrieden zu

---

* Der Deutschen Forschungsgemeinschaft sei für die Unterstützung gedankt, Herrn Wigbert Dorna für die Korrekturen.

geben. Die Diskussion um die ethische Dimension dieser Therapie ist unvermindert lebendig und kontrovers.

Unabhängig von den vielfältigen Stellungnahmen verschiedenster Autoren und gesellschaftlicher Institutionen entwickelte sich in der Ärzteschaft ein Konsens, der die IvF prinzipiell als Therapie bestimmter Formen ungewollter Kinderlosigkeit für legitim erachtet. „Sie ist in geeigneten Fällen medizinisch und ethisch vertretbar, wenn bestimmte Zulassungs- und Durchführungsbedingungen eingehalten werden." (BÄK 1988, S. 16) Über den letzten Punkt sind sich die Organisationen der Ärzteschaft im internationalen Vergleich allerdings uneins: Die Empfehlungen zu den Problemen der Leihmutterschaft, der Kommerzialisierung, der Durchführung außerhalb einer Ehe und v. a. zu unmittelbar angrenzenden Embryonenforschung fallen unterschiedlich aus (vgl. Walters 1987). Die Richtlinien der Bundesärztekammer von 1985, revidiert 1988, gehören im internationalen Vergleich sicherlich zu den restriktiveren. Sie billigen nur die sachgerechte Durchführung mit technischen und personellen Auflagen sowie innerhalb einer intakten Ehe; Embryonenforschung wird weitestgehend eingeschränkt und Leihmutterschaft generell abgelehnt. Es bleibt festzuhalten: Prinzipiell wird die IvF als Therapie bestimmter Formen der Kinderlosigkeit von Seiten der Ärzte fast ausschließlich[1] als ethisch vertretbar eingestuft, die potentiellen Mißbrauchsmöglichkeiten sind den Ärzten nach eigenem Verständnis nicht anzulasten.

Ärztliche Ethik ist nicht erst seit der In-vitro-Fertilisation ein Thema, sondern kann auf eine lange Tradition zurückblicken. Der nach wie vor wichtigste ethische Codex der Ärzteschaft, der Eid des Hippokrates, ist über 2000 Jahre alt; seine Kernsätze besitzen ungebrochene Gültigkeit. Das Gelöbnis in der bundesdeutschen Berufsordnung, verbindend für jeden Arzt, obwohl den meisten im Wortlaut unbekannt, basiert auf hippokratischer Tradition. Auch in der Diskussion um die IvF war die aus dem hippokratischen Eid entspringende Hilfsverpflichtung des Arztes *das* entscheidende Argument für die ethische Legitimation. „Wissenschaftler und Ärzte, die die Methode der extrakorporalen Befruchtung entwickelten und heute anwenden, haben dies mit einem gewichtigen Postulat der medizinischen Ethik gerechtfertigt, nämlich der Hilfsverpflichtung ärztlichen Handelns" (DÄB 1985a, S. 1681).

Erstaunlicherweise wurde ein anderes, zentrales ethisches und rechtliches Prinzip der modernen Medizin, die Autonomie des Patienten, von Seiten der Ärzte nicht zur Legitimation der IvF herangezogen. Der Wunsch eines als autonom erachteten Patienten wurde nicht als Grund für eine Durchführung erwähnt, obwohl gerade in der medizinethischen Diskussion dem Selbstbestimmungsrecht der Eltern über die Zahl ihrer Kinder ein hoher Stellenwert beigemessen wird (vgl. Bayertz 1987). Die Richtlinien und Kommentare der Bundesärztekammer verzichten auf diese Argumentation. Sie berufen sich nicht auf das Recht der Patienten, sondern auf die Pflicht der Ärzte.

Ein weiterer wichtiger ethischer Codex der Ärzteschaft, die Deklaration von Helsinki 1964 in ihren überarbeiteten und ergänzten Fassungen von Tokyo 1975 und

---

[1] Hauptsächlich von psychosomatischer Seite wird die IvF innerhalb der Ärzteschaft zurückhaltend und kritisch beurteilt, vgl. Petersen 1985; Lukesch 1983.

Venedig 1983, versucht ein Problem zu erfassen, das mit der naturwissenschaftlichen Ausrichtung der Medizin seit etwa der Mitte des 19. Jahrhunderts unweigerlich entstehen mußte, und für das der hippokratische Eid keine Hilfestellung leisten konnte: Das ethische Dilemma zwischen dem Arzt als Therapeuten und medizinischem Forscher, oder anders ausgedrückt, das Problem des wissenschaftlichen Versuchs am Menschen. In diesen Deklarationen haben sich die Ärzte Richtlinien zur Durchführung klinischer Studien, z. B. zur Aufklärung und zu den Rechten der Patienten, gegeben.

Die Ärzteschaft hat immer großen Wert darauf gelegt, ihre ethischen Probleme in Eigenregie und -verantwortung zu bearbeiten, und mit Stolz auf die erlassenen Deklarationen und Richtlinien in konkreten Problemfällen hingewiesen. Insbesondere einer gesetzgeberischen Bevormundung wurde mit dem Verweis auf den Sachverstand und die ethische Tradition des Berufsstandes stets zurückhaltend begegnet. „Der Gesetzgeber sollte sich auf die Gestaltung von Rahmenbedingungen beschränken" (Vilmar, zit. nach BÄK 1988, S. 7). So wurde bei der Verabschiedung der Deklaration von Tokyo 1975 mit Nachdruck betont, „die Ärzteschaft der Welt habe bewiesen, daß sie Freiheit mit ethischer Verantwortung zu vereinen und den Dirigismus zu vermeiden wisse" (DÄB 1975, S. 3162).

Diese Abhandlung soll die Praxis der IvF anhand der veröffentlichten Daten und der selbstgegebenen ethischen Richtlinien der Ärzteschaft einer kritischen Analyse unterziehen. Nicht die Tradition des hippokratischen Eides und die Deklaration von Helsinki, Tokyo und Venedig werden hinterfragt, sondern wie sie konkret umgesetzt worden sind, als man die IvF entwickelte, verbreitete und praktizierte. Es geht um die Konsistenz der ethischen Legitimation der Betreiber.

Die In-vitro-Fertilisation als Behandlung

Zunächst einmal sei erläutert, welche therapeutische Haltung für den Arzt aus dem hippokratischen Eid erwächst. Der zentrale Satz lautet: „Meine Verordnungen werde ich treffen zu Nutz und Frommen der Kranken nach meinem besten Vermögen und Urteil, sie schützen vor allem, was ihnen schaden und Unrecht zufügen könnte." (Deichgräber 1955, S. 9)

Diese Worte beinhalten folgende therapeutische Ethik: Der Arzt ist in jedem Falle verpflichtet, dem Leidenden nach bester Möglichkeit zu helfen. Nicht die Gesellschaft oder eine andere Instanz, sondern der Patient erscheint als einziger Maßstab des Nutzens. Somit bezieht sich der Eid ausschließlich auf die individualethische Ebene, auf ein konkretes Arzt-Patient-Verhältnis. Desweiteren impliziert er eine Verpflichtung, in jedem einzelnen Fall abzuwägen, was dem Patienten nützt und was ihm schadet. Insbesondere der letzte Aspekt, die Vermeidung von möglichem Schaden für den Patienten wurde in der Tradition als das Prinzip des *primum nil nocere,* v. a. nicht schaden, verstanden.

Hieraus erwuchs nach maßgeblicher Meinung innerhalb der Ärzteschaft eine Verpflichtung, im Falle ungewollter Kinderlosigkeit, die als Krankheit und Leiden allgemein akzeptiert wird, wenn nötig auch mittels IvF zu helfen. „Wir überschreiten daher bei unseren klinisch-wissenschaftlichen Bemühungen, diesen Ehepaaren zu ihrem eigenen Kind zu verhelfen, vom Prinzip her keine medizinethischen Grenzen, da wir entsprechend Hippokrates in der medizinischen Ethik die unabsehbare Pflicht sehen, den ‚Leidenden' zu helfen." (Mettler 1983, S. 47)

Sofern die ethische Verpflichtung, dem Leidenden zu helfen, handlungsgebietend wird, bedarf es obligatorisch einer Reflexion durch den Arzt, inwieweit es ihm tatsächlich gelingt, mit der gewählten Maßnahme der Verpflichtung zu entsprechen. Eine sinnvolle Berufung auf den hippokratischen Eid kann und darf nicht als Anweisung zu irgendeiner Tätigkeit verstanden werden, die sich leichtfertig als Hilfe bezeichnet, sondern nur zu einer Handlung, die in der Tat eine Hilfe für den Patienten bedeutet. Sofern es der Arzt ernst nehmen will mit seiner Verpflichtung, dem Leidenden zu helfen, so hat er die Auswirkungen seiner Therapie für den Leidenden selbstverständlich zu reflektieren.

Damit nicht genug. Viele Erkrankungen haben eine Tendenz zur spontanen Heilung, eine gute Prognose. Wer einem Leidenden helfen will, muß selbstverständlich die Wahrscheinlichkeit der spontanen Heilung in seine Erwägungen einbeziehen. Die ärztliche Kunst verpflichtet in jedem Fall, zur Indikationsstellung neben der Diagnose auch die Prognose zu berücksichtigen. So gesehen hat der Arzt stets seinen Erfolg in Ansicht des unbehandelten Krankheitsverlaufes zu prüfen.

Wie sehen diese Überlegungen bei der In-vitro-Fertilisation aus? Die Methode ist nur zu einem geringen Prozentsatz in der Lage, die ungewollte Kinderlosigkeit zu beheben. Nach einer Statistik in den USA aus dem Jahre 1986 verzeichnen die besten 41 US-Kliniken eine Erfolgsquote von 6,3% Geburten eines Kindes pro stimulierten Zyklus, was die Erfolgsquote insgesamt auf 10,7% erhöht. Bedenkt man aber gleichzeitig, daß die Hälfte aller US-Kliniken noch gar keinen Erfolg im Sinne einer Geburt zu verzeichnen haben, so dürfte die durchschnittliche Erfolgsquote für eine amerikanische Frau deutlich geringer liegen (US-Congress 1988).

In England lag die Durchschnittsquote 1986 bei 8,6% pro Behandlungszyklus (VLA 1988). Für die BRD ergab sich bis einschließlich 1986 bei nicht eindeutigem Zahlenmaterial eine summarische Erfolgsquote von ca. 6% (Fertilität 1987; vgl. den Aufsatz von Hölzle in diesem Band). Auch bei mehreren Behandlungsversuchen läßt sich der Erfolg nicht wesentlich über 15–20% steigern. Somit muß festgestellt werden, daß den Leidenden durch die In-vitro-Fertilisation anhand dieser Ergebnisse offensichtlich nur in geringem Maße geholfen wird. Weiterhin bleibt zu fragen, wie hoch die Wahrscheinlichkeit ist, daß eine Unfruchtbarkeit spontan, also ohne Therapie, heilt.

Die Antwort kann nur differenziert nach den verschiedenen Diagnosen erfolgen. Bei einer beidseitigen Entfernung oder Verklebung der Eileiter muß davon ausgegangen werden, daß eine spontane Heilung ausgeschlossen ist. An dieser Erkrankung leiden jedoch nur ein geringer Teil aller IvF-Patientinnen. Alle anderen Unfruchtbarkeitsdiagnosen haben eine spontane Heilungschance. Bei der sog. idiopathischen Sterilität, wenn keine organischen Befunde erhoben werden können, liegt sie – bei unterschiedlichen Ergebnissen der verschiedenen Studien – langfristig bei bis zu 60% (Templeton u. Penney 1982). Bei andrologischer Subfertilität bekommen ca. 20% (Abyholm u. Stray-Pedersen 1981) der Paare ohne Therapie ein Kind. Ben-Rafael et al. (1986) stellten bei einseitigem intakten Eileiter eine Quote von 38,3% fest. Das bedeutet: Bei all diesen Diagnosen liegt die spontane Schwangerschaftsquote über der Erfolgsquote mittels IvF.

Im wissenschaftlichen Kollektiv kannte man diese Probleme auch bei anderen Behandlungsverfahren. Eine Studie von Stauber (1984) ergab, daß von den Patientinnen einer Unfruchtbarkeitssprechstunde mit den verschiedensten Erkrankungen nur 15,5% in kausalem Zusammenhang mit einer Therapie schwanger wurden, während insgesamt etwa 50% der Patientinnen ein Kind bekamen, „oft nach Urlaub oder längeren Behandlungspausen" (S. 141). Deshalb wurden umfangreiche kontrollierte Studien gefordert, um die Wirksamkeit einer Methode festzustellen. Meines Wissens gibt es diese Studien für die IvF z. Z. nicht. Statt dessen erhärtete sich ein böser Verdacht und wurde in renommierten Fachzeitschriften von namhaften Experten beklagt: An der Glaubwürdigkeit einiger Statistiken muß gezweifelt werden. Es hat sich angesichts der Diskrepanz von Sammelstudien und Ergebnissen einzelner Zentren herausgestellt, daß das veröffentlichte Zahlenmaterial durch eine Vielzahl statistischer Tricks aufgebessert wurde (Blackwell et al. 1985; Rjosk 1987; Soules 1985; Testart 1988).

Jeder Vertraute weiß, daß man mit Leichtigkeit durch statistisches Hantieren eine Erfolgsquote eindrucksvoller erscheinen lassen kann, als sie tatsächlich ist (vgl. den Aufsatz von Hölzle in diesem Band). Es stellt sich aber zwangsläufig die Frage, warum die „wissenschaftliche" Medizin ihre Statistiken zu manipulieren versucht, wo sie doch gerade Objektivität und Nachvollziehbarkeit der Ergebnisse so ausdrücklich zu ihren Grundlagen zählt. Das Hantieren an den Ergebnissen läßt sich nur mit einem Eigeninteresse der Medizin an dieser Methode erklären, denn die betroffenen Paare haben keinerlei Vorteil von zweideutigen Statistiken, sie werden vielmehr getäuscht. „Die weitverbreitete Praxis, die Schwangerschaftsrate mittels IvF zu übertreiben, scheint eine Vermarktungslist zu sein, um zukünftige unfruchtbare Paare anzulocken, aktive IvF-Patienten zu werden." (Soules 1985, S. 513)[2] Es bleibt zu bedenken, daß sich die Paare anhand dieser Informationen für oder gegen die Aufnahme in ein IvF-Programm entscheiden. Die Basis für ein informiertes Einverständnis, im Normalfall eine selbstverständliche und unabdingbare Voraussetzung für die Teilnahme an Therapien, wird zerstört. Dieser Vorgang verdeutlicht eine tiefe Entfremdung der Medizin von ihrer eigentlichen Aufgabe und hat zudem eine ethische Dimension. Wie ist die Manipulation an Statistiken mit dem zentralen ärztlich-ethischen Postulat, „dem Leidenden zu helfen", zu vereinbaren? Es geht der Medizin offensichtlich weniger um das Wohl der Patienten, sondern um die Entwicklung einer Maßnahme, um besonders gute Ergebnisse in der Gruppe konkurrierender Zentren und um Akzeptanz in der Öffentlichkeit. Es geht der Medizin um die ungehinderte Entwicklung ihrer eigenen Technologie.

Es muß an dieser Stelle auf die zahlreichen Nebenwirkungen eingegangen werden, denn gerade für den hippokratischen Eid ist es charakteristisch, Nutzen und Schaden gegeneinander abzuwägen. Aufgrund der vielen Einzelmaßnahmen entsteht auf jeder Ebene die Möglichkeit der Schädigung für die Frau, das sich entwickelnde Kind und den Mann. Stichwortartig und ohne Anspruch auf Vollständigkeit seien die Gefahren der hormonellen Stimulation, der Follikelpunktion und der Embryonen-

---

[2] "The widespread practice of exaggerating the IVF pregnancy rate appears to be a marketing ploy to lure prospective infertile couples into becoming active IVF patients." (Soules 1985, S. 513)

übertragung für die Frau erwähnt. Todesfälle unter IvF wurden beschrieben (Rjosk 1987). Weitgehend ungeklärt sind die möglichen Schädigungen für die Eizellen und Embryonen durch hormonelle Stimulation und künstliche Befruchtung. Das Risiko für Mehrlingsschwangerschaften und allgemein vermehrte Komplikationen bei IvF-Geburten sind gleichwohl dokumentiert. Ob es eine erhöhte Zahl von Mißbildungen der Kinder gibt, wird unterschiedlich beurteilt (vgl. Schwinger 1983; Lancaster 1987). Auch für die Männer gilt, was für die Frauen v. a. von feministischer Seite schon lange betont wurde: Sie können Schaden nehmen an der Methode. Verminderte Spermienqualität zum Zeitpunkt der IvF (Harrison et al. 1987) und häufige Sexualstörungen im Gefolge der zunehmenden Funktionalisierung der Sexualität sind belegt (Drake u. Grunert 1979). So bleibt festzuhalten, daß die IvF neben der geringen Erfolgsquote durch vielfältige Nebenwirkungen belastet ist.

Woran leiden die Patienten?

Zur weiteren Untersuchung des zentralen Argumentes „dem Leidenden helfen" muß neben einer Analyse der vermeintlichen Hilfe ebenso eine Reflektion des Leidens erfolgen. Wird das Leiden der Kinderlosigkeit bei Behandlung mit IvF stets in seinem eigentlichen Wesen erkannt, und ist die Methode überhaupt in allen Fällen adäquat? Dazu bedarf es der Antwort auf eine grundsätzlichere Frage, nämlich worin das Leiden der Patientinnen und Paare eigentlich besteht.

Unfruchtbarkeit bedroht weder das Leben eines Individuums, noch schmerzt oder behindert sie. Trotzdem, sie bedeutet ohne jeden Zweifel eine schwere Krise für die Betroffenen. Die Kinderlosigkeit treibt sie zu strapaziösen Anwendungen und z. B. in den USA zu hohem Kostenaufwand. Nur kann dieses Verhalten der Paare durch die Kinderlosigkeit allein nicht erklärt werden. Dazu bedarf es immer einer psychischen Bewertung dieses Zustandes. Nur die Wahrnehmung der Kinderlosigkeit als einen Makel, eine Schande, eine Schuld, eine schwere Kränkung des Selbstwertgefühls oder eine körperliche Unvollkommenheit vermag die Krise zu erklären. Nur in der Apperzeption durch die Betroffenen wird die Kinderlosigkeit zu einem existentiellen Problem, in dem konflikthaften Erleben des unerfüllten Wunsches liegt die Energie für den ungeheuren Aufwand, den die Paare zu seiner Überwindung hervorbringen. Kinderlosigkeit würde ohne einen unerfüllten Kinderwunsch, ohne eine aktive psychische Bewertung, in der Regel gar nicht diagnostiziert. Somit ist die Kinderlosigkeit auch bei diagnostizierbarem organischem Leiden immer nur in einem Gesamtzusammenhang mit der seelischen Verarbeitung durch das Individuum, in der Beziehung zum Partner und der sozialen Umwelt zu sehen (vgl. Menning 1980; Stauber 1979).

Die moderne Medizin verfährt bei der Klassifikation der Sterilität dualistisch. Daß es einen Einfluß der Psyche auf die Fortpflanzungsfähigkeit gibt, der bis zur Fortpflanzungsunfähigkeit geht, ist unbestritten. Daraus folgt – freilich zu unrecht: entweder liegt ein organisches Leiden vor oder die Sterilität ist psychogen. Diese disjunkte Einteilung untermauert einen Leib-Seele-Dualismus und widerspricht eigentlich zutiefst jeder ärztlichen Erfahrung. Denn nichts wird in der ärztlichen

Praxis offensichtlicher als die Tatsache, daß nur wenige Erkrankungen rein körperlicher oder rein seelischer Natur sind. Die allermeisten Krankheiten beinhalten beide Aspekte. Nur wird die Gemeinsamkeit von körperlichen und seelischen Anteilen in der Klassifikation nicht berücksichtigt und eine Trennung begünstigt, die einem holistischen Verständnis vom Menschen als einer Einheit von Leib und Seele widerspricht. „So entstand die schizophrene Situation der heutigen Medizin, mit Ärzten und Kliniken für Körper ohne Seelen auf der einen Seite und mit Therapeuten und Neurosekliniken für Seelen ohne Körper auf der anderen." (v. Uexküll u. Wesiak 1986, S. 4)

Wenn sich die moderne Reproduktionstechnologie auf das Leiden der Patienten als handlungsgebietend beruft, so stellt sich die Frage, ob sie diesen entscheidenden Aspekt des Leidens erkennt und in ihrer Therapie adäquat berücksichtigt. Die Antwort auf diese Frage bringt uns zu einem zentralen Charakteristikum der modernen Medizin. Die somatisch orientierte Medizin reduziert das komplexe Geschehen der Krise „Kinderlosigkeit" auf einen defekten Eileiter oder einen anderen lokalisierbaren pathologischen Befund und versucht diesen zu umgehen. „Dabei sind die weiteren und tieferen Umstände dieses Defektes nur am Rande oder gar nicht bedeutsam – wie etwa die Tatsache, daß der Defektträger ein Mensch mit einer Biographie ist." (Petersen 1987, S. 140)

Diese nicht immer angemessene Vorgehensweise kann in der unumgänglichen psychischen Verarbeitung des Konflikts „unerfüllter Kinderwunsch" nachteilige Folgen haben. Durch die vorgetragene Reduktion auf ein krankes Organ kann den Patienten immer wieder Anlaß gegeben werden, ihre Auseinandersetzung mit dem Konflikt und dessen Bewußtwerdung aufzuschieben und zu verdrängen. Wenn die Medizin einen wesentlichen Aspekt der Kinderlosigkeit in der Diagnostik und der Therapie ignoriert, und zwar die Krise im Leben der Patienten, riskiert sie auch bei erfolgreicher Therapie im Sinne der Geburt eines Kindes, trotz glaubhafter und authentischer Helferabsicht die psychischen Probleme zu verstärken. Des weiteren bleibt zu bedenken, daß nach der überwiegenden Zahl erfolgloser Therapien das Leiden der Paare keineswegs gemindert wird, sondern ihnen zusätzlich eine weitere Enttäuschung zugefügt wird. Nur scheint dieses Leiden für die Medizin kein besonderer Anlaß zu sein, dem Leidenden zu helfen. Während vor der Therapie das Leiden die wichtigste Handlungsanweisung für die Ärzte bedeutete, scheint nach der Therapie das womöglich vermehrte Leiden keine Experten auf den Plan zu rufen (vgl. Hölzle 1987).

Es gilt sehr genau zu differenzieren bei der Antwort auf die Ausgangsfrage, inwieweit die IvF in ihrer praktizierten Anwendung mit der hippokratischen Ethiktradition zu vereinbaren ist. Der hippokratische Eid bezieht sich immer auf den einzelnen Fall, und aufgrund statistischer Erfolge läßt sich nicht auf ein konkretes Arzt-Patient-Verhältnis rückschließen. Im einzelnen Fall kann die IvF zweifelsohne eine segensreiche Hilfe für den Patienten bedeuten. Die dargestellten Eckdaten der Erfolge und Nebenwirkungen, die generelle Gefahr der somatisch orientierten Medizin, das eigentliche Leiden zu verkennen, lassen es aber unwahrscheinlich anmuten, daß tatsächlich in allen Fällen die Therapie mittels IvF dem Leidenden geholfen hat. Obwohl sich Leiden nicht quantifizieren läßt, so muß davon ausgegangen werden, daß, im Kollektiv betrachtet, bei der Mehrheit der Patienten das Leiden nach der Therapie auf gar keinen Fall behoben wurde, sondern zugenommen hat. Dadurch wird aber die Argumentation, „dem Leidenden zu helfen", inkonsistent. Denn das offensichtlich größere Leiden nach der Therapie wird nicht als Handlungsanlaß wahrgenommen. Die ausschließliche Berufung auf den hippokratischen Eid, auf die Verpflichtung, „dem Leidenden zu helfen", wird dadurch aber fragwürdig.

Die In-vitro-Fertilisation als Experiment

Neben dem Verweis auf die ärztliche Hilfsverpflichtung wird von den Betreibern zurecht betont, man müsse – wie bei den meisten komplizierten Maßnahmen – mit einer Phase schlechter Ergebnisse rechnen, um später bei perfektionierter Behandlung Vorteile für zukünftige Patienten zu erlangen. Jedoch gilt es festzuhalten, daß sich die ethische Legitimation durch diese Feststellung grundlegend ändert: Nicht im Prinzip, „dem Leidenden zu helfen", sondern im Bemühen um neue wissenschaftliche Erkenntnisse und Fähigkeiten zum möglichen Nutzen späterer Patienten liegt die eigentliche Intention. Die Bezeichnung „Routinemaßnahme", durch die eine ausschließliche Berufung auf den hippokratischen Eid unterstützt wird, ist zwangsläufig unzulässig. Wenn eine Maßnahme um klinischer Erfahrung willen betrieben wird, so haben wir es mit einem Experiment zu tun. Ist es mit einer zu verbessernden Therapie verbunden, so handelt es sich um einen klinischen Versuch. Und es bedarf nun einer ganz anderen ethischen Begründung (vgl. Toellner 1981, S. 156).

Um die Ursache der geänderten ethischen Legitimation noch einmal zu verdeutlichen: Der Unterschied zwischen einer Therapie und einem klinischen Versuch resultiert einzig aus der Intention des Arztes, und nur er ist dafür verantwortlich, den Patienten darüber zu informieren. Der Wille des Patienten oder dessen Meinung, ob es sich um eine Therapie oder um einen klinischen Versuch handelt, konstituieren auf gar keinen Fall die Unterscheidung, wie sie in den Deklarationen vorgenommen wurde.

Im Bewußtsein dieser Probleme enthalten die Deklarationen von Helsinki, Tokyo und Venedig strenge Anforderungen an klinische Versuche. Danach sind die Ärzte bei ihrer Forschung zur umfassenden Aufklärung der Patienten, sorgfältiger Konzeption und zu einem Abwägen von konkretem Leid für den Patienten und abstraktem Fortschritt für die Wissenschaft verpflichtet. Im Zweifelsfalle hat das Wohl des Patienten zu überwiegen. „Diese Forschung darf jedoch keine Schädigung oder sogar den Tod des Patienten oder Probanden [...] auch nur billigend in Kauf nehmen." (Vilmar, zit. nach BÄK 1988, S. 8) Es bleibt zu überprüfen, inwieweit im konkreten Fall der IvF die Praxis mit diesen selbstgegebenen Richtlinien in Einklang steht.

Die Deklarationen enthalten eindeutige Anforderungen an die vorherige Aufklärung und das informierte Einverständnis des Patienten. „Bei jedem Versuch am Menschen muß jede Person ausreichend über Absicht, Durchführung, erwarteten Nutzen und Risiken des Versuches sowie über möglicherweise damit verbundene Störungen des Wohlbefindens unterrichtet werden." (BÄK 1983, S. 4) Es bleibt an dieser Stelle das Problem der zweideutigen Statistiken zu erwähnen. Wie ist eine Aufklärung möglich, wenn die zugrundeliegenden Informationen fragwürdig und die realen Chancen für den Patienten nicht zu durchschauen sind? „Die Darstellung der Erfolgsaussichten einer IvF-Behandlung als Grundlage für die Entscheidung der Patienten, ob sie sich einer solchen Behandlung überhaupt unterziehen wollen, ist heute noch sehr problematisch. Das Hauptproblem liegt in der ‚Ehrlichkeit' der Arbeitsgruppen, die diese Behandlung durchführen." (Rjosk 1987, S. 68)

Ein klinischer Versuch bedarf einer sorgfältigen Auswahl der Patienten; einmal unter wissenschaftlichem Aspekt, zum anderen, um möglichen Schaden zu vermeiden. Es kann als unumstritten gelten, daß bei einem Teil der IvF-Patienten ein sehr gespanntes und konflikthaftes Verhältnis zum Kinderwunsch besteht. Es ist gleichwohl nicht zu vertreten, Patienten in einen klinischen Versuch aufzunehmen, wenn sich bei ihnen eine „Messiasphantasie" (Goldschmidt u. de Boer 1976) in bezug auf das mögliche Ergebnis entwickelt hat. Das prospektive Wohl des Kindes unterstützt diese Argumentation. „Der fanatische Wunsch nach einem Kind ist nicht unbedingt ein geeignetes Kriterium für die Fähigkeit, ihm zu einer gedeihlichen Entwicklung zu verhelfen." (Birnbacher 1987, S. 83) Aber sind von seiten der durchführenden Ärzte die diagnostischen Voraussetzungen gegeben, die eine Auswahl von Patienten unter diesem Aspekt mit einer gewissen Sicherheit garantieren? Die Richtlinien der Bundesärztekammer beschäftigen sich ausführlich mit „der Vermeidung sozialer und rechtlicher Nachteile für ein durch IvF erzeugtes Kind" (BÄK 1988, S. 20) und sehen eine paternalistische Verweigerung der Therapie im Zweifelsfalle als ethisch gerechtfertigt an. Nur lassen die geforderten personellen Voraussetzungen anderes befürchten, sie behandeln die psychische Betreuung recht stiefmütterlich. Während für 5 verschiedene wissenschaftliche Bereiche (Endokrinologie, Sonographie, operative Gynäkologie, Andrologie, experimentelle Reproduktionsbiologie) mindestens 3 Experten als minimale Besetzung gefordert werden, verweist der Schlußsatz dieses Kapitels lediglich die Überwachung der „psychologischen Führung" an den Leiter der Arbeitsgruppe.[3] Psychologisch geschultes Personal wird nicht gefordert.

Der erwähnte Fall der psychischen Komplikationen gehört in den Bereich der Nutzen/Kosten-Analyse. „Jedem biomedizinischen Forschungsvorhaben am Menschen sollte eine sorgfältige Abschätzung der voraussehbaren Risiken im Vergleich zu dem voraussichtlichen Nutzen für die Versuchsperson oder andere vorausgehen." (BÄK 1983, S. 3) Das bedeutet für die IvF: Über 80 von 100 Frauen werden erfolglos behandelt, bei aufwendiger und nebenwirkungsreicher Therapie mit erheblichen psychischen Folgen. Dem steht die Hoffnung gegenüber, die schlechten Erfolgsquoten zu verbessern, um späteren Patienten helfen zu können.

Doch die „dringend" (BÄK 1988) erforderliche Verbesserung der Erfolge ist z. Z. nicht in Sicht. „Obwohl diese Art der Sterilitätsbehandlung über ein Versuchsstadium hinausgewachsen ist, scheint derzeit eine Stagnation bezüglich der Verbesserung der Erfolgsrate eingetreten zu sein." (Janish 1986, S. 148) Die Zahl der Schwangerschaften pro Embryotransfer und Follikelpunktion ist zwischen 1984 und 1986 in der BRD ungefähr konstant geblieben (Fertilität 1987). Der Durchschnittserfolg in England stagnierte 1986 mit 8,6% pro Behandlungszyklus auf Vorjahreswert (VLA 1988). Wenn sich die Erfolgsquoten nicht sichtbar bessern, so drängt sich die

---

[3] „Psychologische Führung" wurde 1988 in „psychologische Betreuung" geändert.

Frage auf, wie lange sich die Medizin auf das Argument einer in Entwicklung befindlichen Methode berufen kann.

Die Deklaration schreibt diesbezüglich vor: „Der Arzt sollte jeden Versuch abbrechen, sobald sich herausstellt, daß das Wagnis den möglichen Nutzen übersteigt." (BÄK 1983, S. 4) Dieses Mißverhältnis kann sich auf zweierlei Weise ergeben: entweder das Wagnis steigt oder der mögliche Nutzen sinkt bzw. stellt sich nicht ein. Diese Überlegungen sind nicht nur von dem einzelnen Arzt, sondern auch vom wissenschaftlichen Kollektiv in verantwortlicher Weise durchzuführen. Unter diesem Aspekt sei die Entwicklung der IvF in der Bundesrepublik Deutschland betrachtet, insbesondere bei den Indikationen mit deutlich experimentellem Charakter.

Im Jahre 1984 gab es mindestens 7 Reproduktionszentren in der BRD, die IvF bei andrologischer Indikation durchführten (Fertilität 1987). Man glaubte, durch vielfältige Tests und Aufbereitung des Samens die Befruchtungswahrscheinlichkeit zu erhöhen, wenn der Mann zu wenige, zu wenig bewegliche oder deformierte Samenzellen produzierte (= Oligoasthenteratozoospermie). Um die Entscheidung zugunsten der IvF bei andrologischer Subfertilität bewerten zu können, seien folgende Informationen hinzugefügt:

Es war bekannt, daß man bei einer Verminderung der Spermienzahl oder deren Qualität keine genaue Aussage über die Wahrscheinlichkeit einer Befruchtung machen kann. Nur bei der irreversiblen Impotenz und der irreversiblen Azoospermie (wenn sich überhaupt keine Samenzellen im Ejakulat befinden) ist mit Sicherheit davon auszugehen, daß eine Befruchtung aufgrund männlicher Sterilität unmöglich ist. Diese Unsicherheit führte auch bei der andrologischen Indikation zur Forderung nach Studien mit Kontrollgruppen. Bei der Oligoasthenoteratozoospermie (zu wenige, zu wenig bewegliche und zu viel verformte Samenzellen) lag die Quote spontaner Vaterschaften bei ca. 20% (Abylholm u. Stray-Pedersen 1981).

Es mußte davon ausgegangen werden, daß die sowieso recht geringe Erfolgsquote der IvF bei andrologischer Indikation wahrscheinlich nicht höher liegen würde, allein weil die Befruchtung im Reagenzglas aufgrund der Samenqualität schwieriger war. Zudem waren neben den Belastungen für die Frauen die Schwierigkeiten der Männer bei dieser Therapie zu berücksichtigen. Man wußte von Sexualstörungen im Rahmen der zunehmenden Funktionalisierung der Sexualität auf die Fortpflanzung und von Potenzstörungen, allein nachdem die Diagnose „Unfruchtbarkeit" mitgeteilt wurde (Berger 1980). Es war bekannt, daß die summarische Erfolgsquote 1984 in der Bundesrepublik bei 3,9% Lebendgeburten lag (DÄB 1985b).

Diese Rahmeninformationen lassen die IvF bei andrologischer Subfertilität als konzeptionell fragwürdig erscheinen. Trotzdem, im Jahre 1984 gab es wie bereits erwähnt mindestens 7 Arbeitsgruppen, ein Jahr später 12 und 1986 22 Arbeitsgruppen in der BRD, die die männliche Infertilität als Indikation angaben (Fertilität 1987). Diese Entwicklung erscheint mit Rationalität oder experimenteller Vorsicht nicht erklärbar zu sein, sie ist nur historisch zu verstehen und vermittelt einen Einblick in das Selbstverständnis der Medizin.

Das angeführte Beispiel ist keineswegs außergewöhnlich. Bei der sogenannten „idiopathischen Sterilität" der Frau sind die Eckdaten mit einer spontanen Schwangerschaftsquote von langfristig bis zu 60% noch ungünstiger. Auch dieses Mißverhältnis zwischen Behandlungserfolg und unbehandelter Prognose konnte die expansive Entwicklung nicht aufhalten. 1984 gab es mindestens 8 Zentren, 1985 16 und 1986 19 Zentren in der BRD, die die „idiopathische Sterilität" als Indikation aufführten. Insgesamt für alle Diagnosen vervierfachte sich die Zahl der Follikelpunktionen: von 972 im Jahre 1984 bis auf 3806 im Jahre 1986 (Fertilität 1987). Diese Entwicklung wurde auch in der Ärzteschaft skeptisch beobachtet. „Seit 1983 ist ein regelrechter Boom bei der Einrichtung von Laboratorien festzustellen, die sich mit der extracorporalen Befruchtung befassen. [...] Sie [die Entwicklung] kann sich auch als fatal für die von Kinderlosigkeit betroffenen Ehepaare erweisen, denn am Anfang stehen mehr Mißerfolge." (Bräutigam u. Mettler 1985, S. 65)

Wenn eine Erkrankung in bis zu 60% der Fälle spontan heilt, wie bei der idiopathischen Sterilität, so ist das kein Grund, auf Forschung zu verzichten. Denn mindestens 40% der Paare werden voraussichtlich auch langfristig keine Kinder bekommen. Nach einer Hilfe für sie zu forschen, ist zweifellos sinnvoll und wünschenswert. Ähnliches gilt bei anderen Diagnosen und selbstverständlich bei der klassischen Indikation für IvF, der Funktionsunfähigkeit beider Eileiter. Nur sind die krankheitsspezifischen Rahmenbedingungen bei der Konzeption eines klinischen Versuches zu berücksichtigen. Die Kinderlosigkeit ist keine lebensbedrohliche oder bösartige Erkrankung, wenn sie dazu werden sollte, wenn sich eine „Messiasphantasie" eingestellt hat, dann erscheint eine Umgehungstherapie wie die IvF ohnehin sehr zweifelhaft und ein psychologisches Hilfsangebot wäre sicher die bessere Methode. Die Reproduktionsforschung befindet sich dadurch neben der allgemeinen ethischen Problematik des klinischen Versuchs in einem speziellen Dilemma: Ihr erstrebter Erfolg kann bei denen, die am aufdringlichsten darum ersuchen, fatalen Schaden anrichten. Diesem Dilemma ist nur mit größter Sorgfalt und Vorsicht in der Anlage des Versuches zu begegnen.

Wie verhält es sich jedoch mit der praktizierten Entwicklung und Verbreitung der IvF? Zuerst bedarf es nach wie vor des wissenschaftlichen Nachweises, daß die IvF bei den umstrittenen Indikationen über der spontanen Schwangerschaftsrate liegt. Weiterhin muß gefragt werden, wie lange man dieses Experiment durchzuführen gedenkt und in welchem Umfang. Die explosionsartige Entwicklung der IvF trotz der zweifelhaften Konzeption, z. B. bei andrologischer oder idiopathischer Sterilität, läßt Rückschlüsse auf das Selbstverständnis der Medizin zu. Der rational nicht nachvollziehbaren Entscheidung zugunsten von IvF bei den umstrittenen Indikationen liegt ein bestimmtes experimentelles Selbstverständnis zugrunde „... erstens, daß jeder klinische Versuch, wenn sorgfältig geplant und durchgeführt, Wissen erbringen wird, und zweitens, daß jeder Beitrag zum Wissen früher oder später den therapeutischen Fortschritt vermehrt" (Ruddick 1988, S. 35).[4] Beide Annahmen sind in ihrer Ausschließlichkeit schlicht falsch. Sorgfältiges Planen und Durchführen einer Studie sind unabdingbare Voraussetzungen, ein Experiment *kann* unter diesen Bedingungen Erkenntnisse liefern. Ob diese Erkenntnisse später einmal Nutzen für den Patienten bringen, ist eine zweite *Kann*-Verknüpfung. Der Nutzen eines Experiments ist niemals gewiß und immer nur ein möglicher. Dieses gilt es bei der Konzeption von Experimenten zu berücksichtigen. „Geht man von einer derartigen

---

[4] "... first, that every clinical trial, if carefully designed and executed, will yield knowledge, and second, that any contribution to knowledge adds, sooner or later, to therapeutic progress" (Ruddick 1988, S. 35).

Relativierung des experimentellen Erkenntnisgewinnes aus, dann folgt daraus, daß das Humanexperiment schon im Hinblick auf die Indikationsstellung mit besonderer Sorgfalt ethisch begründet und gerechtfertigt sein muß. Diese Analyse zwingt den forschenden und insbesondere experimentell tätigen Arzt zu überlegen, ob es neben dem Experiment noch andere wissenschaftliche Methoden gibt und schließlich, ob die Durchführung eines Experimentes mit und am Menschen problemadäquat ist und tatsächlich zu neuen Erkenntnissen führt." (Staak 1989, S. 121) Es sei noch hinzuzufügen, daß man sich auch über den Umfang des Experiments, seine vermutliche Dauer und seine Abbruchkriterien sowohl auf der Ebene der einzelnen forschenden Institution als auch im wissenschaftlichen Kollektiv Klarheit vor der Anwendung verschaffen sollte.

Zusammenfassung

Bei einem Resümee ist stets zu bedenken, daß die IvF *eine* Möglichkeit darstellt, ungewollte Kinderlosigkeit zu behandeln, und das es *niemals* zwingend notwendig ist und auch nicht sein wird, sie durchzuführen. IvF anzuwenden, beinhaltet somit immer eine Wahl. Inwieweit diese Wahl mit den selbstgegebenen Richtlinien der Ärzte zu vereinbaren ist, war die Frage dieses Aufsatzes.

Als Therapie, allein mit der hippokratischen Begründung, „dem Leidenden zu helfen", ergibt sich eine Paradoxie: Im Kollektiv betrachtet ist das Leiden nach der Therapie wahrscheinlich größer und wird dann nicht als handlungsgebietend erachtet. Hinzu kommt durch die somatische Orientierung der Medizin die Gefahr, das eigentliche Leiden an der Kinderlosigkeit zu verkennen. Was im Einzelfall sehr wohl hilfreich sein kann – auch dieses ist sich für eine differenzierte Betrachtung immer vor Augen zu führen – wird im Gesamtergebnis unwahrscheinlich. Elementare Bestandteile der ärztlichen Kunst wie das Abwägen von Nutzen und Schaden und das Ermitteln der Indikation aus Diagnose *und* Prognose scheinen nicht immer beachtet worden zu sein. Als sicher gerechtfertigter und notwendiger klinischer Versuch, also teils als Therapie, teils zum Erkenntnisgewinn durchgeführt, ergeben sich Zweifel, ob die Voraussetzungen zur Auswahl und Aufklärung der Patienten, die Ausweitung der Indikationen und die dokumentierte schlagartige Verbreitung in der BRD stets mit einer ethisch vertretbaren Konzeption eines klinischen Versuches vereinbar sind, wie sie in den Deklarationen von Helsinki, Tokyo und Venedig gefordert wird.

Wie konnte es zu dieser Situation kommen? Die IvF wurde nicht ohne Randbedingungen entwickelt. Die zweideutigen Statistiken und die explosionsartige Vermehrung, der „Boom" (Bräutigam u. Mettler 1985) zu einer Zeit äußerst bescheidener Erfolge, sind ein sicheres Indiz für die Eigendynamik dieser Technologie. Innerhalb kürzester Zeit und unabhängig vom rationalen Nutzen erlangte das Machbare normativen Charakter im wissenschaftlichen Kollektiv und stellte den Betrachter vor vollendete Tatsachen. „Keine große Frauenklinik kann es sich leisten, nicht auf diesem Gebiet tätig zu sein" (Schölmerich 1985, S. 38). Diese Feststellung kann die Entwicklung lediglich erläutern, nicht legitimieren. Und: Es reicht nicht aus, lobenswerte ethische Richtlinien zu erlassen. Sie müssen durch Handeln mit Leben erfüllt werden, wenn es ernst gemeint ist mit dem Vereinen von „Freiheit mit ethischer Verantwortung" (DÄB 1975, S. 3162).

Literatur

Abyholm T, Stray-Pedersen S (1981) A follow-up study among 285 men with azoospermia and severe oligozoospermia. Int Androl 4:421–430

Bayertz K (1987) GenEthik. Probleme der Technisierung menschlicher Fortpflanzung. Rowohlt, Reinbeck

Ben-Rafael Z, Mashiach S, Dor J, Rudal E, Goldman B (1986) Treatment independent pregnancy after in vitro fertilization and embryo transfer trial. Fertil Steril 45:564–567

Berger DM (1980) Impotence following the discovery of azoospermia. Fertil Steril 34:154–156

Birnbacher D (1987) Gefährdet die moderne Reproduktionsmedizin die menschliche Würde? In: Braun V, Mieth D, Steigleder K (Hrsg) Ethische und rechtliche Fragen der Gentechnologie und der Reproduktionsmedizin. Schweitzer, München, S 77–88

Blackwell RE, Carr BR, Chang RJ et al. (1985) Are we exploiting the infertile couple? Fertil Steril 485:735–739

Bräutigam HH, Mettler L (1985) Die programmierte Vererbung. Möglichkeiten und Gefahren der Gentechnologie. Hoffmann & Campe, Hamburg

Bundesärztekammer (BÄK) (1983) Deklaration von Helsinki, beschlossen auf der 18. Generalversammlung des Weltärztebundes in Helsinki im Juni 1964, revidiert von der 29. Generalversammlung in Tokyo im Oktober 1975 und von der 35. Generalversammlung in Venedig im Oktober 1983. Maschinenschrift, ohne Ort

Bundesärztekammer (BÄK) (1988) Weißbuch. Anfang und Ende menschlichen Lebens – Medizinischer Fortschritt und ärztliche Ethik. Deutscher Ärzte Verlag, Köln

Deichgräber K (1955) Der hippokratische Eid. Hippokrates, Stuttgart

Deutsches Ärzteblatt (DÄB) (1975) Freiheit in ethischer Verantwortung. Dtsch Ärztebl 46:3161–3170

Deutsches Ärzteblatt (DÄB) (1985a) Ärztliche, ethische, rechtliche Probleme der extrakorporalen Befruchtung. Dtsch Ärztebl 22:1681–1683

Deutsches Ärzteblatt (DÄB) (1985b) Seit 1982 102 Entbindungen mit 131 Kindern. Dtsch Ärztebl 22:1683–1684

Dietrich-Reichard E (Hrsg) (1987) Insemination, In-vitro-Fertilisation. Schulz, Percha

Drake TS, Grunert GM (1979) A cyclic pattern of sexual disfunction in the infertility investigation. Fertil Steril 32:542–545

Fertilität (1987) Die In-vitro-Fertilisation (IvF) und der intratubare Gametentransfer (GIFT) in der Bundesrepublik Deutschland (1981–1986). Fertilität 3:73–81

Goldschmidt O, de Boor C (1976) Psychoanalytische Untersuchungen funktionell steriler Ehepaare. Psyche (Stuttg) 30:899–923

Harrison KL, Callan VJ, Hennessey JF (1987) Stress and semen quality in an in vitro fertilisation program. Fertil Steril 48:633–636

Hölzle C (1987) Kinderlosigkeit als Krise – Reproduktionsmedizin als Rettung? Psychische Probleme der Unfruchtbarkeit und ihrer medizinischen Behandlung. In: Zipfel G (Hrsg) Die Enteignung der weiblichen Natur. Konkret, Hamburg, S 23–50

Janish H (1986) In-vitro-Fertilisation und Embryonentransfer (Retortenbaby). In: Gardner HM (Hrsg) Eingriffe in das Leben. Solaris, Insbruck, S 145–148

Jüdes U (Hrsg) (1983) In-vitro-Fertilisation und Embryotransfer (Retortenbaby). Grundlagen, Methoden, Probleme und Perspektiven. Wissenschaftliche Verlagsgesellschaft, Stuttgart

Lancaster PAL (1987) Congenital malformations after in-vitro-fertilisation. Lancet II:1392–1393

Lukesch H (1983) Psycho-soziale Aspekte der extracorporalen Befruchtung und des Embryotransfers beim Menschen. In: Jüdes U (Hrsg) (1983) S 199–222

Menning BE (1980) The emotional needs of infertile couples. Fertil Steril 34:313–319

Mettler L (1983) Medizinisch-gynäkologische Aspekte der In-vitro-Fertilisation und des Embryotransfers beim Menschen. In: Jüdes U (Hrsg) (1983) S 45–80

Petersen P (1985) Retortenbefruchtung und Verantwortung. Anthropologische, ethische und medizinische Aspekte neuerer Fruchtbarkeitstechnologien. Urachhaus, Stuttgart

Petersen P (1987) Psychosomatik und die vatikanische Instruktion. In: Wehowsky S (Hrsg) Lebensbeginn und menschliche Würde. Schweitzer, München, S 140-152

Rjosk HK (1987) In-vitro-Fertilisation und Embryo-Transfer. In: Dietrich-Reichard E (Hrsg) (1987) S 29-82

Ruddick W (1988) Utilitarians among the optimists. In: Brody BA (ed) Moral theory and moral judgement in medical ethics. Kluwer, Dordrecht Boston London, pp 33-40

Schill WB (1987) Der männliche Sterilitätsfaktor. Diagnostik und Therapie. In: Dietrich-Reichard E (Hrsg) (1987) S 83-129

Schölmerich P (1985) Zur ethischen Problematik des therapeutischen Fortschritts. In: Verantwortung und Ethik in der Wissenschaft. Symposium der Max-Plank-Gesellschaft Schloß Ringberg/Tegernsee im Mai 1984. Wissenschaftliche Verlagsgesellschaft, Stuttgart, S 24-41

Schwinger E (1983) Humangenetische Aspekte der In-vitro-Fertilisation und des Embryotransfers beim Menschen. In: Jüdes U (Hrsg) (1983) S 69-80

Soules MR (1985) The in-vitro-fertilisation pregnancy rate: lets be honest with one another. Fertil Steril 43:511-513

Staak M (1989) Zum ethischen Dilemma der experimentellen Medizin. Dtsch Ärztebl 86:120-122

Stauber M (1979) Psychosomatik der sterilen Ehe. Grosse, Berlin

Stauber M (1984) Psychosomatische Befunde bei Sterilität. In: Frick-Bruder V, Platz P (Hrsg) Psychosomatische Probleme in der Gynäkologie und Geburtshilfe. Springer, Berlin Heidelberg New York Tokyo, S 139-146

Templeton AA, Penney GC (1982) The incidence characteristics, and prognosis of patients whose infertility is unexplained. Fertil Steril 37:175-182

Testart J (1988) Das transparente Ei. Schweitzer, Frankfurt am Main München

Toellner R (1981) Die historischen Bedingungen für das Entstehen von Ethikkommissionen. Arzt Krankenhaus 4:155-157

Uexküll T von, Wesiak W (1986) Wissenschaftstheorie und psychosomatische Medizin, ein bio-psycho-soziales Modell. In: Uexküll T von (Hrsg) Psychosomatische Medizin, 3. Aufl. Urban & Schwarzenberg, München Wien Baltimore, S 1-27

US-Congress, Office of Technology Assessment (1988) Infertility: Medical and social choices. US Government Printing Office, Washington/DC

Voluntary Licensing Authority (VLA) (1988) The third report for human in vitro fertilisation and embryology. Sumfield & Day, Eastbourne

Walters L (1987) Ethics and new reproductive technologies: An international review of committee statements. Hastings Center Rep 17/3 (special supplement)

Zum Ergebnis

Der Autor setzt sich kritisch mit den ethischen Problemen der In-vitro-Fertilisation auseinander und trägt damit zur Förderung der zukünftigen Diskussion um die Praxis der IvF bei.

Hierzu konfrontiert er die Richtlinien der Ärzteschaft mit der Praxis der IvF und hinterfragt, inwieweit diese konsistent umgesetzt werden.

In einem ersten Teil stellt er der individual-therapeutischen Ethik des Arztes, nach der dieser verpflichtet ist, dem Leidenden nach bester Möglichkeit zu helfen, die Auswirkungen der IvF als Behandlungsmethode auf die Leidenden gegenüber. Angesichts der Feststellung, daß die spontane Schwangerschaftsquote z. B. bei idiopathischer Sterilität (langfristig bis zu 60%) deutlich über der Erfolgsquote der IvF (6–10% pro einzelnem Behandlungszyklus) liegt, und angesichts der mangelnden bzw. fragwürdigen Glaubwürdigkeit vieler Erfolgsstatistiken stellt der Autor die Hypothese auf, daß es der Medizin bei der IvF weniger um die Behandlung Leidender als vielmehr um die ungehinderte Entwicklung ihrer Technologie gehe.

In diesem Zusammenhang kritisiert er den Leib-Seele-Dualismus der Medizin. Die somatisch-orientierte Medizin reduziere das „komplexe Geschehen der Krise Kinderlosigkeit" auf einen lokalisierbaren pathologischen Befund wie z. B. den defekten Eileiter. Eine so orientierte Medizin versuche den Konflikt „unerfüllter Kinderwunsch", der einer unumgänglichen psychischen Verarbeitung bedürfte und mit tieferliegenden Umständen und der Biographie des betroffenen Menschen verbunden sei, zu umgehen und könne die psychische Konfliktverarbeitung sogar negativ beeinflussen.

In einem zweiten Teil hinterfragt er die IvF „als sicher gerechtfertigten und notwendigen klinischen Versuch" genauer und konfrontiert sie mit den ärztlichen Deklarationen von Helsinki, Tokyo und Venedig. Er resümiert, „was im Einzelfall sehr wohl hilfreich sein kann [...] wird im Gesamtergebnis unwahrscheinlich [...]; das Abwägen von Nutzen und Schaden und das Ermitteln der Indikation aus Diagnose *und* Prognose scheinen nicht immer beachtet worden zu sein". Er bezweifelt, ob die Voraussetzungen für eine ethisch vertretbare Konzeption eines klinischen Versuchs entsprechend den Forderungen der ärztlichen Deklarationen in der Praxis der BRD hinsichtlich Auswahl und Aufklärung der Patienten erfüllt sind und kritisiert die Entwicklung einer „Eigendynamik der Technologie" der IvF, die sich in zweideutigen Statistiken und der explosionsartigen Vermehrung der IvF-Zentren äußere.

Die Redaktion

B. Forschungsstrategien in der medizinischen Psychologie

Möglichkeiten und Grenzen der klinischen Erfassung von Krankheitsverarbeitung

F. A. Muthny, M. Beutel

Einführung

Die große Beachtung, die der Themenbereich „Krankheitsverarbeitung" bzw. „coping with chronic disease" z. Z. erfährt, läßt sich an einer Reihe von Indikatoren ablesen, z. B.

- an den speziellen Kapiteln darüber in den jüngeren Standardwerken der medizinischen Psychologie, der psychosozialen Medizin und der klinischen Psychologie,
- an einer Reihe von Copingsonderheften in einschlägigen Zeitschriften (so z. B. in *Psychotherapie und medizinische Psychologie, Psychosomatische Medizin und Psychoanalyse* sowie in *Praxis der Klinischen Verhaltensmedizin und Rehabilitation*),
- im Workshopangebot aktueller Tagungen der psychosomatischen Medizin, der klinischen Psychologie und medizinischen Psychologie sowie
- in der beachtlichen Zahl von jüngst entwickelten Meßverfahren für die Erfassung von Krankheitsverarbeitung (s. Beutel u. Muthny 1988; Olbrich 1990).

Wie immer, wenn Themen derartig kurzfristig und vehement auftauchen und unter Forschungs- wie auch Versorgungsaspekten diskutiert werden (wie beispielsweise auch bei dem aktuellen Begriff der „Lebensqualität"), lohnt es sich, der Frage nachzugehen, ob hier lediglich ein Modeschlagwort propagiert wird oder ob sich gar ein innovativer Schub darin dokumentiert; und es erscheint nach Auffassung der Autoren sinnvoll, sich Gedanken über die Wurzeln, Hintergründe und Motive dieser Entwicklung zu machen.

Bezüglich der *Wurzeln* lassen sich 2 recht unterschiedliche Quellen als Vorläufer für dieses Thema der Krankheitsverarbeitung erkennen, geprägt durch recht unterschiedliche ideengeschichtliche Hintergründe:

- Als ältere Wurzel wurde, ausgehend v. a. von dem grundlegenden Werk von Anna Freud (1951, [1]1936) die *psychoanalytische Abwehrlehre* in bis zu 45 verschiedene Abwehrmechanismen ausdifferenziert.
- Die psychophysiologische *Streßforschung* entwickelte sich im sog. Paradigmenwechsel von der Seite der Stressoren auf die Seite der Bewertungs- und Verarbeitungsprozesse. Hier kann das programmatische Buch von Lazarus (1966) als Beginn einer systematischen Copingforschung gesehen werden (Titel: *Psychological Stress and the Coping Process*).

Als mögliche *Erklärungen, Hintergründe und Motive* erscheinen demnach

- der Eingang einer Grundlagenwissenschaft wie der Streß- und Copingforschung in den klinischen Anwendungsbereich, wie dies auch für viele andere Konzepte fast regelhaft beobachtet werden kann (z. B. Angstforschung, Attributionsforschung, „gelernte Hilflosigkeit" usw.);
- die Folge des grundlegenderen Paradigmenwechsels und der Akzentverschiebung von der Seite objektivierbarer Stressoren in den Bereich subjektiv erlebter Belastungen und ihrer Verarbeitung (und so auch ein Stück „Zeitgeist" im Sinne des neuen Subjektivismus);
- der Ausdruck einer begrenzten Beweislage nach Jahrzehnten der Psychoätiologieforschung bei psychosomatischen Patienten und chronisch Kranken, v. a. Krebspatienten (s. auch Scherg 1986; Koch 1982);
- die Probleme der Operationalisierung und intersubjektiven Nachvollziehbarkeit von Abwehrkonzepten (s. Beutel 1985);
- die Erfahrung von Defiziten psychotherapeutischer Möglichkeiten in der Krisenintervention, psychosozialen Beratung und Therapie von chronisch körperlich kranken Patienten;
- damit verbunden die Hoffnung auf ein besseres psychotherapeutisches Handwerkszeug in der Arbeit mit diesen Patienten; und schließlich
- eine stärkere Gewichtung bestimmter therapeutischer Grundprinzipien, z. B. der in der klientenzentrierten Psychotherapie propagierten hohen Bedeutung der Einstellung auf den „internalen Bezugsrahmen des Patienten" (Bommert 1977) und in der Verhaltenstherapie die Betonung des Selbsthilfeprinzips bzw. des Ziels, vorhandene Ressourcen des Patienten kennenzulernen und zu verstärken (Kanfer u. Goldstein 1986).

Im folgenden soll zunächst auf die theoretischen Grundlagen der Abwehr- und Copingforschung eingegangen und dann durch die Vorstellung verfügbarer Instrumente dem Leser ein Eindruck vom Entwicklungsstand und den klinischen Anwendungsmöglichkeiten vermittelt werden.

Basisüberlegungen für die konkrete Forschungsplanung sollen potentiellen Anwendern Hilfestellungen geben. Abschließend werden Desiderata künftiger Forschung zur Krankheitsverarbeitung formuliert und diskutiert.

Hintergrundtheorien

Abwehrmechanismen und Krankheitsverarbeitung

Die in *„Hemmung, Symptom und Angst"* von Freud (1978, [1]1926) vorgenommene Differenzierung des Abwehrkonzepts und die Abgrenzung der Verdrängung, Reaktionsbildung, Verschiebung, Regression, Umkehrung ins Gegenteil, Isolierung und Projektion gilt allgemein als die Geburtsstunde der Abwehrlehre, die Abwehrlehre selbst als „selbstverständliches Handwerkszeug der klinischen Psychoanalyse" (Steffens u. Kächele 1988, S. 1).

Dem von A. Freud (1951, [1]1936) geprägten Überbegriff des „Abwehrmechanismus" haftet die Maschinenanalogie, das automatisiert Ablaufende an, das bis in die jüngste Zeit wichtigstes Unterscheidungsmerkmal gegenüber Coping bleibt (s. auch Prystav 1981), obwohl die Ich-Psychologie Abwehr seit langem in ihrer adaptiven Funktion betont, als „Regulationsvorgänge, die die Integrität und Kohäsion des Ich bewahren und ... zur Ausgliederung unbewußter Wünsche führen, die diesen Zustand der Integrität bedrohen" (zit. aus Steffens u. Kächele 1988, S. 4). Von der großen Zahl beschriebener Abwehrmechanismen werden im wesentlichen 12 allgemein, d. h. von ca. 50% der Autoren akzeptiert bzw. als bedeutsam erachtet: Verdrängung, Verschiebung, Regression, Ungeschehenmachen, Reaktionsbildung, Projektion, Introjektion, Verleugnung, Intellektualisierung, Rationalisierung und Identifikation (s. Beutel 1988).

Taxonomieversuche beziehen sich v. a. auf die Unterscheidung von
- grundlegenden und komplexen Abwehrmechanismen (Bibring et al. 1961),
- primären und sekundären Abwehrmechanismen (McLaughlin 1979),
- unreifer, flexibler und starrer Abwehr (McGil 1962) bzw. reifen, unreifen, narzißtischen und neurotischen Abwehrmechanismen (Vaillant 1971), sowie
- auf die Zuordnung von Abwehrmechanismen zu Emotionen und psychiatrischen Diagnosen, wie sie Plutchik et al. (1979) vornehmen.

Eine interessante Synthese informationspsychologischer und psychoanalytischer Überlegungen stellt das Klassifikationssystem von Leigh u. Reiser (1982) dar, das Abwehrmechanismen nach Wahrnehmung, interner Verarbeitung, Sprache und Handeln sowie Entscheidungsvorgängen im Ich einteilt.

Neben *individuellen* werden auch *interpersonale* und *institutionalisierte Abwehrformen* diskutiert, v. a. im Zusammenhang mit systemischer Familien- und Paartherapie (Willi 1975), Gruppenprozessen und Gruppentherapie (Parin 1977) sowie politischen Massenphänomenen (Richter 1985). Übertragungen auf das Behandlungsfeld chronisch Kranker bieten sich v. a. im Hinblick auf institutionalisierte Abwehr, z. B. kollektive Verleugnungsphänomene auf Krebsstationen und im Umgang mit Sterbenden an (s. Koch u. Schmeling 1982).

In der psychoanalytischen Theorie wird das *Verhältnis von Abwehr und körperlichen Erkrankungen* unter 2 Aspekten betrachtet: So werden körperliche Erkrankungen zum einen als Folge versagender Abwehrbemühungen gesehen (s. Mitscherlich 1966), zum anderen wird Abwehr als Reaktion auf tatsächliche oder phantasierte Objektverluste im Zuge schwerer körperlicher Erkrankungen (Gaus u. Köhle 1986) betrachtet.

Die *Operationalisierung und Erfassung von Abwehrmechanismen* stößt auf eine Reihe von Problemen: Da es sich per definitionem um unbewußte Prozesse handelt, sind sie nur begrenzt über Selbstbeschreibungsverfahren erfaßbar. Das Vorliegen eines Abwehrvorgangs muß im wesentlichen aus Symptomen und Defiziten geschlossen werden, und es bedarf dazu einer aufwendigen (und häufig wenig reliablen) Indizienbeweisführung, die im wesentlichen die Inadäquatheit einer Reaktion feststellt und damit auch bereits Bewertungsaspekte enthält (s. frühere Ausführungen bei Beutel 1985). Weitere Schwierigkeiten entstehen durch den begrenzten Konsens über die Zahl notwendiger (und hinreichender) Abwehrmechanismen zur adäquaten Beschreibung eines Abwehrvorgangs sowie durch den unterschiedlichen (und z. T. hohen) Abstraktions- und Komplexitätsgrad und den oft unklaren Anteil kognitiver, emotionaler und behavioraler Kriterien – Probleme, die allerdings in ähnlicher Art und Weise auch für das Copingkonzept bestehen.

Coping

Wesentliche *Rahmenkonzepte* dieses ebenfalls recht heterogenen Begriffsfeldes sollen zunächst summarisch beleuchtet werden. Nach Prystav (1981) und Beutel (1988) sind dies:

a) Verhaltensbiologische Perspektive (z. B. White 1974) mit Copingstrategien als Spezialfall der Adaptation lebender Systeme;
b) Person-Umwelt-Passungsgefüge (French et al. 1974; vgl. Braukmann u. Filipp 1984) in Analogie zu physiologischen homöostatischen Regulationsprozessen;
c) Bewältigung als biokybernetischer Regulationsvorgang der Streßentstehung und -bewältigung (z. B. Schönpflug 1979) unter Einschluß von Modellbildung, Zielbildung, Strategiebildung und Handlung mit angemessenen bzw. unangemessenen Regulationsergebnissen;
d) Bewältigung als sozialer Prozeß unter besonderer Berücksichtigung sozialer Belastungen und Ressourcen (Mechanic 1974);
e) Coping als Problemlösungsprozeß (Lazarus u. Folkman 1984);
f) Konflikt- und Krisenbewältigung (Janis & Mann 1977; Baldwin 1979) und schließlich
g) Coping als Training von Bewältigungsfertigkeiten, wie dies der kognitiven Verhaltenstherapie und speziell dem „stress inoculation training" (Meichenbaum 1977) zugrundeliegt (s. auch Epstein 1983).

Da das Transaktionsmodell der Lazarus-Gruppe die breiteste Diskussion bewirkt hat, sei die *Copingdefinition* dieser Quelle zur Orientierung gegeben (Lazarus u. Folkman 1984):

> We define *coping* as constantly changing cognitive and behavioral efforts to manage specific external and/or internal demands that are appraised as taxing or exceeding the resources of the person (S. 141).

Wesentliche Bestimmungsstücke sind, wie die Autoren dann weiter ausführen,

- die Abkehr von der Trait-Auffassung zugunsten einer Prozeßorientierung,
- die Abgrenzung des Copings von automatisch ablaufenden Anpassungsleistungen geringerer Anforderungsgrade,
- die Abgrenzung von Coping als Bemühen („efforts") gegenüber dem Verarbeitungsergebnis („outcome") zur Vermeidung des Konfundierungsproblems, und schließlich
- die Abgrenzung gegenüber „mastery", das neben der Minimierung, Vermeidung, Tolerierung und Akzeptierung von Belastungen nur als Teil des Copings gesehen wird.

Nicht enthalten ist in dieser Definition, daß sich Coping nicht nur auf ein Individuum, sondern auch in systemischer Betrachtung auf eine Sozialstruktur beziehen kann. Eine Übersetzung von „ways of coping" birgt viele begriffliche Schwierigkeiten in sich, so v. a. Implikationen im Sinne einer Trait- oder State-Betrachtung und Konfundierungen mit dem Erfolg der Bemühungen wie sie vielen Begriffen innewohnen, z. B. bei „Copingstil", „Copingstrategie", „Bewältigung" usw. (s. auch Muthny 1989a).

Auf die Möglichkeiten und den Sinn einer Abgrenzung von Coping und Abwehr soll kurz eingegangen werden:

Haan (1977) differenziert in der bekanntesten Unterscheidung zwischen Coping, Abwehr und Fragmentation und zeichnet damit eine Steigerungsreihe zunehmender Überforderung der Verarbeitungsmöglichkeiten und abnehmender Realitätsbeachtung [„The person will cope if he can, defend if he must, and fragment, if he is forced to do so" (S. 42)]. Eine daran angelehnte Unterscheidung zwischen Coping- und Abwehrprozessen wurde von Prystav (1981) weiter ausdifferenziert nach Betrachtungsebene (Verhalten/Erleben), Funktion (instrumentell/palliativ), Zielen und Indikatoren auf verschiedenen Ebenen. In einem jüngst vorgestellten Ansatz plädieren Steffens u. Kächele (1988) für eine Integration von Abwehr und Bewältigung, v. a. für das Aufgeben des Trennungskriteriums „Erfolg". Im „Zweifrontenkrieg", den das Ich im Verlauf lebensbedrohlicher Erkrankungen erlebe (äußere Realität bewältigen und Handlungsfähigkeit aufrechterhalten auf der einen, Schutz des Ich gegen innerpsychische Forderungen der Person aus triebhaften Bedürfnissen auf der anderen Seite), wirkten Bewältigung und Abwehr zusammen. Die vertretene begriffliche Trennung ist am ehesten wieder einer Trait-State-Unterscheidung zuzuordnen:

> Damit ordnen wir Abwehrvorgänge den strukturell verankerten Prozessen zu, die bereits im Kindesalter festgelegt werden und späteren Modifikationen weniger zugänglich sind. Bewältigungsverhalten ist hingegen funktional und dementsprechend primär durch situative Einflüsse bestimmt. Erst das Ineinandergreifen beider Prozesse sichert die Anpassung der Person (S. 47).

Zur Taxonomie von Coping
Die große Zahl unterschiedlicher Taxonomieversuche, wie im folgenden dargestellt, umfaßt sowohl Klassifikationsansätze, die Coping als Übergriff verwenden, als auch solche, die Coping als Teilmenge in einem übergeordneten Konzept auffassen, z. B.

- intrapsychisches Coping – direkte Handlung (Lazarus 1966),
- reife – unreife Mechanismen (Vaillant 1971),
- Avoidance – Vigilance (Cohen u. Lazarus 1973),
- Coping – Abwehr – Mastery (White 1974),
- Coping – Abwehr – Fragmentation (Haan 1977),
- „problem-focused coping" – „emotion-focused coping" (Lazarus u. Launier 1978),
- palliative – instrumentelle Bewältigung (Folkman u. Lazarus 1980),
- Handlungs-, kognitions- und emotionsbezogenes Coping (Heim et al. 1983),
- „appraisal-focused coping" – „problem-focused coping" – „emotional-focused coping" (Billings u. Moos 1984),
- „approach coping" – „avoidance coping" (Cronkite u. Moos 1984),
- Aufmerksamkeitsorientierung – Soziabilität – Kontrollebene (Filipp u. Klauer 1988).

Die folgenden 3 Hauptlinien und Bestimmungselemente erscheinen dabei wie ein roter Faden von andauernder Aktualität:
- Die Unterscheidung nach problemorientierter und emotionsorientierter Bewältigung (Lazarus u. Launier 1978; Billings u. Moos 1984),
- Hinwendung/Aufmerksamkeit vs. Abwendung/Vermeidung (z. B. Cronkite u. Moos 1984; Filipp u. Klauer 1988) sowie
- die Unterscheidung von handlungs-, kognitions- und emotionsbezogenem Coping (Heim et al. 1983).

Betrachtet man das große *Spektrum von Verarbeitungsmodi,* die zu operationalisieren und abzugrenzen versucht werden, so gewinnt man rasch den Eindruck, daß einer reichen klinischen Vielfalt nur sehr begrenzte theoretische Klassifikationsmöglichkeiten gegenüberstehen und die Verbindung zwischen beobachteten Phänomenen und theoretischen Konstrukten wenig empirisch erhärtet erscheint. Theoretisch noch problematischer (und klinisch noch faszinierender in seinem Reichtum) wird das Bild, wenn Taxonomieversuche einbezogen werden, die interpersonale und institutionelle Verarbeitungsaspekte einschließen.

Die empirische Bestätigung einer theoretisch abgeleiteten Dimensionalität gelingt in der Regel nicht oder nur sehr begrenzt. Dies kann z. B. für die Unterscheidung Handlung – Kognition – Emotion bei Heim et al. (1990) festgestellt werden (Methode: multidimensionale Skalierung) sowie für das dreidimensionale Modell von Klauer und Filipp (s. Klauer et al. 1989, Methode: Faktorenanalyse). Empirisch gewonnene Klassifikationen erscheinen in der Regel wenig vergleichbar, da sie oft auf unterschiedlichem „Input" (Itemzahl und abgedecktes Inhaltsspektrum von Verarbeitung), unterschiedlichen Stichproben von Personen (nach Stichprobengröße, Art der Erkrankungen und Personenmerkmalen) sowie unterschiedlichen Verarbeitungsfoci (unterschiedlich nach Situation, Belastungsintensität, Homogenität usw.) basieren.

Diese schwerwiegenden Vergleichbarkeitsprobleme lassen es attraktiv erscheinen, Ergebnisse zur Dimensionalität von Coping zu vergleichen, die sich im wesentlichen auf dasselbe Instrument beziehen. Diese Möglichkeit ist anhand des weitverbreiteten Copinginstruments, der „ways of coping checklist" (WCCL, Lazarus u. Folkman 1984) gegeben. Die von Broda (1987) und Beutel (1988) vorgenommenen Aufstellungen lassen auch für dieses weitgehend einheitliche Instrument (geringe Variationen von Itemzahl bzw. -formulierung) noch erstaunliche Unterschiede in der Dimensionalität erkennen, lediglich 4 der 8 Dimensionen betreffen ähnliche Benennungen/Inhalte. Da auch hier immer noch zu viele Bedingungen über die Studien hinweg variieren (Belastungssituation, Stichprobe, statistische Methoden), ist eine Rückführung der Unterschiede auf bestimmte Einflüsse nicht möglich. Belastungen im Zuge von Erkrankungen spielen eine untergeordnete Rolle.

In die Faktorenanalyse von Broda (1987) an 249 chronisch Kranken (Diagnosen: Niereninsuffizienz, Apoplex, Polyarthritis, Krebs und Bronchitis) gingen 52 übersetzte Items der WCCL ein, 16 wurden vorwiegend aufgrund extremer Schiefe eliminiert. 39 Items konnten mit Ladungen von 0,44 bis 0,76 befriedigend den 8 Skalen (Varianzausschöpfung 48,2%) zugeordnet werden [„Zukunftsorientierung" (7 Items), „Suche nach Unterstützung" (6 Items), „Wunschdenken" (5 Items),

„Selbstkontrolle" (6 Items), „positives Umbewerten" (4 Items), „auf Abstand halten" (4 Items), „Glauben finden" (4 Items), „Verantwortung übernehmen" (3 Items)]; interne Konsistenzen der Skalen werden allerdings nicht berichtet.

Die 8 Dimensionen der WCCL (Lazarus u. Folkman 1984; Folkman et al. 1986; s. auch Abschn. „Übersicht über Verfahren zur Erfassung von Krankheitsverarbeitung") konnten damit im Bereich chronischer Krankheit nur in Teilen bestätigt werden (methodische Probleme durch die Elimination für diesen Bereich problematischer Items schränken die Vergleichbarkeit stark ein). Hier wird auch ein zentrales Problem beim Einsatz von Instrumentarien, die nicht primär für den Bereich chronischer Krankheit konzipiert wurden, deutlich.

Ein weiteres Beispiel empirisch ermittelter Dimensionalität von Krankheitsverarbeitung soll anhand des „Freiburger Fragebogens zur Krankheitsverarbeitung" (FKV, Muthny 1989a) gegeben werden. Aus einem Itempool von 142 Items eines breit angelegten Spektrums kognitiver, emotionaler und handlungsbezogener Copingmodi wurde anhand eines Datensatzes von 319 Patienten mit schweren körperlichen Erkrankungen (212 Dialysepatienten und 107 Mammakarzinompatientinnen)[1] die Dimensionalität von Coping untersucht.

Wie in Tabelle 1 dargestellt, konnten für 12 der primär faktorenanalytisch gebildeten Skalen gute interne Konsistenzen für beide Diagnosegruppen und Situationen erzielt werden (Verarbeitungsfokus für die Dialysepatienten die Diagnosemitteilung, für die Brustkrebspatientinnen aktuelle Belastungen durch die Erkrankung). Die Sekundäranalyse erbringt dabei für die beiden größten Faktoren zumindest andeutungsweise die Unterscheidung in „emotion-focused coping" und „problem-focused coping" – allerdings mit einer Reihe von Einschränkungen: So enthält der erste Faktor (F_1) „depressive Verarbeitung" vorwiegend Skalen bzw. Items emotionaler Vorgänge (emotionaler Ausdruck und Kontrolle), andererseits aber auch die kognitiven Anteile der Depression. Der zweite Faktor (F_2), als „kognitive Verarbeitung" interpretiert, hat wider Erwarten nicht etwa Problemanalyse und Lösungsverhalten als Leitvariable, sondern vorwiegend kognitive Prozesse der Selbstermutigung, Ablenkung, Selbstaufwertung und des sozialen Vergleichs. Im dritten Faktor (F_3), „soziale Unterstützung und Lebensgenuß", verbinden sich positiv erfahrene soziale Unterstützung, regressive Wünsche und Haltungen bzw. Handlungen des Lebensgenusses (oder der Kompensation, wie die psychoanalytische Terminologie hier Teile benennen würde). Ein vierter Faktor (F_4) schließlich („Vertrauenssetzung und Religiosität") faßt Indikatoren des bestehenden und phantasierten Arzt-Patienten-Verhältnisses mit religiös und weltanschaulich motivierten Prozessen der Sinnsuche zusammen. Emotionale und kognitive Komponenten erscheinen hier eng verwoben.

An einem dritten, jüngst vorgelegten Beispiel, dem „Fragebogen zur Erfassung von Formen der Krankheitsbewältigung" (FEKB, Klauer et al. 1989), soll auf das Problem der Stabilität von Copingdimensionen eingegangen werden. Der FEKB, auf eine apriorische Taxonomie mit den Basisdimensionen „Verhaltensebene", „Soziabilität" und „Aufmerksamkeitsorientierung" gegründet, vermag jedoch dieses

---

[1] Gedankt sei Herrn Priv.-Doz. Dr. C. Buddeberg, Zürich, für die Überlassung der Daten für die Skalenbildung.

Tabelle 1. Skalenkonsistenz und sekundäre Faktorenstruktur des „Freiburger Fragebogens zur Krankheitsverarbeitung" (FKV)

Sekundärfaktoren[a] mit Skalen		Ladungen der Skalen
F1: „*Depressive Verarbeitung*" (21%)[b]		
mit KV_2	„Depressive Verarbeitung" (0,92/0,90)[c]	0,83
KV_5	„Mißtrauen und Pessimismus" (0,84/0,75)	0,78
KV_6	„Kognitive Vermeidung und Dissimulation (0,77/0,70)	0,70
KV_8	„Gefühlskontrolle und sozialer Rückzug" (0,75/0,70)	0,63
F2: „*Kognitive Verarbeitung*" (21%)		
mit KV_{12}	„Selbstermutigung" (0,77/0,75)	0,79
KV_7	„Ablenkung und Selbstaufwertung" (0,78/0,69)	0,76
KV_{10}	„Relativierung durch Vergleich" (0,76/0,60)	0,71
KV_1	„Problemanalyse und Lösungsverhalten" (0,88/0,85)	0,49
F3: „*Soziale Unterstützung und Lebensgenuß*" (13%)		
mit KV_9	„Regressive Tendenz" (0,75/0,71)	0,72
KV_3	„Hedonismus" (0,82/0,84)	0,63
F4: „*Vertrauenssetzung und Religiosität*" (11%)		
mit KV_{11}	„Compliance-Strategien und Arztvertrauen" (0,76/0,56)	0,79
KV_4	„Religiosität und Sinnsuche" (0,88/0,82)	0,62

[a] Principal components analysis (SPSS „Factor"), Varimax-Rotation, 4-Faktoren-Lösung schöpft 65% der Varianz aus.
[b] Prozent Varianzausschöpfung des Faktors in Klammer.
[c] Cronbach-α für Dialysestichprobe (n = 212) und Brustkrebsstichprobe (n = 107).

8-Felder-Schema nur begrenzt faktenanalytisch zu bestätigen. Zwar blieben die Dimensionen Verhaltensebene und Aufmerksamkeitsorientierung auch hier wirksam, aber Soziabilität erwies sich nicht als unabhängige Dimension. Insgesamt werden 5 Skalen gebildet (die ersten 4 faktorenanalytisch; Klauer et al. 1989, S. 321f.):

1. Skala: „Rumination" mit „zurückgezogenem, grüblerischem und gedanklich in die Vergangenheit gerichtetem Bewältigungsverhalten, z. B. Suche nach Krankheitsursachen".
2. Skala: „Suche nach sozialer Einbindung" mit Items, „in denen aktionale, ereigniszentrierte Bewältigungsreaktionen mit hoher Beteiligung anderer Personen angesprochen sind".
3. Skala: „Bedrohungsabwehr" mit Elementen „der Bewältigungsformen ‚positives Denken', ‚Rationalisierung' und ‚Bagatellisierung' sowie eine kämpferisch-optimistische Haltung der Krankheit gegenüber".
4. Skala: „Suche nach Information und Erfahrungsaustausch" mit hohen Ladungen von „Items, in denen religiös orientierte Verhaltensweisen sowie die Suche nach einem Sinn in der Erkrankung angesprochen sind".
5. Skala: „Suche nach Halt in Religion" umfaßt religiös motivierte Verhaltensweisen und Sinnfindung.

Im Vergleich verschiedener Diagnosegruppen ergibt sich zwar in der obigen Arbeit zwischen verschiedenen Krebsgruppen eine recht gute Übereinstimmung in der Faktorenstruktur. Die Passung der Struktur der Rheumapatienten ist aber bereits weniger gut, und die der HIV-positiven Patienten weicht statistisch bedeutsam ab.

Wie Analysen der obigen Autoren zum zeitlichen Verlauf der Krankheitsbewältigung aufzeigen, ergibt sich hier eine beträchtliche Varianz der Struktur, die große testtheoretische Probleme für Verlaufsmessungen aufwirft (und im Verhältnis zur Veränderung von Mittelwertausprägungen noch wenig beachtet bzw. empirisch untersucht wird).

Determinanten der Verarbeitung
Einflüsse auf die Verarbeitungsprozesse werden für personen- und situationsbedingte Faktoren diskutiert und bestimmen mit ihrer jeweiligen Gewichtung ganz zentral das zugrundeliegende Untersuchungsmodell und die Hypothesen (s. Lazarus u. Folkman 1984; Broda 1987; Beutel 1988; Muthny 1989b). Eine Übersicht ist nachfolgend gegeben.

Untersuchte und diskutierte Determinanten der Verarbeitung
(nach Lazarus u. Folkman 1984; Broda 1987; Beutel 1988)

1. *Personengebundene Faktoren*
   a) Soziodemographische Variablen
      – Statusvariablen (v. a. sozioökonomischer Status und Bildungsniveau),
      – Lebensalter,
      – Geschlecht.
   b) Persönlichkeit und überdauernde Bewertungen/Einstellungen
      – Persönlichkeitsfaktoren (z. B. neurotische Disposition bzw. Vorerkrankung),
      – überdauernde Bewertungen und Einstellungen (v. a. Bedeutungszuschreibungen, „commitments"; Überzeugungs- und Glaubenssysteme, „beliefs"; Kontrollüberzeugungen; relativ überdauernde subjektive Theorien und Bewertungen).
   c) Gesundheitszustand
      – körperliche (Vor)erkrankungen und Behinderungen.
2. *Situationsbezogene Faktoren*
   – Neuheit („novelty") des Ereignisses,
   – Situationskontrolle,
   – Vorhersagbarkeit,
   – Ambiguität und
   – Zeitfaktoren (Antizipationszeit, Dauer des Ereignisses).
3. *Soziale Faktoren* (soziale Integration und Unterstützung).

Indes wirft bereits die Kategorisierung und konzeptuelle Abgrenzung dieser Einflüsse eine Reihe von Problemen auf. So ist es zwar leicht, innerhalb der personenbezogenen Faktoren die soziodemographischen Variablen (Alter, Geschlecht, sozialer Status) abzugrenzen, sehr heterogen ist dann allerdings die aus klassischen Persönlichkeitsdimensionen, Bewertungen, Einstellungen und subjektiven Theorien bestehende Restkategorie.

Der insgesamt begrenzte Wissenstand über relevante Determinanten von Prozessen der Krankheitsverarbeitung wird weiter relativiert durch die häufig mangelnde Konsistenz der Befunde im Vergleich verschiedener Erkrankungen. Das folgende Resümee mag einen kurzen Überblick vermitteln:

In den Untersuchungen zu Einflüssen von *Lebensalter und Statusvariablen* halten sich positive und negative Ergebnisse weitgehend die Waage; bei der Betrachtung von Ergebnissen zu Geschlechtsunterschieden werden eher Stereotype deutlich (Frauen mit stärkerem emotionsorientiertem und „escape coping", Männer mit stärker problemorientiertem Coping). Sehr widersprüchlich ist hier das Bild bei der Betrachtung der sozialen Unterstützung als Teil der Krankheitsverarbeitung (die allerdings auch gleichzeitig Outcomekriterium ist).

Demgegenüber wird die adaptationsförderliche Wirkung einiger *Persönlichkeitsfaktoren* eher akzeptiert, z. B. die der Ich-Funktionen Intelligenz und Ich-Stärke, des Selbstvertrauens und der Selbstwirksamkeit (s. Beutel 1988). Allerdings weist schon ein keineswegs allgemein akzeptierter und nachvollziehbarer Begriff wie „Ich-Stärke" auf das oben erwähnte Schisma der Verarbeitungsforschung hin.

Bezüglich des Einflusses von *Bewertungen und Einstellungen* ist der Konsens bezüglich der förderlichen Wirkung internaler *Kontrollüberzeugungen* wieder auf einer breiteren empirischen Basis. Weitere subjektive Theorien erscheinen in ihrer protektiven, verarbeitungsförderlichen oder -hemmenden Wirkung eher strittig, wie dies besonders eindrucksvoll am Streit über die Funktion der Streß-Attribution gezeigt werden kann (s. Myrtek 1985). Als wenig erhellt muß auch das von Lazarus u. Folkman (1984) aufgezeigte Wirkgefüge von „commitments", „beliefs", und „appraisal" gesehen werden. Kontrollierbarkeit taucht zudem sowohl als personenbezogener Faktor (überdauernde, generalisierte, traitartige Kontrollüberzeugung) und als Situationskontrolle auf.

Seitens der *situationsbezogenen Determinanten* schließlich stehen häufig Behauptungen zur Bedeutung von Situationsfaktoren auf einer vergleichsweise dünnen empirischen Basis, die zudem, wie am Beispiel der Ambiguität und der Antizipation deutlich wird, vorwiegend aus (älteren) Laborexperimenten stammt und auf den klinischen Kontext der Krankheitsverarbeitung wenig übertragbar erscheint.

Psychologische/psychosomatische Theorien mit Bezug zur Krankheitsverarbeitung im Überblick

Da an dieser Stelle der Anwendungsaspekt für den konkreten Bereich der Krankheitsverarbeitung mitbedacht werden soll, sei mit einer einfachen Einteilung nach psychosozialen Disziplinen bzw. Schulen begonnen:

Die *Tiefenpsychologie/Psychoanalyse* betont traditionell den Einfluß der prämorbiden Persönlichkeit auf die Verarbeitung (vorwiegend im Sinne von Abwehr), aber auch auf die „Vulnerabilität" des Individuums. Sie bezieht aber auch Umwelteinflüsse und Interaktionskomponenten in Verarbeitungsvorstellungen ein, wie dies v. a. im Situationskreismodell deutlich wird (s. v. Uexküll u. Wesiack 1986).

Die *Lerntheorie/Verhaltenstherapie* sieht Erkrankungen im Zusammenhang mit Verstärkerverlust und aversiven Stimuli (bezogen auf Symptome der Erkrankungen, aber auch Auswirkungen der somatischen Therapien). Der Kontrollierbarkeit im Sinne von Stimuluskontrole und Reaktionskontrolle (kognitiv und aktional) kommt in der theoretischen Konzeptbildung und in den Interventionen eine entscheidende Rolle zu.

In der *Streßforschung* stehen traditionell der Physiologie entlehnte homöostatische Regulationsmodelle im Vordergrund, in denen organische Erkrankung aus der Erschöpfung der Regulationsmöglichkeiten entsteht (Alarmphase – Widerstandsphase – Erschöpfung bei Selye 1956). Die psychophysiologische Streßforschung differenziert objektivierbare Stimuluskriterien und entwickelt elaborierte Methoden der Erfassung physiologischer Biosignale und Muster in der Aktivierungsforschung. Der begrifflich unscharfe Streßbegriff wird dabei zunehmend zum Handicap (s. Fahrenberg 1979). Ein Teil der Streßforschung verändert im sog. Paradigmenwechsel den Aufmerksamkeitsfokus von der Seite objektivierbarer Belastungsbedingungen zu subjektiven Bewertungen und markiert so mit Lazarus (1966) den Beginn der Copingforschung.

In der *Soziologie* erfolgt eine erkrankungsbezogene Befassung mit Verarbeitung v. a. in der Stigmatisierungstheorie von Goffman (1967), die die Interaktion zwischen dem Behinderten und seinem sozialen Umfeld zum Gegenstand hat.

Eine *Einteilung von Copingtheorien nach Vorannahmen, Bestimmungsstücken, Struktur und Komplexität* legt v. a. die folgenden Einteilungsprinzipien nahe:

- trait- vs. stateorientierte Ansätze,
- einfache (eindimensionale) vs. komplexe (multifaktorielle) Modelle,
- lineare vs. kurvilineare/komplexe Zusammenhänge zwischen Determinanten und Verarbeitung,
- Annahme abgrenzbarer „großer" Belastungsereignisse vs. alltägliche Kleinärgernisse („daily hassles" bei Lazarus u. Folkman 1984; Dohrenwend u. Shrout 1985),
- Fokussierung auf erkrankungsspezifische vs. generelle Belastungen,
- Annahme (regelhafter) Phasenabläufe vs. Kreis- oder Spiralprozesse oder Entscheidungsbaumstrukturen,
- unterschiedliche Konfundierungsgrade der Krankheitsverarbeitung mit Outcomekriterien.

Ein paar kurze Beispiele aus der Literatur sollen die Landschaft der Theorie- und Modellbildung der Krankheitsverarbeitung verdeutlichen:

- Das Typ-A-Konzept (Friedman u. Rosenman 1974) postuliert die Auswirkungen einer Persönlichkeitseigenschaft auf die Entstehung und Entwicklung der koronaren Herzkrankheit (gekennzeichnet v. a. durch Konkurrenzverhalten, Aggressivität und Ungeduld); der primär traitorientierte Ansatz (bzw. Verarbeitungsmodus) gewinnt inzwischen interaktionale Aspekte hinzu (Langosch 1989).
- Als Beispiel eines einfachen Globalkonzepts mit zahlreichen Untersuchungen bei Patienten kann das Konzept „Repression-Sensitization" (Byrne 1961) gelten, das in weitere Copingtheorien und Modelle immer wieder offen oder verdeckt eingeht (z. B. bei „approach-avoidance", Aufmerksamkeitszuwendung/-abwendung). Der hohe Zusammenhang mit Angst und starke Hinweise auf die Vielfältigkeit und Komplexität des Verarbeitungsgeschehens lassen indes den Erklärungswert unidimensionaler Konzepte begrenzt erscheinen.
- Phasenmodelle, die sich auf verschiedene Belastungsbedingungen beziehen können, darunter auch die Sterbesituation, wie in dem wohl bekanntesten

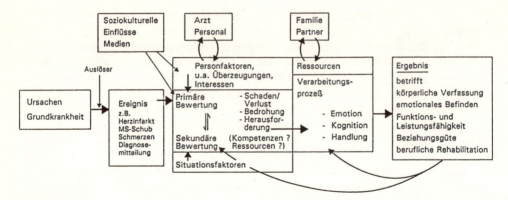

Abb. 1. Flußdiagramm erkrankungsbezogener Verarbeitungsprozesse

Phasenmodell von Kübler-Ross (1980), formulieren häufig für die erste Phase Schock- und Verleugnungsreaktionen (z. B. Kübler-Ross 1980; Shontz 1975; Horowitz 1983), gefolgt von Phasen kognitiver Bearbeitung und depressiver Verstimmung. Der Einbezug fluktuierender Abläufe und möglicher Kreisprozesse (s. z. B. Horowitz 1983) mindert zwar die Kritik, die sich auf die explizite oder implizite Behauptung einer konsistenten Abfolge bezieht, konnte aber die hypostasierte Regelhaftigkeit bislang nicht überzeugend empirisch belegen. Die Modelle haben so eher eine Sensibilisierungs- und hypothesengenerierende Funktion.
- In den Puffertheorien, die v. a. in der Frage der Wirkung sozialer Unterstützung bemüht werden (s. Thoits 1982), wird eine protektive belastungsmindernde Wirkung sozialer Unterstützung angenommen.
- Strukturalistische Ansätze beschreiben verarbeitungsrelevante Strukturen der Person und der Person-Umwelt-Beziehung (z. B. soziale Ressourcen, psychologische Ressourcen und spezifische Copingreaktionen bei Pearlin u. Schooler (1978). Mechanic et al. (1982) betonen in ihrem Strukturmodell die intrapsychischen Anpassungsleistungen der Sinnzuschreibung, sozialen Attribution und des sozialen Vergleichs. Das komplexe Strukturmodell von Cronkite u. Moos (1984) schließlich enthält sozialen Status, früheres Funktionieren, Lebensereignisse, Streßfaktoren und -erleben, soziale Ressourcen und Copingkompetenzen als Bestimmungsstücke. Es demonstriert eindrücklich die Komplexität kontextorientierter Copingforschung, aber auch die vielfältigen Verquickungen von antezendenten, moderierenden und Outcomevariablen.

Abschließend soll auf die Interaktions- und Transaktionsmodelle eingegangen werden, denen in der aktuellen Copingdiskussion sicher der höchste Stellenwert zukommt, v. a. dem Modell der Lazarus-Gruppe (Lazarus u. Folkman 1984, s. auch Abschn. Coping, S. 180ff.).

Im modellhaften Ablauf des Verarbeitungsprozesses erschüttert ein Ereignis das Gleichgewicht zwischen Umweltanforderungen und den Ressourcen der Person (s. Abb. 1).

In einer primären Bewertung („primary appraisal") nimmt die Person eine erste Bewertung im Sinne einer Einschätzung als gutartig („benign-positive"), unbedeutend („irrelevant") oder belastend („stressful") vor.

Wird dabei der Belastungscharakter bejaht, erfolgt eine Einschätzung als Schadenverlust („harm-loss"), Bedrohung („threat") oder Herausforderung („challenge").

In der darauf folgenden sekundären Bewertung („secondary appraisal") prüft die Person, wie weit Ressourcen zur Bewältigung der Situation vorhanden sind. Die erlebte Bedrohung nimmt in dem Maße zu, wie die vorhandenen Ressourcen dabei als gefordert oder überfordert erlebt werden.

Die Verarbeitungsbemühungen führen zu Veränderungen und einer Neubewertung („reappraisal") der situativen Anforderungen mit darauf folgenden Verarbeitungsbemühungen usw. in kontinuierlich fortgeschriebenen Feedbackschleifen.

Wesentliche Determinanten der Verarbeitung in diesem Modell sind seitens der Person v. a. Bedeutungszuschreibungen („commitments") aus einem übergeordneten Kontext und Überzeugungs- und Glaubenssysteme („beliefs"), seitens der situativen Charakteristika v. a. Neuheit der Situation, die Vorhersagbarkeit des weiteren Verlaufs und andere Aspekte der Ambiguität (Mehrdeutigkeit betreffs Ereignisunsicherheit und zeitlicher Unsicherheit).

Übersicht über Verfahren zur Erfassung von Krankheitsverarbeitung

Die folgende Übersicht erhebt nicht den Anspruch auf Vollständigkeit. Vielmehr wurden Verfahren ausgewählt, die einerseits zu den meistangewendeten Coping- und Abwehrinstrumentarien zählen und für einen medizinpsychologischen Leserkreis besonders interessant sein dürften, da sie

- entweder eigens für das Anwendungsfeld chronisch körperlicher Krankheit entwickelt wurden,
- oder ursprünglich für andere Bereiche entwickelt (u. U. auch mit einem ubiquitären Gültigkeitsanspruch), aber häufig bei Patienten eingesetzt wurden.

In der Aufstellung werden sowohl Selbst- als auch Fremdbeschreibungsverfahren unterschiedlicher Komplexität und Praktikabilität berücksichtigt, Fragebogen und Interviewverfahren. Die Autoren gehen davon aus, daß verschiedene Forschungszugänge, z. B. teilstrukturiertes Interview, standardisierter Fragebogen oder hermeneutische Vorgehensweise, nicht generell günstiger und ungünstiger sind, sondern daß ihre Adäquatheit ausschließlich im Hinblick auf die jeweiligen Untersuchungsziele, die Operationalisierung der Fragestellungen, die Rahmenbedingungen der Kooperation und Untersuchungsdurchführung sowie die konkreten angestrebten Aussagen beurteilt werden kann.

Als Einteilungsprinzip werden die wesentlichen konzeptuellen Facetten des Verarbeitungsthemas verwendet, Abwehr und Coping. Subjektive Theorien, obwohl auch als Teil kognitiver Krankheitsverarbeitung verstehbar, sollen hier außer Betracht bleiben, da sie z. T. auch aus einem anderen theoretischen Kontext hergeleitet sind und relativ eigenständige Konzeptualisierungen und Operationalisierungen erfahren haben (s. auch Krampen 1989).

Tabelle 2. Ausgewählte Verfahren zur Erfassung von Abwehr (*SE* Selbsteinschätzung, *FE* Fremdeinschätzung)

Verfahren/Autoren		Dimensionen		Methodische Annahmen			Reliabilität
		Situation	Reaktion	Trait	State	Interaktion	
Defense Mechanism Inventory (DMI; Gleser u. Ihilevich 1969)	SE	10	5			+	rtt maximal 0,58; Raterübereinstimmung 30–70%
Life-Style-Index (Plutchik et al. 1979)	SE		10	+			nicht berichtet
Hackett-Cassem-Denial-Scale (Hackett u. Cassem 1974)	FE		1	+			Interraterreliabilität 0,71–0,87
Klinische Beurteilung von Abwehrmechanismen (KBAM, Ehlers 1983)	FE		20	+			Interraterreliabilität 0,01–0,90 ($\bar{x} = 0,51$)

Instrumente zur Erfassung von Abwehr

Nur wenige renommierte Meßverfahren befassen sich mit der Operationalisierung und Erfassung von *Abwehr* (s. Tabelle 2). Grundsätzlich stellt sich dabei die Frage, ob Abwehrprozesse, die gemäß der psychoanalytischen Theorie nicht unmittelbar der Selbstreflexion zugänglich sind, überhaupt per Fragebogen erfaßbar sind. Dies ist nur denkbar unter der auch sog. „objektiven Tests" zugrundeliegenden Vorannahme, daß Aussagen zu bewußtseinsnahen kognitiven Prozessen ausreichende Indizien für Hintergrundkonzepte bzw. entsprechende psychologische Konstrukte liefern.

Im verbreiteten Selbstschilderungsverfahren, dem Defense Mechanism Inventory (DMI) von Gleser u. Ihilevich (1969) werden den Probanden 10 belastende Situationen vorgegeben. Aus der Beantwortung der Fragen bezüglich Verhalten, Gedanken und Gefühlen, die nach jeder Problemsituation gestellt werden, werden 5 übergeordnete Abwehrmechanismen beurteilt: Wendung gegen das Objekt, Wendung gegen das Subjekt, Projektion, Prinzipienbildung und Umkehrung. Eine deutschsprachige Neufassung von Hentschel et al. (*Fragebogen zu Konfliktbewältigungsstrategien, FKS*) ist leider noch unveröffentlicht. Auch der Life Style Index von Plutchik et al. (1979) versucht, Abwehr mit Fragebogen zu erfassen; 138 Items sollen 8 eher traitartige Abwehrformen erfassen (gleichzeitig Emotionsarten und psychiatrische Diagnosekriterien). Insgesamt ist dieses Instrument weniger verbreitet und ohne deutsche Adaptation, wie auch die hier nicht näher dargestellten Skalen von Haan (1977, 1982), die je 10 Formen von Abwehr, Coping und Fragmentation einschließen.

Die Problematik des Indizienbeweises stellt sich indes auch bei der Fremdeinschätzung. Selbst für so populäre Abwehrmechanismen wie Verleugnung und Verdrängung werden in der Operationalisierung sehr unterschiedliche Indizien bemüht, häufig steht die Diskrepanz zwischen einer erwarteten und der tatsächlich eingetretenen (emotionalen) Reaktion im Vordergrund, so daß eine Adäquatheitseinschätzung konstruktbestimmend werden kann. Entsprechend sind die Interraterreliabilitäten z. T. relativ gering, erstaunlicherweise gerade für die populärsten Abwehrmechanismen (s. Ehlers 1983).

Instrumente zur Erfassung von Coping

Aus der großen Zahl aktuell publizierter Instrumente zur Erfassung von Krankheitsverarbeitung im Sinne von Coping muß auch hier wieder die Beschränkung auf einige wenige erfolgen, die entweder international besonders verbreitet oder speziell für den Bereich chronisch Kranker entwickelt sind bzw. eingesetzt werden. Es werden nur Verfahren aufgenommen, die ein eigenes Meßverfahren für die Coping*reaktionsseite* beinhalten, nicht jedoch solche, die hier auf vorhandene Instrumentarien zurückgreifen, aber beispielsweise die Erfassung der Situationscharakteristika ausdifferenzieren (z. B. Broda 1987). Außer Betracht bleiben ebenfalls Verfahren zur Erfassung erkrankungsbezogener Kausal- und Kontrollattributionen, da diese einen Spezialaspekt darstellen und z. T. andere theoretische Bezüge aufweisen.

Tabelle 3. Ausgewählte Verfahren zur Erfassung von Krankheitsverarbeitung im Sinne von Coping

Verfahren/Autoren	Verarbeitungsfokus		Copingformen Zahl	Methodische Annahmen			Reliabilität der Copingskalen
	Zahl			Trait	State	Interaktion	
a) Selbsteinschätzung							
Ways of Coping (Folkman u. Lazarus 1988)	1	spezifisches Ereignis zu definieren	8		+		Cronbach-α 0,61–0,79
Coping-Responses Inventory (Moos 1988; Moos u. Brennau 1990)	1		8		+		Cronbach-α 0,61–0,74
Daily-Coping-Questionnaire (Stone u. Neale 1984)	8	Situationen vorgegeben	8			+	Interraterreliabilität 0,69 (Belastungssituation)
Coping-List (McCrae 1984)	3	Situationen vorgegeben	28		+		Cronbach-α 0,61–0,79
Streßverarbeitungsfragebogen SVF (Janke et al. 1985)			19	+			Cronbach-α 0,66–0,92 „odd-even" 0,63–0,91 Retestreliabilität 0,68–0,86
Fragebogen zur Erfassung psychosozialer Belastungen und Bewältigungsstrategien (FBBK; Herschbach u. Henrich 1987)	6	Situationen vorgegeben	7		+		„odd-even" 0,74–0,94

	Fokus wählbar (aktuell, retrospektiv)			Cronbach-α (bezogen auf gemischte Stichproben)
Freiburger Fragebogen zur Krankheitsverarbeitung (FKV, Muthny 1989a)		12 (FKV 102) 5 (FKV-LIS)	(+)[a] (+)	FKV 102: 0,69–0,94 FKV-LIS: 0,68–0,77
Fragebogen zur Erfassung von Formen der Krankheitsbewältigung FEBK, Klauer u. Filipp 1987; Klauer et al. 1989)	aktuell	5	+	Testhalbierungsreliabilität 0,77–0,88 Cronbach-α 0,74–0,82 (bezogen auf Krebsstichprobe)
b) Fremdeinschätzung				
Berner Bewältigungsformen (BEFOS, Heim et al. 1990)		30 (+)	(+)	– Mittlere Interraterreliabilität 0,79 – Mittlere Intraraterreliabilität 0,70
Freiburger Fragebogen zur Krankheitsverarbeitung (FKV, Muthny 1988)	1[b]	5 (+)	(+)	0,62–0,92

[a] Je nach Instruktion ist der FKV in einem Trait- oder State-Konzept einsetzbar.
[b] Vom Untersucher vorgegeben, je nach Instruktion ist der FKV in einem Trait- oder State-Konzept einsetzbar.

Bezüglich ausführlicherer Übersichten kann z. B. auf Beutel (1988), Halsig (1988) und Olbrich (1990) verwiesen werden. Wie Tabelle 3 aufzeigt, unterscheiden sich die Verfahren v. a. in den folgenden Aspekten:

- Selbstschilderung und Fremdschilderung,
- Fragebogen- oder Interviewverfahren,
- Zahl und Komplexität der Copingformen (Dimensionen/Skalen, gewonnen durch rationale oder faktorenanalytische Konstruktion),
- dem zugrundeliegenden State- oder Trait-Ansatz,
- dem Copingfokus (aktuell/retrospektiv, vorgegebenes oder wählbares Ereignis) und der eventuellen, sowie der
- Einbeziehung von Situationsparametern.

Exemplarisch soll kurz auf 7 Verfahren näher eingegangen werden, da sie als Exponenten unterschiedlicher Ansätze und Operationalisierungen erscheinen und nach Auffassung der Autoren von Anwendern im deutschen Sprachraum in Planungsüberlegungen einbezogen werden sollten:

1. „Ways of Coping", WOC (Folkman u. Lazarus 1988),
2. „Streßverarbeitungs-Fragebogen", SVF (Janke et al. 1985),
3. „Fragebogen zur Erfassung von Formen der Krankheitsbewältigung", FEBK (Klauer et al. 1989),
4. „Freiburger Fragebogen zur Krankheitsbewältigung", FKV (Muthny 1989a),
5. „Umgang mit belastenden Situationen im Verlauf – computergestütztes Erfassungssystem, UBV-COMES (Reicherts u. Perrez 1986),
6. „Berner Bewältigungsformen" (Heim et al. 1990),
7. „Daseinstechniken" (Thomae 1988).

Zu 1: Die Ways of Coping Checklist (WCCL) oder in ihrer jüngsten Revision *Ways of Coping Questionnaire (WOC,* Folkman u. Lazarus 1988) basiert auf den Annahmen des skizzierten Transaktionsmodells (s. S. 180f.) und der zugrundeliegenden Prozeßdefinition von Coping (Lazarus u. Folkman 1984). Die abschließende faktorenanalytische Skalenbildung (schiefwinklige Rotation) wurde an den Daten einer 75 verheiratete Paare umfassenden gemischten „community sample" (mit 5 Beobachtungszeitpunkten) vorgenommen. Der in der Instruktion vorgegebene Belastungsfokus ist ein vom Probanden zu bestimmendes Ereignis („most stressful encounter") der vergangenen Woche. Die Antwort auf die 66 Items erfolgt auf einer 4-Punkt-Likert-Skala (0 = „does not apply and/or not used"; 3 = „used a great deal"). Entsprechend den faktorenanalytisch gewonnenen 8 Skalen werden Summenscores gebildet für jede der folgenden Skalen:

1. Konfrontierendes Coping („confrontive coping"),
2. Abstand gewinnen („distancing"),
3. Selbstkontrolle („self-controlling"),
4. Suche nach sozialer Unterstützung („seeking social support"),
5. Übernahme der Verantwortung („accepting responsibility"),
6. Vermeidung („escape-avoidance"),
7. Planvolles Problemlösen („planful problem solving"),
8. Positive Neubewertung („positive reappraisal").

Die interne Konsistenz der Skalen liegt im Bereich von 0,61 bis 0,79 (Cronbach-α); die Interkorrelationen sind ≤0,39 und die Skalen daher nur mäßig abhängig. Vorteile für den Anwender liegen v. a. im Theoriebezug und hohen Standardisierungsgrad, Nachteile in den oft „unklinischen" Itemformulierungen, die u. U. Itemrevisionen und die Elimination von Items erforderlich machen – womit Standardisierung und Vergleichbarkeit jedoch zumindest teilweise verlorengehen (s. auch Broda 1987). Eine umfassende Adaptation für den deutschen Sprachraum und das Forschungsfeld chronische Krankheit liegt z. Z. nicht vor.

Zu 2: Der Streßverarbeitungs-Fragebogen (SVF) von Janke et al. (1985), im deutschen Sprachraum wohl das am weitesten verbreitete Copinginstrument, geht primär von einem Trait-Konzept, d. h. der Annahme habitueller personengebundener Verarbeitungsmaßnahmen aus. Weitere Vorannahmen beziehen sich entsprechend auf eine relative Unabhängigkeit von der Belastungssituation und auf die Mehrdimensionalität des Verarbeitungsgeschehens. Die Instruktion läßt auf eine verallgemeinerte Belastungssituation fokussieren: „Wenn ich durch irgend etwas oder irgend jemanden beeinträchtigt, innerlich erregt oder aus dem Gleichgewicht gebracht worden bin ...". 19 rational konstruierte Subskalen umfassen jeweils 6 Items (5er-Skala mit 0 = „gar nicht" bis 4 = „sehr wahrscheinlich") und weisen in der Normierungsstichprobe (n = 200) zufriedenstellende interne Konsistenzen von 0,66 bis 0,92 (Cronbachs-α) auf:

1. Bagatellisierung,
2. Herunterspielen durch Vergleich mit anderen,
3. Schuldabwehr,
4. Ablenkung von Situationen,
5. Ersatzbefriedigung,
6. Suche nach Selbstbestätigung,
7. Situationskontrollversuche,
8. Reaktionskontrollversuche,
9. positive Selbstinstruktion,
10. Bedürfnis nach sozialer Unterstützung,
11. Vermeidungstendenz,
12. Fluchttendenz,
13. soziale Abkapselung,
14. gedankliche Weiterbeschäftigung,
15. Resignation,
16. Selbstbemitleidung,
17. Selbstbeschuldigung,
18. Aggression,
19. Pharmakaeinnahme.

Eine Kurzform (SVF-S) mit 6 Skalen erlaubt auch die Fokussierung auf bestimmte belastende Situationen, z. B. im Kontext einer Erkrankung. Vorteile des SVF für den klinischen Copingforscher liegen in der testtheoretischen Güte, der breiten Dimensionalität und der weiten Verbreitung des Verfahrens (Vergleichsaspekt), Nachteile in der primären Trait-Orientierung und einer begrenzten Akzeptanz durch Patienten und Kooperanden (die die Länge des Verfahrens – auch bedingt durch die etwas umständliche Darbietungsweise – und den mangelnden Bezug zur Erkrankung monieren).

Zu 3: Der Fragebogen zur Erfassung von Formen der Krankheitsbewältigung (FEKB) von Klauer u. Filipp (1987) ist, wie bereits aus dem Titel ersichtlich, primär zur Erfassung von Verarbeitungsprozessen im Zusammenhang mit Krankheit konzipiert, er „zielt darauf ab, intrapsychische und aktionale Bewältigungsanstrengungen von Patienten mit schweren körperlichen Erkrankungen zu erfassen". Zugrunde gelegt wird eine prozessuale Auffassung von Coping im Sinne von Lazarus u. Folkman (1984). 3 Basisdimensionen bestimmen das Verfahren:

- Verhaltens- oder Kontrollebene (aktional/intrapsychisch),
- Aufmerksamkeitsorientierung (ereigniszentriert/-distanziert) und
- Soziabilität (hoch/niedrig).

Der Copingfokus bezieht sich (global) auf die Krankheit („Gedanken und Verhaltensweisen, die uns bei dem Versuch, mit dem Ereignis Krankheit fertigzuwerden, in den Sinn kommen"), eine 6stufige Antwortskala betrifft die Häufigkeit der letzten Wochen („nie" bis „sehr häufig"). Abweichend von den 3 ursprünglichen Basisdimensionen, die eine 8faktorielle Struktur ergaben, wurde eine faktorenanalytische Bildung von 5 Skalen vorgenommen (n = 333 Krebspatienten):

1. Rumination (9 Items),
2. Suche nach sozialer Einbindung (9 Items),
3. Bedrohungsabwehr (8 Items),
4. Suche nach Information und Erfahrungsaustausch (8 Items),
5. Suche nach Halt in der Religion (3 Items).

Die internen Konsistenzen liegen hier mit Cronbach-$\alpha \geq 0{,}74$ hoch, variieren jedoch deutlich mit der unterschiedlichen Faktorenstruktur bei verschiedenen Diagnosegruppen (Krebspatienten im Vergleich mit HIV-Positiven und Rheumapatienten; s. Klauer et al. 1989). Die Autoren weisen auch auf das Problem einer strukturellen Varianz von Coping im zeitlichen Verlauf hin.

Vorteile des FEKB werden v. a. in bezug auf den Krankheitsbezug, in testtheoretischer Fundierung und kurzer Bearbeitungszeit gesehen, Nachteile am ehesten in der Beschränkung auf eine relativ kleine Zahl von Verarbeitungsdimensionen.

Zu 4: Der Freiburger Fragebogen zur Krankheitsverarbeitung (FKV, Muthny 1989a) versuchte, testtheoretische Ansprüche und klinische Praktikabilität durch die Entwicklung einer Langform FKV 102 (102 Items, 12 Skalen, s. oben) und einer Kurzform FKV-LIS (35 Items, 5 Skalen) zu verbinden. Unterschiedliche Instruktionen sollen eine aktuelle und retrospektive Erfassung von Krankheitsverarbeitung und die Fokussierung auf unterschiedliche (und wählbare) belastende Ereignisse ermöglichen. Auch soll damit ein Einsatz im State- und im Trait-Konzept ermöglicht werden. Vor allem aber soll der Vergleich der Patienteneinschätzung mit Fremdeinschätzungen (z. B. durch Interviewer, behandelnde Ärzte, Pflegepersonal und u. U. auch Angehörige) unterschiedliche Erlebnisperspektiven des Verarbeitungsprozesses beleuchten (s. auch Muthny 1988). Untersuchungsergebnisse liegen von einer größeren gemischten Stichprobe mit chronisch körperlich Kranken vor (über 900 Patienten mit Herzinfarkt, chronischer Niereninsuffizienz und multipler Sklerose); weitere Untersuchungen, v. a. zu Krebspatienten, laufen zur Zeit. Nachteile werden bei der Kurzform in der Beschränkung auf wenige Dimensionen gesehen, außerdem liegt eine gleichermaßen reliable Skalenstruktur für Selbst- *und* Fremdeinschätzung z. Z. noch nicht vor.

Zu 5: Auf einen weiteren Typus von Copingerfassung durch die Vorgabe einer definierten Zahl fiktiver belastender Ereignisse soll hier nur kurz eingegangen werden, da er von großem theoretischem Interesse ist, wenn auch im Bereich chronischer Krankheit noch nicht ausreichend klinisch praktikabel (und akzeptiert) erscheint. Hier erscheinen v. a. die Arbeiten der Fribourg-Gruppe (s. Reicherts u. Perrez 1986) und das Daily-Coping-Questionnaire von Stone u. Neale (1984) erwähnenswert. Der primär erkrankungsbezogene „Fragebogen zur Erfassung psychosozialer Belastungen und Bewältigungsstrategien" (FBBK) von Herschbach u. Henrich (1987) gab 6 Belastungssituationen für Brustkrebspatientinnen vor.

Der Fragebogen zum *Umgang mit belastenden Situationen im Verlauf (UBV)* versucht, Situationsmerkmale, Bewältigungshandlungen und Ziele bzw. Effektivität des Copings gleichzeitig zu erfassen (Reicherts u. Perrez 1986). Dabei werden 3 hypothetische belastende Situationen aus dem Partnerschaftsbereich vorgegeben und nach dem Prinzip der S-R-Fragebogen mögliche Reaktionen in diesen Situationen erfragt.

Das *computerunterstützte Erfassungssystem (COMES)* soll in Abkehr von vorgegebenen Belastungssituationen eine „reliable Selbstprotokollierung von Belastungsbewältigungsepisoden im Alltag" und damit eine feldnahe Erfassung von Verarbeitungsprozessen ermöglichen. Der trainierte Benützer wählt solche Ereignisse nach der Instruktion im Manual (Reicherts u. Perrez 1986) aus: „Immer wenn Sie etwas belastet, beeinträchtigt, innerlich erregt oder aus dem Gleichgewicht bringt, sollten Sie diese Situation möglichst direkt mit dem Computer aufzeichnen".

Über die Erfassung von Erst- und Folgeepisoden soll auch eine Verknüpfungsstruktur über die Zeit abbildbar werden. Neben der Episodencharakterisierung werden jeweils erfaßt:

- ein Profil der emotionalen Befindlichkeit (6 Dimensionen),
- Situationsmerkmale (Valenz, Wandelbarkeit, Regulierbarkeit, Ambiguität, Wiederauftretenswahrscheinlichkeit),
- Bewältigungsziele,
- Bewältigungsverhalten (6 Skalen person-, 5 Skalen umweltsbezogen),
- bisheriger Bewältigungserfolg,
- Repräsentativität der Episode,
- Attribution des Bewältigungsergebnisses.

Dieses copingtheoretisch interessante Vorgehen zur feldnahen standardisierten Erfassung von Verarbeitungsverläufen befindet sich z. Z. noch im Experimentalstadium, Ergebnisse von Patienten liegen noch nicht vor. Eine entsprechend selbständige Durchführung durch Schwerkranke in Belastungssituationen ist aus ethischen und Praktikabilitätsgründen schwer vorstellbar, würde auf jeden Fall eine intensive Vorbereitung und begleitende Betreuung der untersuchten Patienten voraussetzen.

Zu 6: Die *Berner Bewältigungsformen (BEFO,* Heim et al. 1990) basieren ebenfalls auf einem transaktionellen Copingverständnis und stellen ein „Fremdeinstufungsverfahren zur Erfassung emotionaler, kognitiver und behavioraler Aspekte im Krankheitsverlauf" dar. Die Einschätzung wird entweder als Ranking (Bildung einer Rangreihe) oder als 5stufiges Rating auf 30 Kategorien vorgenommen, die den folgenden 3 Ebenen zugeordnet sind (Heit et al. 1990):

1. Handeln:
- ablenkendes Anpacken,
- Altruismus,
- aktives Vermeiden,
- Kompensation,
- konstruktive Aktivität,
- sozialer Rückzug,
- Zupacken,
- Zuwendung,
- konzentrierte Entspannung,
- Solidarisieren.

2. Kognition:
- Ablenken,
- Akzeptieren, Stoizismus,
- Dissimulieren,
- Haltung bewahren,
- Problemanalyse,
- Relativieren
- Religiosität
- Rumifizieren,
- Sinngebung,
- Valorisieren,
- Humor/Ironie,
- Aggravieren.

3. Emotion:
- Hadern, Selbstbedauern,
- emotionale Entlastung,
- Isolieren, Unterdrücken,
- Optimismus,
- passive Kooperation,
- Resignation, Fatalismus,
- Selbstbeschuldigung,
- Schuld zuweisen, Wut.

Vorteile für den klinischen Anwender des Verfahrens sind in erster Linie das breite erfaßte Spektrum von Verarbeitung. Seine adäquate Handhabung setzt allerdings ein intensives Interviewertraining zur Führung des Interviews und zur Erzielung zufriedenstellender Interraterreliabilitäten voraus. Das Rankingverfahren erscheint angesichts der hohen Zahl von Kategorien schwerer praktikabel, repräsentiert aber andere mentale Prozesse (Entscheidung zwischen Alternativen statt möglichst unabhängiger Einschätzung eines Ausprägungsgrades für jede Dimension getrennt) und ist so trotz hoher Interkorrelation zwischen Rating und Ranking als methodische Bereicherung zu sehen.

Zu 7: Die *Daseinstechniken* von Thomae (1988, [1]1968) repräsentieren einen dritten Forschungstypus, die *idiographische qualitative Erforschung* der einzelnen Person in „instrumentellen Geschehensstrukturen", die ein breites Spektrum von Abwehrmechanismen, irrationalen Verhaltensweisen und bewußten Formen der Auseinandersetzung einschließen. Die Betrachtungseinheit kann sehr variieren und einen Tagesablauf genauso umfassen wie einen biographischen Abschnitt von Jahrzehnten (s. auch Thomae 1984). Die große Zahl einzelner „Techniken", die in einem komplementären Zusammenhang stehend verstanden werden, kann je nach Untersuchungsgegenstand variieren und wird in 5 Metakategorien zusammengefaßt: leistungsbezogene Techniken, Techniken der Anpassung, defensive Techniken, evasive bzw. expressive und aggressive Techniken. Die Besonderheit dieser Methode liegt in der strikten Beschränkung auf „unentstellte und unveränderte" deskriptive Wiedergabe von Aussagen und Verhalten einer Person, in der der semantische Gehalt ganz im Vordergrund steht und Einflüsse von Wertsystemen des Beobachters minimiert werden sollen.

Forschungsplanung zur Krankheitsverarbeitung und Anforderungscharakteristika

In diesem Abschnitt sollen wesentliche Überlegungen kurz skizziert und diskutiert werden, wie sie verschiedene Untersucher oft in ähnlicher Form anstellen und diskutieren (oder dies im Interesse einer verbesserten Kommunikation von Wissenschaft tun sollten). Einen Überblick über wesentliche Schritte, Überlegungen und Entscheidungen gibt die folgende Übersicht.

Planung einer Untersuchung zur Krankheitsverarbeitung – wesentliche Schritte, Überlegungen und Entscheidungen

1. Präzisierung der Fragestellungen und Hypothesen:
- Pilotstudie, explorative Studie oder Prüfung von Hypothesen?
- Querschnittuntersuchung oder Längsschnittuntersuchung (Prozeß).

2. Definition/Festlegung der Stichprobe:
- Festlegung der Diagnosegruppe, Altersrange, Geschlecht, Diagnosealter/Krankheitsdauer (z. B. Neuerkrankte vs. lange Krankheitsdauer), Schweregrad der Erkrankung, usw.
- Festlegung der erforderlichen Stichprobengröße und Zahl der Messungen.
- Definition evtl. Kontrollgruppen (Gesunde, andere Diagnosen ...).

3. Wahl und Definition des Copingfokus:
- aktuell oder retrospektiv,
- ereignisbezogen oder global (State- oder Trait-Konzept),
- evtl. Definition der konkreten Belastung/Situation (z. B. Erleben erster einschneidender Symptome, Diagnosemitteilung, Erleben eingeschränkter Leistungsfähigkeit, Funktionseinbußen, Schmerzen, emotionale Veränderungen, v. a. Angst und Depression, Stigmatisierungserlebnisse, Auswirkungen der Therapie und Nebenwirkungen, prognostische Unsicherheit usw.).

4. Wahl der Untersuchungsmethodik zur Erfassung von Krankheitsverarbeitung (nach Zielsetzung und Praktikabilität/Ökonomie):
- Übergeordnete Theorie: Coping und/oder Abwehr? Multidimensionalität?
- Quantitatives oder qualitatives Vorgehen?
- Selbsteinschätzung und/oder Fremdeinschätzung?
- Fragebogen oder Interview?
- Gegebenenfalls Eignung des Instrumentariums für Verlaufsmessung.

5. Untersuchungsmethodik für weitere Datenbereiche, z. B.:
- Erfassung relevanter Personenmerkmale und Situationparameter (antezendente Bedingungen) je nach Hintergrundtheorie und konkreten Fragestellungen,
- Erfassung von „Erfolgskriterien des Verarbeitungsprozesses" (Parameter der psychosozialen Rehabilitation und „Lebensqualität") bei Fragen der Adaptivität,
- medizinische Daten zu Erkrankung und Behandlung, Kriterien der medizinischen Rehabilitation für die Untersuchung psychosomatischer und somatophysischer Zusammenhänge.

6. Festlegung der Auswertungsmethode:
z. B. konkrete inhaltsanalytische Methode, Prinzip der Kategorienbildung, Festlegung der zu speichernden Variablen, deskriptive Statistik, statistische Prüfmethoden/-programme für Hypothesen usw.

Ausgehen sollten die Überlegungen von der *Präzisierung der Fragestellungen und Hypothesen*. Entscheidend erscheint dabei, ob mit der Untersuchung bereits bestehende konkrete Hypothesen geprüft werden sollen, ob in einem weniger vorstrukturierten und beforschten Feld eher explorative Fragen beantwortet werden sollen oder ob das Forschungsfeld überhaupt erst durch eine Pilotstudie sondiert werden soll. Aus der Art der Fragestellungen und Hypothesen ergibt sich, ob zu ihrer Beantwortung eine einmalige Untersuchung („One-shot-Messung") ausreicht oder ob die entsprechende Fragestellung nur durch die Erfassung des Verarbeitungsprozesses, d. h. im Rahmen einer Längsschnittstudie, beforschbar ist.

In einem nächsten Schritt sollte die *Stichprobe* festgelegt werden, bezüglich der zu untersuchenden Diagnosegruppe und ihren soziodemographischen sowie erkrankungsbezogenen Charakteristika. Entscheidend erscheint dabei v. a., ob bewußt eine möglichst homogene Gruppe angestrebt wird (z. B. betreffs Alter, Geschlecht, aber auch evtl. betreffs Diagnose, Schweregrad der Erkrankung, Behandlungsformen, Krankheitsdauer) oder ob diese Merkmale stark variieren sollen.

Aus den Fragestellungen und Stichprobenfestlegungen ergibt sich die erforderliche Stichprobengröße für die Gesamtgruppe bzw. Subgruppen aufgrund der teststatistischen Erfordernisse (z. B. Mindestzellenbesetzung, Teststärken, Verhältnis von Personenzahl und Variablenzahl).

Aus den Fragestellungen und der Definition der primären Untersuchungsgruppe ist die Definition und Größe eventueller Kontrollgruppen abzuleiten (z. B. andere organbezogene Diagnosegruppen, andere Lokalisationen derselben Diagnose, evtl. auch nicht klinisch Kranke ähnlicher Alterszusammensetzung), festzulegen ist hier auch der Anspruch an den Grad der Übereinstimmung von Untersuchungs- und Kontrollgruppen (Strategie der Annäherung, bei höherem Anspruch Festlegung der Parallelisierungsziele und -strategien).

Bezogen auf die Erfassung von Krankheitsverarbeitung erscheint als entscheidender nächster Schritt die Notwendigkeit der *Wahl und Definition des Copingfokus*. Je nach Fragestellung der Untersuchung kann sich dieser auf einen zurückliegenden Zeitpunkt (z. B. Erkrankungsbeginn, Diagnosemitteilung ...) oder ein aktuelles Ereignis beziehen. In diesem Zuge ist auch die Entscheidung zu treffen, ob an eine ereignisbezogene Erfassung von Krankheitsverarbeitung (eher im Sinne eines State-Konzepts) oder an die Erfassung von überdauernden und personengebundenen Aspekten der Verarbeitung gedacht ist. Bei Festlegung auf eine ereignisbezogene Erhebungsweise ist nun die konkrete Belastungssituation zu definieren (diese Definition kann durch den Untersucher erfolgen und dem Patienten vorgegeben werden, sie kann aber auch in einem anderen Untersuchungsansatz vom Patienten bestimmt oder mit diesem vereinbart werden). *Die Wahl der Untersuchungsmethodik* zur Erfassung von Krankheitsverarbeitung richtet sich zum einen nach der Zielsetzung der Untersuchung, aber auch nach den klinischen und ökonomischen Möglichkeiten unter Einschluß der Akzeptanz der Untersuchung durch Patienten und Kooperanden). Übergeordnete Überlegungen sind dabei, ob

Verarbeitung primär im Coping- oder Abwehrkonzept (oder in beiden) erfaßt werden soll und welcher Anspruch an eine multidimensionale Erfassung von Verarbeitung gestellt wird (Extrembeispiele: ausschließlich Erfassung des Abwehrmechanismus der Verleugnung vs. Erfassung von 30 handlungs-, emotions-, kognitionsbezogenen Copingmodi). Ebenfalls geht hier die Vorentscheidung ein, ob an ein qualitatives, idiographisches Vorgehen gedacht ist oder ob ein quantitatives Vorgehen mit etwa gar Annäherung an Repräsentativität angestrebt wird. Bereits konkreter zur Operationalisierung und Erfassung von Krankheitsverarbeitung in der jeweiligen Untersuchung führt die Frage, ob eine Selbsteinschätzung und/oder Fremdeinschätzung geleistet werden soll. Zu Unrecht wird diese Frage häufig konfundiert mit der Frage der Erhebungsmethode im Fragebogen oder Interview. Wesentliche Vorteile und Nachteile von Fragebogen und Interview (s. auch Olbrich 1990), sind in Tabelle 4 zusammengefaßt. Die verschiedentlich intensiv und leidenschaftlich geführte Diskussion der Adäquatheit der Forschungsmethodik wird oft unzulässig mit ethischen Fragen konfundiert, die sich sehr wohl für beide Methoden stellen. Dabei gerät gelegentlich aus dem Blickfeld, daß der klinische Forscher auch dezidert die Verpflichtung hat, daß seine Forschung den Betroffenen nützt und daß er dies durch die Auswahl der Forschungsinhalte, die Aussagefähigkeit durch Berücksichtigung methodischer Anforderungen und durch die Berücksichtigung der Umsetzbarkeit zu gewährleisten hat.

Bei der Auswahl der Untersuchungsmethodik sind die Vorteile eines multimethodalen Vorgehens (verschiedene Zugänge, z. B. der Fremd- und Selbsteinschätzung) nach Möglichkeit in die Diskussion einzubeziehen. In die Auswahl des konkreten Instruments werden die Gütekriterien des Verfahrens sowohl im Hinblick auf Reliabilität und Validität eingehen, bestehende Erfahrungen mit dem Instrument im beabsichtigten Arbeitsfeld und Kulturbereich zu berücksichtigen sein (Frage der Leistung einer Adaptation bei übersetzten Instrumenten). Bei der Intention der Prozeßmessung wird zudem die Eignung des Instruments für die Verlaufsmessung diskutiert werden müssen.

Da sich die Erfassung von Krankheitsverarbeitung in der Regel nicht auf diesen Gegenstand beschränkt, ist die *Untersuchungsmethodik für weitere Datenbereiche* festzulegen. Dies betrifft zum einen theoriegeleitet die Erfassung relevanter Personenmerkmale und Situationsparameter, aber auch die Einbeziehung konkreter Erfolgskriterien des Verarbeitungsprozesses, beispielsweise in Form von „harten" Kriterien wie Überlebenszeit, aber auch von Parametern der „Lebensqualität" (eng fokussiert auf einen Teilbereich oder mit dem Anspruch der Erfassung eines breiten Spektrums unterschiedlicher Parameter). Für die Verfolgung von Fragestellungen zu somatopsychischen und psychischen Zusammenhängen sind zusätzlich medizinische Parameter zu Erkrankung und Behandlung sowie zur medizinischen Rehabilitation einzubeziehen.

Abschließend ist die *Auswertungsmethode* festzulegen, weil sich nach ihr auch der Erhebungsmodus ganz wesentlich richten kann. Entscheidend ist hier die Frage, ob und welche inhaltsanalytischen Methoden beispielsweise angewandt werden sollen (z. B. bei narrativen Passagen eines Interviews), nach welchen Prinzipien evtl. Post-hoc-Kategorien gebildet werden sollen, welche Variablen gespeichert und im Rahmen einer computergestützten Datenverarbeitung weiter-

Tabelle 4. Vor- und Nachteile von Interview und Fragebogen

Vorteile	Nachteile
a) Interview	
– flexible Durchführung	– geringer Standardisierungsgrad
– komplexe Informationsgewinnung, höhere „Qualität" durch die Erfassung subjektiver Strukturen	– Probleme der Erhebungs- und Auswertungsobjektivität, Reliabilität
	– aufwendiges Interviewertraining
	– geringe Fallzahlen, Probleme der statistischen Aussagefähigkeit
– Möglichkeit, auf Patienten einzugehen, Möglichkeit der dialogischen Interaktion	– eingeschränkte Freiwilligkeit und Anonymität, soziale Erwünschtheit u. U. ausgeprägter
	– Interview als persönliche Konfrontation, Gefahr des Unterlaufens von Abwehrprozessen
	– reaktive Messung
	– hoher Auswertungsaufwand
– Nutzung der Beziehung/Interaktion/Übertragung	– Konflikt Forscher/Therapeut
	– geringe Distanzierungsmöglichkeit
– Subjektivität	– Subjektivität des Forschers, schwer kontrollierbare Einflüsse durch implizite Hypothesen des Interviewers
b) Fragebogen	
– direkte Selbsteinschätzung (ohne den Filter des Interviewers)	– eventuelle Antworttendenzen
	– Person wird u. U. als „Objekt" behandelt
– Standardisierungsgrad, theoretische Kontrolle	– Begrenzung, Rigidität
– Distanzierungsmöglichkeit, Schutz der Anonymität, Freiwilligkeit gewährleistet	– Distanzierungsmöglichkeit des Forschers und des Patienten
	– eingeengte Spontaneität
– Auswertungsobjektivität, Untersuchungsökonomie	– inhaltliche Einengung/Festlegung, evtl. Erfassung von Fragmenten ohne Struktur
– größere Fallzahlen, statistische Aussagefähigkeit	– Vernachlässigung der „Qualität" und der Einzelfallanalyse
– Akzeptieren der direkten Patientenantwort	– Interpretationsprobleme, keine Nachfragemöglichkeit bei mißverständlichen Items und Antworten

Daraus erwachsende Forderungen/Voraussetzungen bei Verwendung der jeweiligen Methode:

Für den klinischen Forscher, der mit Interviews arbeitet:
- intensives Interratertraining (und Training der Gesprächsführung),
- Sicherstellung der Freiwilligkeit,
- Sicherstellung von Therapiemöglichkeiten bei Bedarf („Folgekosten"), nach Möglichkeit therapeutische Ausbildung des Interviewers.

Für den klinischen Forscher, der Fragebogen einsetzt:
- ausführliche Einbeziehung der Patienten bei der Erstellung des Fragebogens (relevante Inhalte erfaßt, Transparenz, Verständlichkeit? ...),
- gute Kenntnis des klinischen Feldes (Ein Forscher, der in diesem Bereich arbeitet, sollte zumindest zeitweilig hospitieren), Einbeziehung von Ärzten aus diesem Bereich in die Fragebogenentwicklung,
- Sicherstellung einer Gesprächs-/Therapiemöglichkeit bei Bedarf.

bearbeitet werden sollen, welche deskriptiven Statistiken vorgesehen sind und ggf. welche statistischen Prüfmethoden/-programme für die Testung von Hypothesen vorgesehen sind.

Kritische Zusammenfassung und Ausblick

So zentral die Erfassung von Krankheitsverarbeitung im Hinblick auf die Überprüfung von Hypothesen zum Adaptations- und Rehabilitationsprozeß und im Hinblick auf die Verbesserung unserer therapeutischen Möglichkeiten ist, so muß doch eine Fülle von Problemen konstatiert werden, die mit bisherigen Operationalisierungen und Meßverfahren verbunden sind, z. B.:

- Häufig erfolgt eine nicht näher begründete Einengung auf ein sehr begrenztes Copingrepertoire (auch u. U. Ausschluß der Handlungs- oder kognitiven oder emotionalen Ebene).
- Anforderungen einer Verlaufsmessung werden kaum je explizit berücksichtigt (obwohl die meisten Autoren das Prozeßverständnis von Verarbeitung betonen).
- Die meisten Inventarien fordern vom Untersucher eine Entweder-oder-Entscheidung zwischen Selbst- und Fremdschilderungsansatz.
- Belastungssituationen werden wenig von ihren objektiven *und* subjektiven Anteilen charakterisiert.
- Die gleichzeitige Erfassung verarbeitungsantezedenter und situativer Bedingungen nimmt nur selten einen adäquaten Raum ein.
- Häufig stellt sich die Frage der Übertragbarkeit eines nicht primär im Kontakt mit chronisch Kranken entwickelten Inventars (und die Problematik entsprechender Itemformulierungen wie beispielsweise „I jog and exercise" im WCCL für bettlägerige Patienten).
- Dem Problem der Konfundierung von Verarbeitungsweg und -ziel/-erfolg wird nur begrenzt Rechnung getragen (z. B. durch eine Miterfassung eines breiten Spektrums unabhängiger Kriterien der psychosozialen Adaptation und Rehabilitation und die Planung/Durchführung von Längsschnittstudien).
- Selten werden Überlegungen der Verwendbarkeit von Instrumenten im klinischen Kontext chronischer körperlicher Erkrankung dargelegt, evtl. daraus erwachsende Kompromisse diskutiert bzw. mögliche Patientenbelastung und Untersuchungsökonomie mitberücksichtigt.

Die Theoriebildung und Forschung zur Krankheitsverarbeitung hat sicher geholfen, den Blick für die Bewältigungsbemühungen der Betroffenen und ihre Sichtweise angesichts schwerer körperlicher und seelischer Belastungen zu erweitern. Dabei wurde ein breites Spektrum aufgezeigt: individuell unterschiedliche Verarbeitungsformen, die überdies im Verlauf von Erkrankung und Behandlung erheblich variieren können. Brauchbare Meßinstrumente stehen für verschiedene Forschungsansätze zur Verfügung. Medizinpsychologische Untersuchungen haben so Zugang zu den meisten medizinischen Disziplinen, Krankheitsgruppen und Behandlungsformen gefunden.

Allerdings ist auch festzustellen, daß die anspruchsvollen Postulate transaktionaler Theorien kaum in angemessene Forschungsdesigns oder gar -ergebnisse umgesetzt werden konnten. Bei zunehmend differenzierteren Studien unter krankheitsübergreifenden Vergleichsaspekten sind andererseits multivariate Längsschnittstudien kaum verfolgt worden, obwohl sie in den allgemein akzeptierten Forderungen der Copingtheorien geradezu als „via regia" erscheinen müssen. Dies hat sicher auch mit der Komplexität der Modelle, insbesondere der postulierten und tatsächlichen Rückkopplungseffekte, zu tun, die z. Z. kaum operationalisierbar erscheinen.

Daß offenbar weniger Anstöße für Interventionsstrategien (und -studien) gegeben wurden als erwartet, liegt wohl auch an dem oft beklagten Mangel theoriegeleiteter Forschung, der eben auch Therapietheorien einschließt (oder gar besonders betrifft).

Damit im Bereich der Krankheitsverarbeitung Theoriebildung und Forschung über klinische Plausibilität und das Niveau von Anregungen hinaus mehr Relevanz für die Versorgung bekommen, erscheint nicht zuletzt die Einbeziehung sozialer Ressourcen erforderlich. Forschung durch Träger der Versorgung oder unter starker Einbeziehung derselben bereits in der Konzipierung einer Untersuchung ist wünschenswert, um den Umsetzungsaspekt zu kräftigen.

Die Autoren hoffen, daß potentielle Anwender von Forschungskonzepten und Inventarien gerade aus diesem Kreis durch die vorliegende Übersicht mehr bekräftigt denn entmutigt wurden. Wesentliche Aufgaben einer künftigen Forschung zur Krankheitsverarbeitung sehen sie v. a. in der

- Integration bisheriger Ergebnisse im Sinne übergreifender Modelle der Krankheitsverarbeitung,
- Erfassung person- und situationsgebundener Faktoren des Verarbeitungsprozesses in Längsschnittstudien,
- Forschung zur Prädiktion von Verarbeitungsergebnissen,
- Integration von Selbst- und Fremdschilderungsdaten zur Krankheitsverarbeitung in einem systematischen Ansatz,
- Identifikation von Risikogruppen im Hinblick auf Verarbeitungsdefizite,
- Herausarbeitung spezifischer Kriterien „gelungener" Verarbeitung und
- Entwicklung spezifischer Interventionen zur Förderung von Bewältigungsfertigkeiten.

Das letzte und für die psychologische Versorgung zentrale Ziel läßt eine engere Zusammenarbeit zwischen Forschern und Therapeuten, aber auch zwischen verschiedenen therapeutischen Schulen unabdingbar erscheinen.

Literatur

Baldwin BA (1979) Crisis intervention: An overview of theory and practice. Counseling Psychologist 8:43–52

Beutel M (1985) Zur Erforschung der Verarbeitung chronischer Krankheit: Konzeptualisierung, Operationalisierung und Adaptivität von Abwehrprozessen am Beispiel von Verleugnung. Psychother Psychosom Med Psychol 35:253–302

Beutel M (1988) Bewältigungsprozesse bei chronischen Erkrankungen. Theorien, Forschung und Möglichkeiten praktischer Hilfen an ausgewählten Krankheitsbildern. Verlag Chemie, Weinheim

Beutel M, Muthny FA (1988) Konzeptualisierung und klinische Erfassung von Krankheitsverarbeitung – Hintergrundtheorien. Methodenprobleme und künftige Möglichkeiten. Psychother Med Psychol 38:19–27

Bibring GL, Dwyer TM, Huntington DS, Valenstein AF (1961) A study of the psychological processes in pregnancy and of the earliest mother-child relationship. Psychoanal Study Child 16:25–72

Billings AG, Moos RH (1984) Coping, stress and social resources among adults with unipolar depression. J Personal Social Psychol 46:877–891

Bommert H (1977) Grundlagen der Gesprächspsychotherapie. Theorie – Praxis – Forschung. Kohlhammer, Stuttgart

Braukmann W, Filipp S-H (1984) Strategien und Techniken der Lebensbewältigung. In: Baumann U, Berbalk H, Seidenstricker G (eds) Klinische Psychologie, Trends in Forschung und Praxis, Bd 6. Huber, Bern, S 51–87

Broda M (1987) Wahrnehmung und Bewältigung chronischer Krankheiten. Eine Vergleichsstudie unterschiedlicher Krankheitsbilder. Deutscher Studienverlag, Weinheim

Broda M, Hirmke A, Irmisch R, Maacks S, Nickel T, Seifert L, Zimmerman B (1985) Freiburger Inventar zur Bewältigung einer chronischen Krankheit. Abt. Rehabilitationspsychologie, Universität Freiburg (unveröffentlicht)

Byrne D (1961) The repression-sensitization scale: rationale, reliability and validity. J Pers 29:334–349

Cohen F, Lazarus RS (1973) Active coping processes, coping dispositions, and recovery from surgery. Psychosom Med 35:375–389

Cronkite RC, Moos RH (1984) The role of predisposing and moderating factors in the stress-illness relationship. J Health Soc Behav 25:372–393

Dohrenwend BP, Shrout PE (1985) "Hassles" in the conceptualization and measurement of life stress. Am Psychologist 40:780–785

Ehlers E (1983) Die Abwehrmechanismen: Definitionen und Beispiele. Prax Psychother Psychoso 28:55–66

Epstein S (1983) Natural healing processes of the mind. Graded stress inoculation as an inherent coping mechanism. In: Meichenbaum D, Jaremko ME (eds) Stress reduction and prevention. Plenum Press, New York, pp 39–66

Fahrenberg J (1979) Psychophysiologie. In: Kisker KP, Meyer JE, Müller C, Strömgren E (Hrsg) Psychiatrie der Gegenwart, Bd 1, 2. Aufl. Berlin Heidelberg New York, S 91–210

Filipp S-H, Klauer T (1988) Ein dreidimensionales Modell zur Klassifikation von Formen der Krankheitsbewältigung. In: Kächele H, Steffens W (Hrsg) Bewältigung und Abwehr. Beiträge zur Psychologie und Psychotherapie körperlicher Krankheiten. Springer, Berlin Heidelberg New York Tokyo, S 51–68

Folkman S, Lazarus RS (1980) An analysis of coping in a middle-aged community sample. J Health Soc Behav 21:219–239

Folkman S, Lazarus RS (1988) Manual for the ways of coping questionnaire (WOC). Consulting, Palo Alto

Folkman S, Lazarus RS, Dunkel-Schetter C, De Longis A, Gruen RJ (1986) Dynamics of a stressful encounter: Cognitive appraisal, coping, and encounter outcomes. J Personal Social Psychol 50:992–1003

French JRP, Rodgers W, Cobb S (1974) Adjustment as person environment fit. In: Coelho GV, Hamburg DA, Adams JE (eds) Coping and adaptation. Basic Books, New York, pp 316–333

Freud A (1951, [1]1936) Das Ich und die Abwehrmechanismen. Kindler, München

Freud S (1978, ¹1926) Hemmung, Symptom und Angst. Kindler, München
Friedman M, Rosenman RH (1974) Type A behavior and your heart. Knopf, New York
Gaus E, Köhle K (1986) Psychische Anpassungs- und Abwehrprozesse bei lebensbedrohlich Erkrankten. In: Uexküll T von (Hrsg) Psychosomatische Medizin. Urban & Schwarzenberg, München, S 1127–1145
Gill MM (1962) Topography and systems in psychoanalytic theory. International Univ Press, New York
Gleser GC, Ihilevich D (1969) An objective instrument for measuring defense mechanisms. J Consult Clin Psychol 3:51–60
Goffman E (1967) Stigma. Über Techniken der Bewältigung beschädigter Identität. Suhrkamp, Frankfurt am Main
Haan N (1977) Coping and defending. Academic Press, New York
Haan N (1982) The assessment of coping, defense and stress. In: Goldberger L, Breznitz S, (eds) Handbook of stress: Theoretical and clinical aspects. MacMillan, London, pp 254–269
Hackett TP, Cassem NH (1974) Development of a quantitative rating scale to assess denial. J Psychosom Res 18:93–100
Halsig N (1988) Erfassungsmöglichkeiten von Bewältigungsversuchen – Interview/Exploration und Fragebogenverfahren. In: Brüderl L (Hrsg) Theorien und Methoden der Bewältigungsforschung. Juventa, München, S 162–191
Heim E, Augustiny K-F, Blaser A (1983) Krankheitsbewältigung (Coping) – ein integriertes Modell. Psychother Med Psychol (Sonderheft) 33:35–40
Heim E, Augustiny K-F, Blaser A, Kühne D, Schaffner L, Valach L (1990): Erfassung der Krankheitsbewältigung: Die Berner Bewältigungsformen (BEFO). Psychiatrische Universitätspoliklinik, Bern
Hentschel U, Hickel U, Wiemers M (in Vorbereitung): Fragebogen zu Konfliktbewältigungsstrategien (FKS). Manual. Beltz, Weinheim
Herschbach P, Henrich G (1987) Probleme und Problembewältigung von Tumorpatienten in der stationären Nachsorge. Psychother Psychosom Med Psychol 37:185–192
Horowitz MJ (1983) Psychological response to serious life events. In: Breznitz S (ed) The denial of stress. Internat Univ Press, New York, pp 129–160
Janis IL (1958) Psychological stress: Psychoanalytic and behavioral studies of surgical patients. Wiley, New York
Janis IL, Mann L (1977) Decision making: A psychological analysis of conflict, choice, and commitment. Free Press, New York
Janke W, Erdmann G, Kallus W (1985) Streßverarbeitungsfragebogen (SVF). Hogrefe, Göttingen
Kanfer FH, Goldstein AP (1986) Helping people change. Pergamon, New York
Klauer T, Filipp S-H (1987) Der „Fragebogen zur Erfassung von Formen der Krankheitsbewältigung" (FEKB): I. Kurzbeschreibung des Verfahrens (Forschungsberichte aus dem Projekt „Psychologie der Krankheitsbewältigung" Nr. 13). Universität Trier, Fachbereich I – Psychologie
Klauer T, Filipp S-H, Ferring D (1989) Der „Fragebogen zur Erfassung von Formen der Krankheitsbewältigung (FEKB): Skalenkonstruktion und erste Befunde zu Reliabilität, Validität und Stabilität. Diagnostika 35:316–335
Koch U (1982) Möglichkeiten einer Erforschung der psychosozialen Bedingungen der Krebserkrankung. Med Klin 77:326–330
Koch U, Schmeling C (1982) Betreuung von Schwer- und Todkranken. Ausbildungskurs für Ärzte und Krankenpflegepersonal. Urban & Schwarzenberg, München
Krampen G (1989) Diagnostik von Attributionen und Kontrollüberlegungen: Theorien, Geschichte, Probleme. In: Krampen G (Hrsg) Diagnostik von Attributionen und Kontrollüberzeugungen. Hogrefe, Göttingen, S 3–19

Kübler-Ross E (1980) Interviews mit Sterbenden. Gütersloher Verlagshaus, Gütersloh
Langosch W (1989) Psychosomatik der koronaren Herzkrankheiten. VCH, Weinheim
Lazarus RS (1966) Psychological stress and the coping process. McGraw Hill, New York
Lazarus RS, Folkman S (1984): Stress, appraisal, and coping. Springer, Berlin Heidelberg New York
Lazarus RS, Launier R (1978) Stress-related transactions between person and environment. In: Pervis LA, Lewis M (eds) Perspectives in international psychology. Plenum Press, New York, pp 287–327
Leigh H, Reiser MF (1982) A general systems taxonomy for psychological defense mechanisms. Int Psychology 46:919–928
McCrae RR (1984) Situation determinants of coping responses: Loss, threat, and challenge. J Personal Social Psychol 46:919–928
McLaughlin HP (1970) The ego and its defenses. Aronson, New York
Mechanic D (1974) Social structure and personal adaptation: Some neglected dimensions. In: Coelho GV et al. (eds) Coping and adaptation. Basic Books, New York, pp 32–44
Mechanic D, Cleary PD, Greenley JR (1982) Distress syndromes, illness behavior, access to care and medical utilization in a defined population. Med Care 204:361–372
Mitscherlich A (1966) Krankheit als Konflikt. Studien zur psychosomatischen Medizin. Suhrkamp, Frankfurt am Main
Moos RH (1988) The Coping Responses Intentory: Preliminary manual. Palo Alto. CA: Social Ecology Laboratory. Stanford University and Veterans Administration Medical Center
Moos RH, Brennan PL (1990) Der Kontext und das Ergebnis von Coping: Neue Konzepte aus der Untersuchung älterer Alkoholiker. In: Muthny FA (Hrsg) Krankheitsverarbeitung – Hintergrundtheorien, klinische Erfassung und empirische Ergebnisse. Springer, Berlin Heidelberg New York Tokyo, S 107–120
Muthny FA (1988) Einschätzung der Krankheitsverarbeitung durch Patienten, Ärzte und Personal – Gemeinsamkeiten, Diskrepanzen und ihre mögliche Bedeutung. Klin Psychol 17:319–333
Muthny FA (1989a) Freiburger Fragebogen zur Krankheitsverarbeitung (FKV) – Manual. Beltz, Weinheim
Muthny FA (1989b) Spezifität und Adaptivität von Prozessen der Krankheitsverarbeitung – eine psychosomatische Vergleichsuntersuchung mit Herzinfarkt-, Dialyse- und MS-Patienten. Habilitationsschrift, Universität Freiburg
Muthny FA (1990) Persönliche Ursachen und Gründe für die Erkrankung (PUK) und Erkrankungsbezogene Kontrollattributionen (EKOA). Beltz, Weinheim (in Vorbereitung)
Myrtek M (1985) Zum Leserbrief von M. J. Halhuber: Streß und Typ-A-Verhalten, Risikofaktoren der koronaren Herzkrankheit? Eine kritische Bestandsaufnahme. Psychother Med Psychol 35:249–252
Olbrich E (1990) Methodischer Zugang zur Erfassung von Coping – Fragebogen oder Interview? In: Muthny FA (Hrsg) Krankheitsverarbeitung – Hintergrundtheorien, klinische Erfassung und empirische Ergebnisse. Springer, Berlin Heidelberg New York Tokyo, S 53–77
Parin P (1977) Das Ich und die Anpassungsmechanismen. Psyche 31:481–515
Pearlin LI, Schooler C (1978) The structure of coping. J Health Soc Behav 19:2–21
Perrez M, Reicherts M (1989) Belastungsverarbeitung: Computerunterstützte Selbstbeobachtung im Feld. Z Diff Diagnost Psychol 129–139
Plutchik R, Kellermann H, Conte HR (1979) A structural theory of ego defenses and emotions. In: Izard C (ed) Emotions in personality and psychopathology. Plenum Press, New York, pp 229–257
Prystav G (1981) Psychologische Copingforschung. Diagnostika 27:189–214
Reicherts M, Perrez M (1986) Fragebogen zum Umgang mit belastenden Situationen im Verlauf (UBV). Psychologisches Institut der Universität Freiburg/Schweiz

Richter HE (1985) Als Psychoanalytiker in der Friedensbewegung. Psyche 39:289–300
Schag CC, Heinrich RL, Ganz PA (1983) Cancer inventory of problem situations: An instrument for assessing cancer patients' rehabilitation needs. J Psychosoc Oncol 1:11–24
Scherg H (1986) Zur Kausalitätsfrage in der psychosozialen Krebsforschung. Psychother Med Psychol 36:98–109
Schönpflug W (1979) Regulation und Fehlregulation im Verhalten. I. Verhaltensstruktur, Effizienz und Belastung. Theoretische Grundlagen eines Untersuchungsprogramms. Psychol Beitr 21:174–202
Selye H (1956) The stress of life. McGraw-Hill, New York
Shontz FC (1975) The psychological aspects of physical illness and disability. Macmillan, New York
Steffens W, Kächele A (1988) Abwehr und Bewältigung – Mechanismen und Strategien. Wie ist Integration möglich? In: Kächele H, Steffens W (Hrsg) Bewältigung und Abwehr. Beiträge zur Psychologie und Psychotherapie. Springer, Berlin Heidelberg New York Tokyo
Stone AA, Neale JM (1984) New measure of daily coping: Developments and preliminary results. J Personal Social Psychol 46:892–906
Strickland BR (1978) Internal-external expectancies and health-related behavior. J Consult Clin Psychol 46:1192–1211
Thoits PA (1982) Conceptual, methodological, and theoretical problems in studying social supports as a buffer against life stress. J Health Soc Behav 23:145–149
Thomae H (1984) Reaktion auf gesundheitliche Belastung im mittleren und höheren Erwachsenenalter. Z Gerontol 17:186–197
Thomae H (1988, [1]1968) Das Individuum und seine Welt. Hofgrefe, Göttingen
Uexküll T von, Wesiack W (1986) Wissenschaftstheorie und Psychosomatische Medizin, ein biopsychosoziales Modell. In: Uexküll T von (Hrsg) Psychosomatische Medizin. Urban & Schwarzenberg, München, S 1–30
Vaillant GE (1971) Theoretical hierarchy of adaptive ego mechanism. Arch Gen Psychiatr 24:107–118
Vitaliano PP, Russo J, Carr JE, Mainro RD, Becker J (1985) The ways of coping checklist: Revision and psychometric properties. Mult Behav Res 20:5–26
Weisman AD, Worden JW (1976/77) The existential plight in cancer: Significance of the first 100 days. Internat J Psychiatry Med 7:1–15
White RW (1974) Strategies of adaption: An attempt at systematic description. In: Coelho GV, Hamburg DA, Adams JE (eds) Coping and adaption. Basic Books, New York
Willi J (1975) Die Zweierbeziehung. Spannungsursachen, Störungsmuster, Klärungsprozesse, Lösungsmodelle. Rowohlt, Reinbek

C. Rezensionen

Schmerz – up to date

C. Franz, B. Heiss, K. Wildgrube

Erst in den letzten 20 Jahren haben die Psychologen – wie die Mediziner – den Schmerz als eigenständiges Forschungsgebiet „entdeckt". Während aber in der Medizin Fragen der Schmerzdiagnostik und -therapie in vielen Einzeldisziplinen verstreut, aber dennoch seit alters her durchaus deutlich im Blickpunkt ärztlicher Erfahrung stehen, findet sich zu Schmerzthemen in psychologischer Literatur keine entsprechende kontinuierliche Linie. Vor der Begründung wissenschaftlicher Psychologie gibt es zum Thema Schmerz (z. B. zur Schmerzwahrnehmung wie zur Schmerzverarbeitung) aus philosophischer und religiöser Tradition viele Hinweise und Apercus, ebenso dann in der tiefenpsychologischen Literatur. Die empirische Psychologie aber hat erst jetzt (und dafür um so heftiger) die Schmerzthematik erfaßt.

Rund um das Thema „Psychologie des Schmerzes" zeigen 15 deutschsprachige Bücher aus den Jahren 1982–1989 selbst im Überblick den Elan, wie vielgestaltig das Thema jetzt umworben wird. Und es zeigt sich, daß nach einer Phase der Rezeption englischsprachiger Schmerzliteratur (der dortige Veröffentlichungsboom begann ca. 10 Jahre früher und hält unvermindert an) auch eigenständige, kreative Leistungen entstanden sind. Bei der Neubewertung und -bearbeitung von Schmerzthemen haben psychologische Aspekte einen bedeutsamen Stellenwert. Die inhaltlich so notwendige Kooperation gestaltet sich nicht immer leicht. Die einschlägigen interdisziplinären Schwierigkeiten deutet dezent ein Herausgebersatz in der ersten Ausgabe (Juli 1987) der neuen Zeitschrift *Der Schmerz* an: „Der Schmerz wird, als Problem der Forschung und der praktischen Arbeit am Patienten, von allen Gebieten der Medizin und von der Psychologie beansprucht" (sic).

Zunächst werden 5 Bücher besprochen, die Grundinformationen zum Thema Schmerz bringen, es folgen 3 Bücher, die besonders für Schmerzpatienten verfaßt sind. An ärztliche wie psychologische Therapeuten wenden sich die übrigen 7 hier rezensierten Fachbücher.

Grundinformationen

Keeser W, Pöppel E, Mitterhusen P (Hrsg) (1982) Schmerz. Urban & Schwarzenberg, München (Fortschritte der klinischen Psychologie, Bd 27)

Die Herausgeber dieses Readers mit inzwischen geradezu klassischen Beiträgen zu den Hauptachsen des Themas Schmerz fanden eine Situation vor, wo bei der gewaltigen Bedeutung des Schmerzes für Patienten (meßbar sogar auch für die Volkswirtschaft) und für Therapeuten „in einem Handbuch der Klinischen Psychologie mit über 3000 Seiten weder ein Kapitel über Schmerz enthalten ist, noch das Wort Schmerz im Index überhaupt erscheint".

Seinen Zweck, „die Aufmerksamkeit der Psychologen auf die Schmerzproblematik zu lenken und die Mediziner auf die psychologischen Aspekte des Schmerzes hinzuweisen", verfolgt dieses Buch

1) durch Übersetzung und Wiederabdruck grundlegender amerikanischer Aufsätze aus den Jahren 1965–1980 (Melzack und Wall, Wolff, Chapman, Weisenberg, Sternbach, Fordyce und Steger, Turk und Meichenbau, Craig),
2) durch Originalia zur Neurophysiologie, zu Endorphinen, zur Thetaaktivität und zu Strategien der Schmerzbewältigung (Zimmerman, Herz, Larbig, Schnerr, Rigas, Birbaumer, Bullinger und Turk) und
3) durch eine ca. 1100 Titel zählende Bibliographie zum Schmerz.

Auch heute, 8 Jahre nach Erscheinen dieses Buches, ist sein Zweck leider immer noch nicht restlos erreicht. Unabhängig davon wird es eine wertvolle Fundgrube bleiben.

Eine grundlegende Einführung in die klinisch-psychophysiologische Schmerzforschung sowie in die klinisch-psychologische Schmerztherapie stellt das Buch *Schmerz* von W. Larbig dar:

Larbig W (1982) Schmerz. Grundlagen – Forschung – Therapie. Kohlhammer, Stuttgart

Im Vorwort erwähnt Birbaumer, daß es Larbig zunächst wegen der schillernden Vielfalt der Phänomene im Dunstkreis des Schmerzerlebens nicht leicht hatte, seine Tübinger Kollegen von der Bedeutung klinisch-psychologischer Schmerzforschung zu überzeugen. Aber Larbigs strikter psychophysiologischer Arbeitsansatz und die Ergebnisse aus Feld- und Laborforschung haben dann doch auch Zweifler an das Thema herangeführt.

Teil 1 des Buches bringt in vielen wichtigen Facetten die theoretischen Grundlagen zur Psychophysiologie der Schmerzregulation (Lernpsychologie, Neurophysiologie, Neuroendokrinologie). Für den Leser wird ein multidimensionales Pathogenesemodell des Schmerzes erkennbar. Das Kapitel über Schmerzkontrolle behandelt die Themen Trance und Entspannung. Archaische Trance- und Besessenheitsrituale und deren Übereinstimmung in bestimmten Wirkfaktoren mit modernen Entspannungstechniken werden überprüft und ein psychobiologisches Modell der Entspannungsreaktionen abgeleitet. Heute postuliert man als einen Wirkfaktor der Entspannungstechniken bei der Schmerzreduktion eher einen Zuwachs an Kontrolle denn einen realen körperlichen Entspannungseffekt. (Aber Überlegungen zur differentiellen Indikation könnten dazu führen, daß der wahllose Einsatz von Entspannungstechniken als Allheilmittel, wie er z. Z. in der praktizierten Schmerzbehandlung zu beobachten ist, verhindert wird). Ein weiteres Kapitel, das wie die anderen gezielt die eigenen Studien vorbereitet und untermauert, ist der Thematik Aufmerksamkeit und Schmerz gewidmet.

Teil 2 des Buches liefert dann die Forschungsberichte von Larbigs weithin bekannt gewordenen empirischen Untersuchungen an griechischen Feuerläufern

(Erhebung psychophysiologischer Meßwerte per Telemetrie) und an dem im Labor untersuchten Fakir. Bei der Beobachtung von Aufmerksamkeitsregulationen durch bewußtseinsverändernde Techniken geht es forschungstechnisch um kortikale Korrelate der Schmerzkontrolle (besonders Thetaaktivität) und um Blutdruck und Schmerzregulation (Barorezeptorenaktivität).

Schließlich werden einzelne Therapieverfahren dargestellt und deren Effizienz in bezug auf eine Schmerzreduktion und die Entwicklung von Copingstrategien diskutiert. Daran anschließend wird eine eigene Therapiestudie (Training viszeraler Selbstkontrolle, kognitive Therapie und „social-skill-Training") vorgestellt. Diese Studie versucht die praktische Anwendung der Befunde zur psychophysiologischen Schmerzregulation durch verschiedene Selbstkontrolltechniken, wie sie in den Feldbeobachtungen und Laborexperimenten erkennbar wurden.

Zwei Jahre nach Larbigs Buch erschien das Lehrbuch von Zimmermann und Handwerker:

Zimmermann M, Handwerker HO (Hrsg) (1984) Schmerz, Konzepte und ärztliches Handeln. Springer, Berlin Heidelberg New York Tokyo

Von der Zielgruppe her sollen mit diesem Buch sowohl Studierende (der Medizin und Psychologie) als auch in Forschung und Praxis Tätige angesprochen werden. Mit diesem Lehrbuch soll ein Überblick vermittelt werden über den aktuellen Wissensstand auf allen Gebieten der Schmerzforschung und -therapie.

Besonderes Interesse weckt der Hinweis, daß mit diesem Buch „Brücken geschlagen" werden sollen zwischen einer somatischen und einer psychologischen Betrachtungsweise des Schmerzes. Damit wird bereits im Vorwort das bekannte zentrale Problem einer Dichotomisierung in sog. „somatogene" und „psychogene" Schmerzkonzepte und -mechanismen angesprochen, die immer noch Bestandteile traditionellen medizinischen Denkens und Handelns sind.

Die einzelnen Autorenbeiträge (Birbaumer, Brune, Handwerker, Herz, Janzen, Seeman, Tilscher, Zenz, Zimmermann) beschäftigen sich u. a. mit den physiologischen Grundlagen von Nozizeption und Schmerz im zentralen und peripheren Nervensystem, mit der Biochemie und Pharmakologie des Schmerzgeschehens, insbesondere unter dem Aspekt körpereigener Opioide, des weiteren mit den Grundlagen und der Praxis objektiver und subjektiver Algesimetrie in der Schmerzforschung. Die mehr anwendungsbezogenen Beiträge befassen sich mit der klinischen Analyse von Schmerzzuständen sowie mit ausgewählten Themen zur Schmerztherapie: Schmerztherapie mit Opiaten, lokalisierte Eingriffe am Nervensystem zur Schmerzbehandlung, neuroorthopädische Schmerztherapie. Den Abschluß bildet ein Artikel über Möglichkeiten und Methoden einer Schmerzdokumentation für ambulante Schmerzpatienten.

Im Übergang zwischen den Beiträgen zur Grundlagenforschung und den Artikeln zur klinischen Praxis steht interessanterweise ein Beitrag zur psychologischen Analyse und Behandlung von Schmerzzuständen vom Standpunkt eines verhaltensorientierten Ansatzes (Birbaumer).

Damit kann jedoch noch nicht – wie nach dem Vorwort der Herausgeber zu vermuten wäre – der angekündigte „Brückenschlag" zwischen sog. somatischen und psychologischen Schmerzkonzepten geleistet sein. Wenn mit diesem Anliegen mehr gemeint sein soll als eine *additive* Verknüpfung medizinischen und psychologischen Bedingungs- und Veränderungswissens zum Thema Schmerz, so stellt sich damit die Aufgabe, ein Konzept zu entwickeln, das gekennzeichnet ist durch die Integration von (schmerzrelevanten) Erkenntnissen aus verhaltens- und naturwissenschaftlichen Disziplinen auf einem Niveau höherer Ordnung mit größerer Komplexität und der Berücksichtigung intensiver Wechselwirkung der einzelnen Elemente – eine Aufgabe, der sich in neuerer Zeit die Verhaltensmedizin als eine ihrer wichtigsten Optionen widmet.

Unter diesem Aspekt ist das vorliegende Werk als Fachbuch über Schmerzforschung und -therapie in hervorragender Weise geeignet, eine Fülle an Detailkenntnissen zu liefern, die für ein integratives Schmerzkonzept in Forschung und Praxis Bedeutung gewinnen können.

Der Relevanz des Themas Rechnung tragend, hatte im Jahre 1983 das Ministerium für Forschung und Technologie eine Expertise in Auftrag gegeben zur Lage der Schmerzforschung und zur Versorgungslage von Patienten mit chronischen Schmerzen in der Bundesrepublik Deutschland. Die Ergebnisse dieser Expertise haben sich in folgendem wichtigen Überblicksbuch niedergeschlagen:

Zimmermann M, Seemann H (1986) *Der Schmerz. Ein vernachlässigtes Gebiet der Medizin?* Springer, Berlin Heidelberg New York Tokyo

Der 1. Teil, der sich mit der Lage der Schmerzforschung in der BRD beschäftigt, vermittelt in komprimierter Form den aktuellen Stand der Grundlagenforschung über Schmerz (1), (den Zimmermann und Handwerker bereits 1984 im oben genannten Buch ausführlicher dargelegt haben), der anwendungsorientierten und klinischen Forschung zum Schmerz (2) und der psychologischen Schmerzforschung und Verhaltensmedizin (3).

Der höchst anregende neue Aspekt besteht darin, daß hier am Ende eines jeden Kapitels über ausgewählte Themen der Schmerzforschung bislang noch ungelöste bzw. unzureichend untersuchte Fragen aufgelistet werden. So wird dem an Forschung interessierten Leser ein rascher Überblick vermittelt über die Defizite und Desiderata aktueller Schmerzforschung.

Im 2. Teil geht es um die Versorgungslage chronischer Schmerzpatienten in der BRD. Neben einem breit gefächerten Überblick zum methodischen Repertoire der modernen Schmerztherapie widmet sich dieser Teil insbesondere einer detaillierten kritischen Analyse des ambulanten und stationären schmerztherapeutischen Versorgungsangebots in der BRD. Die hierzu aufgezeigten Defizite betreffen Themen wie therapeutische Unterversorgung chronischer Schmerzpatienten, mangelhaft verbreitete Information über die (wenigen) auf Schmerztherapie spezialisierten Einrichtungen, unzulängliche Dokumentation und Wirksamkeitskontrolle von Schmerzdiagnostik und -therapie, unzureichende interdisziplinäre Kooperation, Verbesserungsbedürftigkeit der Aus- und Weiterbildung sowie der Öffentlichkeitsarbeit über Schmerzen bis hin zu berufs-, standes- und kassenarztrechtlichen Problemen in der schmerztherapeutischen Versorgung.

Die im 1. und 2. Teil aufgezeigten Defizite werden im 3. Teil des Buches zusammengefaßt im Hinblick auf die wichtigsten Aussagen und Forderungen, die sich sowohl für eine Weiterentwicklung und Förderung der Schmerzforschung als auch für eine Verbesserung der schmerztherapeutischen Versorgungslage in der BRD stellen.

Summierend läßt sich sagen, daß es den Autoren mit ihrer aus sehr vielen Quellen gespeisten, umfassenden und detaillierten Bestandsaufnahme gelungen ist, die große humanitäre und gesundheitspolitische Bedeutung aufzuzeigen, die der Förderung und Unterstützung wissenschaftlicher Erforschung, Erkennung und Behandlung von Schmerzen zukommen muß.

Als fünftes in der Reihe der grundlegend über Schmerz informierenden Bücher stellen wir ein Buch vor, das sich in Ansatz und Vorhaben wesentlich von den bisher besprochenen unterscheidet:

Pöppel E (1982) Lust und Schmerz. Severin & Siedler, Berlin

Nicht der übliche wissenschaftliche Impetus zu Detailaussagen und Spezialistentum steht hier im Vordergrund, sondern der Versuch, unter erstrangiger Berücksichtigung neurowissenschaftlicher Fakten eine ganze Matrix menschlichen Erlebens zu entwerfen. Dabei werden Lust und Schmerz als Grunddimensionen identifiziert, die sich nicht gegenseitig ausschließen, sondern stets beide im Erleben enthalten sind.

Diese Grundthese zieht sich als roter Faden durch alle Kapitel: über die strukturellen Bedingungen, die durch Aufbau und Funktion unseres Gehirns vorgegeben sind; über die zeitlichen Mechanismen des Erlebens; über das Sehen; über Entwicklung und Lernen und schließlich über extreme, psychopathologische Erlebnisformen. Die integrative Sichtweise erbringt Belege dafür, daß „eine Trennung zwischen psychischen Phänomenen und körperlichen Vorgängen, insbesondere Vorgängen im Gehirn, künstlich, deshalb nicht sinnvoll und wissenschaftlich irreführend ist".

In einem derartigen Rahmen bekommen dann die speziellen Aussagen über Schmerzpatienten, Schmerzwahrnehmung und Schmerzbewältigung (Kap. 23) einen anderen Stellenwert, es sind die Extremvarianten der aufgezeigten Grunddimensionen von Schmerz wie Lust erkennbar.

Das Einfügen von speziellen Schmerzerlebnissen in eine generelle Matrix des Erlebens und die Verwendung einer anschaulichen, didaktischen (propädeutischen) Sprache, die sich deutlich an einen weiteren Kreis als den der eingeweihten Wissenschaftler wendet, bringt dieses Buch in die Nähe solcher, die ganz unmittelbar für Schmerzpatienten geschrieben sind.

Im folgenden werden wir 3 interessante derartige, an Patienten gewandte Bücher vorstellen.

Patienteninformationen

Schmidt RF, Struppler A (1982) Der Schmerz. Ursachen, Diagnose, Therapie. Piper, München

Dieses Buch ist in erster Linie für Patienten mit chronischen Schmerzstörungen geschrieben worden und verfolgt das primäre Anliegen, diesen Personenkreis sachkundiger zu machen hinsichtlich Ursachen und Behandlungsmöglichkeiten von Schmerzen, orientiert am aktuellen Stand wissenschaftlicher Schmerzforschung.

Der 1. Teil des Buches beschäftigt sich mit den wesentlichen neurophysiologischen und neurobiologischen Grundlagen, die für das Verständnis des Schmerzgeschehens bedeutsam sind.

Der 2. Teil enthält eine Auswahl der häufigsten Formen chronischer Schmerzstörungen, dargestellt anhand von 16 Fallbeispielen mit jeweils diagnostischen und differentialdiagnostischen Überlegungen sowie Möglichkeiten der Schmerzbehandlung. Jeder Fallbericht wird mit einem Exkurs über den augenblicklichen Forschungsstand hinsichtlich (oftmals noch vermuteter) Ursachen und Mechanismen der jeweiligen Schmerzstörung beendet.

Der 3. Teil des Buches möchte einen systematischen Überblick über die verschiedensten Formen heutiger Schmerzbehandlung geben, verbunden mit dem Anliegen, den Leser zu kompetenter und kritischer Urteilsbildung über Möglichkeiten und Grenzen der jeweiligen Behandlungsmethoden zu führen. Darauf wird von den Autoren neben der Besprechung pharmakologischer, physikalischer und psychotherapeutischer Schmerzbehandlung insbesondere in dem Abschnitt über naturheilkundliche Verfahren Wert gelegt. Die lebhafte Debatte über die Begründbarkeit der Akupunktur (S. 211–219) wäre wohl in einer wissenschaftlichen Zeitschrift, an eingeweihte Leser gewandt, besser untergebracht als in einem Patienten gewidmeten Buch, ist doch die Akupunktur ungeachtet offener Forschungsfragen unbestreitbar therapeutisch wirksam bei vielen Schmerzpatienten.

Im Mittelpunkt des 4. und letzten Teils des Buches steht der Versuch, eine Bilanz zu ziehen zum gegenwärtigen Stand der Schmerzforschung und Desiderata aufzuzeigen, denen sich künftige wissenschaftliche Schmerzforschung zu widmen hat.

Kritisch betrachtet ist dieses Buch von einem traditionellen medizinischen Standpunkt aus entworfen und geschrieben worden, der insbesondere durchgängig im dichotomen Konzept organischen (somatogenen) vs. psychischen (psychogenen) Schmerzes zum Ausdruck kommt. Die Problematik dieses Modells mit seinen Unzulänglichkeiten und Fehlern bis hin zur Gefahr der Begünstigung einer Schmerzchronifizierung ist bekannt (prägnant dargelegt z. B. von Zimmermann in *Der Schmerz* 2/1988 S. 117).

Verhaltensorientierte Schmerzforschung und -therapie hat demgegenüber eine gemäßere Alternative anzubieten, indem sie Schmerz grundsätzlich als interaktives Muster aus physiologischen, motorischen, kognitiv-emotionalen und sozialen Verhaltensanteilen zu beschreiben, erklären und verändern versucht.

Aus dieser Perspektive betrachtet, beschäftigt sich das Buch schwerpunktmäßig mit den physiologisch-organischen Vorgängen als einem Bestandteil komplexeren Schmerzverhaltens. Innerhalb dieses begrenzten Aspekts bietet das Buch eine wertvolle Informierungshilfe, die v. a. auch im Hinblick auf die Zielgruppe chronischer Schmerzpatienten didaktisch gut konzipiert und in sprachlich (im Vergleich zu üblichen Fachbüchern relativ) verständlicher Weise formuliert worden ist. Der Nachteil des Buches besteht in einer zu starken Vernachlässigung gerade der für die Diagnostik und Therapie chronischer Schmerzen immens bedeutsamen psychischen und psychosozialen Bedingungen und Einflußfaktoren. Das kleine Kapitel über Psychotherapie, unter der die Autoren „vor allem oder ausschließlich ... sprachlichen Gedankenaustausch mit dem Patienten" verstehen, erfaßt bei weitem nicht das, was heutzutage mit „psychologischen Methoden der Schmerzbehandlung" gemeint ist (s. etwa Keeser u. Bullinger in Pongratz 1985).

Ein weiterer kritischer Punkt, der ebenfalls seine Grundlage im traditionellen medizinischen Denkmodell hat, betrifft die Zielsetzungen, die die Schmerztherapie zu erreichen imstande sein soll, nämlich durch „Methoden der Schmerzbekämpfung praktisch alle Schmerzen lindern und sehr viele sogar auf Dauer ausschalten zu können". Damit werden für Patienten mit chronischen Schmerzen Hoffnungen geweckt, die allzu häufig in Enttäuschungen enden (müssen). Wie die Autoren im Abschlußkapitel ihres Buches selbst kritisch hervorheben, gibt es noch zu viele „schmerzhafte Lücken" in den Kenntnissen über das Wesen des Schmerzes. Aber selbst mit zunehmendem Wissen bleibt das Kriterium „Schmerzlinderung bzw. -beseitigung" als Maßstab für erfolgreiche Therapie problematisch, weil aus Abwesenheit von Schmerz nicht zwangsläufig Gesundheit und gesünderes Verhalten resultiert.

Ein letzter kritischer Punkt betrifft die Rolle, die die Autoren chronischen Schmerzpatienten (der Zielgruppe ihres Buches) anbieten. Das zunächst geäußerte Anliegen, den von chronischen Schmerzen Betroffenen durch sachkundige Informierung über Schmerzdiagnostik und -therapie zu emanzipieren sowie zu kritischer Urteilsbildung und Eigenverantwortlichkeit zu führen, mündet in einen Widerspruch, wenn an späterer Stelle von der Autorität des Arztes die Rede ist, dessen Anweisungen und Anordnungen der Patient zu befolgen hat, wenn er durch ärztliche Maßnahmen zur Gesundheit zurückgeführt werden möchte. Hilfe zur Selbsthilfe vermitteln zu wollen, kann aber nur verwirklicht werden, wenn Patienten nicht nur als verständige, sondern als selbstverantwortliche Teilnehmer am Therapieprozeß respektiert werden, die mit Therapeuten ein Arbeitsbündnis auf Zeit eingehen, in welchem dem Therapeuten immer nur anbietende, helfende, nicht aber „verordnende" Funktion zukommen kann.

Patienten wird Hilfe auch angeboten in einem unorthodoxen psychologischen Buch:

Svoboda T ([1]1986, [2]1989) Schmerzen psychologisch überwinden, Ein Selbsthilfebuch. 1. Aufl: Schönberger, München; 2. Aufl: Oesch, Zürich

Schon wegen der gewaltigen Mißrelation zwischen der Zahl der Schmerzpatienten und der Zahl der speziell mit Schmerzproblemen vertrauten Therapeuten ist ein Selbsthilfebuch (wie Svoboda sein Buch im Untertitel nennt und die Darstellungsformen im Text darauf eingestellt hat) nützlich und nötig. Noch einen Schritt weiter geht Svoboda, wenn er sein Buch den „mündigen Schmerzpatienten" widmet.

Einiges Grundsätzliches und Medizinhistorisches zu Schmerz und Schmerztherapie bereitet die eigentlichen, therapeutischen Kapitel vor. Psychoanalyse und

Verhaltenstherapie werden erwähnt. Aber der Schwerpunkt liegt auf suggestiv-meditativen Verfahren.

Spezielle Meditationstechniken zur Schmerzüberwindung werden in Übungsform (in größerer Schrift gedruckt) angeboten: eine sog. Befehlstherapie, ein Biogeniktraining, die Technik der Schmerzverwandlung. Ein Kapitel heißt „Erziehung zur Schmerzgelassenheit" (darin auch: Lachen gegen den Schmerz). Schließlich wird die holistische Schmerzklinik von Shealy in Springfield, Missouri, beschrieben.

In einem wissenschaftlichen Umfeld, wo nahezu ungebrochen das Primat der empirischen Forschung gilt, geht Svoboda staunenswert angstfrei bei der Darstellung statistisch ungeprüfter, höchst heterogener Therapieansätze vor. Bezeichnenderweise arbeitet er auch nicht an einem Universitätsinstitut sondern an einer Klinik, wo er in der täglichen Konfrontation mit hilfesuchenden Schmerzpatienten dem ärztlichen einen psychologischen Pragmatismus gegenüberzustellen gelernt hat. Wer eine Quelle zu lebhafter, unorthodoxer Hypothesenbildung für zukünftige kontrollierte Schmerztherapiestudien sucht, sei auf Svobodas Buch hingewiesen.

Ein Praktiker ebenfalls, der Hamburger Arzt und Schmerztherapeut Asshauser, hat für Schmerzpatienten eine ausführliche Informationsschrift über die verschiedensten Aspekte der Schmerzkrankheit verfaßt:

Asshauser E (1983) Die Schmerzfibel. Alles über chronische Schmerzen. Delphin, München

Der chronische Schmerz, die Schmerzkrankheit, entsteht nur dort, wo das schmerzleitende System „durch körperliche und seelische Einflüsse nachhaltig gestört ist". Diese Sichtweise durchzieht das Buch; 35 Fallberichte und anschauliche Abbildungen bilden das didaktische Rückgrat.

Einleitend stehen Informationen zu Schmerzleitung und -verarbeitung und zur „Empfindlichkeitssteuerung im schmerzleitenden System". Fünf Hauptursachen für die Chronifizierung des Schmerzes werden besprochen. Im dialogischen Stil wird dann gefragt: Wie erkennt der Arzt die Ursache von Schmerzen? Wer soll Schmerzen behandeln? Wie werden chronische Schmerzen behandelt? Aufgegliedert in 8 Hauptmanifestationsregionen werden diagnostische und therapeutische Informationen gegeben. „Ein Schmerzpatient ist kein eingebildeter Kranker. Er soll seinem oft rat- und manchmal auch tatenlosen Arzt nicht als passiv Duldender gegenübertreten, sondern als informierter Patient ...", so lautet des Motto dieses engagiert geschriebenen Buches.

Die Liste mit Adressen von schmerztherapeutischen Institutionen in der BRD am Ende des Buches ist mit nur 11 Adressen noch sehr lückenhaft. Und wenn es beim Stichwort Gesprächs- und Verhaltenstherapie (S. 58) heißt, es gebe keine (!) Therapeuten, die sich besonders mit Schmerzpatienten befassen, so ist spätestens hier der Hinweis auf eine wichtige Publikation angebracht, die jetzt schon in dritter, jeweils erweiterter und aktualisierter Form erschienen ist:

Schmerztherapeuten-Verzeichnis. 1. Aufl. 1985: Hrsg. H. Seemann, M. Zimmermann; 2. Aufl. 1987: Hrsg. H. Seemann, B. Schlote, M. Zimmermann; 3. Aufl. 1989: Hrsg. J. Keller, M. Zimmermann

Hier sind jetzt bundesweit 165 Adressen und Selbstdarstellungen (z. B. zur organisatorischen Situation, der Zahl und Art der Mitarbeiter und zu therapeutischen Spezialisierungen) von

- Ärzten mit einer Praxis für Schmerztherapie,
- Schmerzambulanzen an einer Klinik,
- Schmerzkrankenhäusern und
- Einrichtungen, die psychologische Schmerztherapie durchführen, genannt.

Für Ärzte und Psychologen beziehbar ist dieses Verzeichnis über das II. Physiologische Institut der Universität Heidelberg, Im Neuenheimer Feld 326, 6900 Heidelberg.

Der Hinweis auf das Schmerztherapeutenverzeichnis bietet außerdem hier im Kontext der Buchrezensionen den zwanglosen Übergang zu jenen Fachbüchern, die sich unmittelbar an Schmerztherapeuten wenden.

Therapeuteninformationen

Als erstes Buch dieser Gruppe soll ein „Klassiker", eines der Bücher von Sternbach, vorgestellt werden:

Sternbach RA (1983) Schmerzpatienten, Krankheitsursachen und Behandlung. Verlag für Medizin, Heidelberg

Sternbach beschreibt die individuellen Reaktionen, Verhaltensweisen und Einstellungen von schmerzkranken Patienten. Oft genug nämlich scheint in Fachpublikationen das Phänomen Schmerz mit seinen einzelnen Aspekten im Mittelpunkt zu stehen, und Schmerzpatienten scheinen beinahe nur als Symptomträger von Interesse. Diese gedankenlose Abstraktion stellt Sternbach wieder auf die Füße: Ausgangspunkt und Ziel der Schmerzforschung ist der schmerzgeplagte Mensch – mit seinen Eigenheiten. Vom transaktionalen Ansatz aus analysiert Sternbach die bei v. a. Schmerzpatienten auffallenden, häufigsten Interaktionsformen mit ihren Therapeuten wie mit familiären und beruflichen Partnern. Der Begriff, der in diesem Zusammenhang verwendet wird, der Begriff der die Therapie unterminierenden „Schmerzspiele", wird inzwischen gern in vielen Publikationen zitiert, aber oft unscharf, wenn nicht mißverständlich oder mißverstanden. Deshalb ist das Studium der Originaldarstellung mit ihren 10 einschlägigen Anamnesen, der theoretischen Fundierung und den Hinweisen aus unmittelbarer praktischer therapeutischer Erfahrung lohnend. (Und daher ist auch im Prinzip die Übertragung des amerikanischen Textes ins Deutsche zur leichteren Rezeption im deutschsprachigen Raum zu begrüßen).

Im Rahmen des diagnostischen Vorgehens setzt Sternbach neben einer numerischen Skala zur Schmerzintensität einen experimentellen Ischämieschmerz (sog. Tourniquet-Technik) ein und bildet eine Verhältniszahl aus einer Äquivalenzschätzung des Patienten („so stark wie mein klinischer Schmerz") und der Toleranzschwelle. Außerdem arbeitet er mit dem MMPI.

Von den detailliert beschriebenen verhaltenstherapeutischen (stationären) Interventionen seien nur erwähnt: der Therapievertrag, der mit dem Patienten erarbeitet und abgeschlossen wird, und das Abschlußzertifikat für den erfolgreichen wie (mit kritischem, ironischem Ton) für den erfolglosen Patienten.

Ärgerlicherweise ist dieses wichtige Buch inkompetent und entsprechend böse fehlerhaft übersetzt bzw. nicht fachlich redigiert worden, so daß dem ernsthaft Interessierten dringend das englischsprachige Original (1974) empfohlen werden muß. Mancher Leser, der sich auf den deutschen Text verläßt, wird vielleicht sogar verdrehte Formulierungen nicht als Übersetzungsfehler erkennen, sondern dem psychologischen Ansatz anlasten. Dann hätte die deutsche Version mehr geschadet als genutzt.

Aus klinisch-psychologischer Forschungsarbeit stammt auch der von Wittchen und Brengelmann herausgegebene Autorenband mit Schmerztherapiestudien:

Wittchen H-U, Brengelmann JC (Hrsg) (1985) Psychologische Therapie bei chronischen Schmerzpatienten, Programme und Ergebnisse. Springer, Berlin Heidelberg New York Tokyo

Sechs Autoren aus dem Max-Planck-Institut für Psychiatrie in München (Brengelmann, Hölzl, D. Huber, Lässle, Mai, Wittchen) sowie Bischoff, Flor, Haag, H. Huber, Hunger, Köhler und Sauermann haben hier in einem Band zusammengefaßt (besser als in verstreuten Einzelbeiträgen) in ausführlicher und differenzierter Form über verhaltensmedizinisch orientierte Therapieprogramme berichtet. Mit kritischem Blick auf Restriktionen bei der Veröffentlichung von Forschungsberichten in Fachzeitschriften haben sich unter der Leitung der Herausgeber alle Autoren hier um die sorgfältige Dokumentation von durchführungstechnischen Details der Therapiemethodik bemüht. Die Therapiestudien an Kopfschmerz- und Rückenschmerzpatienten und an Patienten mit chronischer Polyarthritis versuchen, bei hohem methodischem Standard praxisrelevant und direkt umsetzbar zu sein und ihre Effektivität zu überprüfen.

Jede einzelne Studie würde ein Referat lohnen. Die Präzision der Designs stößt da an die Grenze der Praktikabilität, wo die Fülle der prä- und posttherapeutischen Meßschritte Patienten wie Therapeuten eigentlich nur in der besonderen Situation eines Forschungsvorhabens zumutbar ist. Der Leser allerdings hat hier den Gewinn, nie mit pauschalen Hinweisen auf eingesetzte therapeutische Strategien (wie etwa „Entspannungsverfahren" oder „kognitive Therapie") abgespeist, sondern stets genau über die Art und Weise der praktischen Durchführung informiert zu werden: eine Fülle von Material, Anregungen und Erfahrungen.

Ist schon die geforderte und meist eingehaltene Detailgenauigkeit in den hier zusammengetragenen Studien begrüßenswert, so liegt u. E. der für die Zukunft der psychologischen Schmerzforschung wertvollste Beitrag im summierenden Abschlußkapitel, wo die Herausgeber (z. T. in Fortführung von Forderungen von Gerber u. Haag 1982) Essentials für die Weiterentwicklung und Verbesserung psychologischer Schmerztherapien (und deren Publikation) formulieren. Schwachstellen sind bisher:

1) Die Diagnostik und Quantifizierung von Schmerz: Um die Untersuchungsergebnisse verschiedener Forschergruppen überhaupt vergleichbar zu machen, ist mehr Standardisierung und Operationalisierung notwendig sowie die Entwicklung experimentell fundierter syndromspezifischer Skalierungsmethoden.
2) Die Diagnostik chronischer Schmerzpatienten: Gefordert werden hier eine Mehrebenen-, Status- und Prozeßdiagnostik und ein multiaxiales Diagnosesystem.
3) Die Effektivitätsbeurteilung und Outcomemessung: Angesichts der ungelösten Probleme der Schmerz- und Mehrebenendiagnostik wäre kompromißhaft das Registrieren sowohl einer statistischen als auch einer klinischen „Besserung" sinnvoll. Die Wahl der Zeitkriterien (des „Zeitfensters"), die Medikamentenkontrolle und die „Drop-out-Problematik" werfen schwierige Fragen in der Schmerztherapieforschung auf.

Standardisierte Breitbandprogramme, die sich zu bewähren scheinen, müssen weiter unter dem Gesichtspunkt differentieller Indikationsregeln, unter kritischer Prüfung der Therapieeffektdeterminanten und der zeitlichen Therapieverlaufscharakteristika untersucht werden, um differentielle Therapieeffekte erkennen zu können.

Die Summe dieser methodischen Forderungen, ein harter Brocken, zeigt, wieviel Arbeit noch auf psychologische Schmerzforscher wartet. Ein wichtiger Schritt wäre es, sich kritisch mit solchen Forderungen auseinanderzusetzen.

Wieder näher am Handlungsdruck der Alltagspraxis ist das von Pongratz für Schmerztherapeuten herausgegebene Buch:

Pongratz W (Hrsg) (1985) Therapie chronischer Schmerzzustände in der Praxis. Springer, Berlin Heidelberg New York Tokyo

Es kommt nicht oft vor, daß ein Buch, dessen Zielgruppe v. a. Mediziner sind, mit einer christlichen Deutung eines „somatischen" Phänomens beginnt. Die christlich-jüdische Sicht des Schmerzerlebens (dargestellt von Pfarrer W. Schmidt im ersten Referat des Sammelbandes), die der naturwissenschaftlichen diametral entgegengesetzt erscheinen mag, erweist sich jedoch bei genauerer Betrachtung als so gut wie nicht unterschieden von psychoanalytischen, aber auch von verhaltenstheoretisch orientierten Überlegungen zum Zusammenhang zwischen Schmerzerleben und psychischen Prozessen: „Der Schmerz wird vom Patienten gedeutet, indem er mit Schuld verbunden wird. Schmerz ist Strafe". Die ungeklärte Schuldfrage verbunden mit Strafe ist z. B. für den Psychoanalytiker Engel typisch für den „Pain-prone"-Patienten.

Der Einfluß von positiven Erwartungen und damit verbundenen Gedanken auf die Schmerztoleranz wird dagegen in dem Zitat „Hoffnung läßt nicht zuschanden werden" deutlich und würde vom kognitiv-verhaltenstherapeutisch arbeitenden Psychotherapeuten als Verhaltensanleitung zur Schmerzbewältigung sicher bejaht werden.

Pongratz verweist in seinem eigenen Beitrag z. B. kritisch auf die Gefahr der Chronifizierung des Schmerzproblems durch ein ärztliches Zuviel (bis hin zum Sonderfall der iatrogenen Schädigung durch invasive ärztliche Maßnahmen). Ursache hierfür ist z. T. die immer noch vorherrschende monokausale somatische Sichtweise und die Vernachlässigung psychologischer Faktoren beim Verständnis der Entstehung und Aufrechterhaltung von chronischen Schmerzsyndromen. Aus diesem Grund wird in diesem Sammelband den psychologischen Theorien und Behandlungsmaßnahmen der erste Platz eingeräumt. Erst danach werden die einzelnen medizinischen Schmerzbehandlungsmaßnahmen (didaktisch gut aufbereitet) erläutert.

Der Beitrag zu den psychologischen Theorien und daraus abgeleiteten Behandlungsmaßnahmen von Keeser und Bullinger vermittelt eine umfassende und auch für den psychologischen Laien verständliche Darstellung der Resultate internationaler psychologischer Schmerzforschung und ihrer Anwendungsmöglichkeiten: Einheitlich und dadurch übersichtlich gegliedert (nach allgemeiner Beschreibung, Indikation und Kontraindiktion, technischer Durchführung, Erfolgskriterien, Grad der empirischen Absicherung und Bewertung) werden Psychotherapie, Entspannungsverfahren (PR und AT), Hypnose, Biofeedback, operanter Ansatz (Fordyce), transaktionaler Ansatz (Sternbach), kognitiv-verhaltenstherapeutische Verfahren zur Schmerzbewätigung und speziell das Schmerzimmunisierungstraining dargestellt und gewürdigt.

Der Herausgeber Pongratz sowie die Autoren Eschrich, Linke und Pahde stellen die Schmerzanalyse, Stimulationsverfahren zur Schmerztherapie (einschließlich Akupunktur), Sympathikusblockaden und therapeutische Lokalanästhesie in der Praxis sowie die hausärztliche Betreuung von Malignompatienten dar.

Dieses Buch sollte zur Pflichtlektüre eines jeden gehören, der beabsichtigt, sich der Therapie von Schmerzpatienten zuzuwenden.

Um die Übermittlung von schmerztherapeutischem Wissen geht es auch in folgendem Buch:

Kossmann B, Ahnefeld FW, Bowdler I, Zimmermann M (1986) Schmerztherapie. Kohlhammer, Stuttgart

Das für Mediziner von 3 Anästhesiologen und einem Neurophysiologen verfaßte Buch über Schmerztherapie nennt als sein Ziel, die Leser durch eine Art Rezeptbuch in die Lage zu versetzen, „die Möglichkeiten der Schmerzbehandlung zu nutzen".

Dementsprechend werden die einzelnen organmedizinischen Therapieverfahren minutiös dargestellt. Im Anschluß werden zu 11 ausgewählten Schmerzsyndromen Diagnoseschemata und Therapieleitfäden angeboten. Didaktisch geschickt sind hier die eingeschobenen, wichtigen „Warntafeln", die auf Nebenwirkungen aufmerksam machen (um ein Beispiel zu nennen: Vorsicht bei der Verabreichung von Ergotamin- oder Kombinationspräparaten zur Dauermedikation bei Migräne!).

Zu einer Darstellung aller in der Schmerztherapie einsetzbaren Therapieformen gehört natürlich auch ein Themenkomplex, der im Rahmen der hier unternommenen vergleichenden Buchrezensionen in besonderem Maße unser kritisches Interesse findet: die psychologische Behandlung (Kap. 13, was sich als ein schlechtes Omen erweist). Wenn auf anderen Gebieten ausgewiesene Fachleute hier versuchen, psychologische Interventionsformen bei Schmerzproblemen kurz mit abzuhandeln, so ergibt sich hier wie so oft die Richtigkeit der Volksweisheit, ein Schuster solle bei seinem Leisten bleiben.

Schon die Einführung zu Kap. 13 leidet unter definitorischen Ungenauigkeiten. Man erfährt hier, daß die Schmerzempfindung aus psychologischer Sicht nicht nur als ein rein sensorisches Phänomen betrachtet wird, sondern auch als von kognitiven und motorischen Verhaltensmustern „überlagert" angesehen wird. Auf die Psychologie projiziert zeigt sich hier ein Festhalten an antiquierten medizinischen Vorstellungen, denen zufolge die Schmerzempfindung ursächlich durch eine körperliche Schädigung hervorgerufen wird, die dann sekundär von „etwas Psychischem überlagert" werden kann. Spätestens aber seit der Veröffentlichung der „Gate-control-Theorie" im Jahre 1965 wird sowohl in der Psychologie als auch in der Medizin davon ausgegangen, daß die Schmerzempfindung erst durch ein komplexes interaktives Muster von sensorisch-diskriminativen, kognitiv-evaluativen und affektiv-motivatinalen Faktoren zustande kommt. Im Verlauf eines späteren Chronifizierungsprozesses können die einzelnen Faktoren unterschiedliches Gewicht erlangen, so daß psychologische Faktoren die Nozizeption in den Hintergrund drängen können. Entscheidend an diesem Konzept aber ist, daß es häufig gar keines nozizeptiven Inputs mehr bedarf, um die Schmerzempfindung aufrechtzuerhalten, da über Konditionierungsprozesse entstandene zentral-nervöse Mechanismen an die Stelle der ursprünglichen peripheren nozizeptiven Anteile treten.

Die Vernachlässigung dieses prozeßhaften Charakters der Schmerzentstehung und -aufrechterhaltung und das Festhalten an monokausalen Erklärungsmodellen führt die Autoren dann folgerichtig zuerst immer zur Anwendung verschiedenster somatischer Behandlungsmethoden und erst bei Auftreten von „Therapieresistenz" zur Einstufung psychologischer Prozesse in eine psychopathologische Restkategorie.

So verwundert es auch nicht, wenn im folgenden empfohlen wird, speziell bei hypochondrischen Patienten Schmerzablenkungsstrategien und Meditationsverfahren einzusetzen, mit der Begründung, daß diese Patienten aufgrund einer übersteigerten Selbstaufmerksamkeit dazu neigen, „normale" körperliche Sensationen als Schmerzreize fehlzuinterpretieren. Abgesehen davon, daß eine „echte" psychiatrisch relevante Hypochondrie bei chronischen Schmerzpatienten äußerst selten zu finden ist, bleibt unbestritten, daß die subjektive Überzeugung, ernsthaft erkrankt zu sein, die Aufmerksamkeit für körperliche Mißempfindungen erhöht und so dazu führen kann, daß propriozeptive Reize als Schmerz empfunden werden. Derartige Fehlinterpretationen treten aber häufig erst nach zahlreichen, erfolglos verlaufenen medizinischen Behandlungsversuchen auf, die beim Patienten dazu beitragen, ein monokausales Erklärungsmodell zu fixieren und die innere Suche nach Körpersymptomen zu forcieren.

Die von den Autoren in diesem Zusammenhang bemühte „Signal-Detection-Theorie" besitzt u. E. weder für die hypochondrisch übersteigerte Aufmerksamkeit gegenüber Schmerzreizen noch für die weitaus relevantere Gruppe nichthypochondrischer Patienten mit chronischen Schmerzen hinreichenden Erklärungswert. Bei diesen Formen der Schmerzwahrnehmung geht es nicht um das „Entdecken" schwacher Reize auf dem Hintergrund von „white noise" (sensorisch-diskriminative

Komponente), sondern vielmehr um die Bewertung schmerzhafter Körpersensationen (kognitiv-evaluative Komponente).

Die Autoren verwenden auch sehr einfach strukturierte Vorstellungen hinsichtlich dessen, was unter Ablenkungsstrategien zu verstehen ist. Das Beispiel, „sich durch Kneifen Schmerzen zuzufügen", kann allenfalls als Gegenirritation interpretiert werden.

Generell sind wohl hier die Kenntnisse über psychologische Behandlungsverfahren rudimentär bzw. verlassen nicht den Literaturstand der 70er Jahre. Dies zeigt sich in der Beschreibung verschiedener Verfahren, z. B. der Suggestionsstrategien. Hierunter werden „einfache beschwichtigende Behauptungen" von seiten des Arztes wie „es tut nicht weh", aber auch der Einsatz von Plazebos subsumiert. Der Grund für die Wirksamkeit dieser Verfahren wird u. a. in der charismatischen Ausstrahlung des Arztes oder in der „sozialen Hemmung (des Patienten, Anmerkung des Verfassers), zumindest im äußeren Schmerzverhalten, nicht dem Arzt zu widersprechen", gesehen. Bedauernd wird dann festgestellt, daß diese Strategien nicht wirken, wenn der Arzt keine „attraktive, machtvolle Rolle" einnehmen kann oder der Patient zu selbstbewußt ist.

Einem verhaltenstherapeutisch orientierten Programm zur Beeinflussung maladaptiven Krankheitsverhaltens, dessen Wirksamkeit durch zahlreiche Studien belegt ist, wird zum Abschluß nur unterstellt, es „verurteilt den Aspekt des Krankheitsgewinns aus den Schmerzen als ineffizient und zwingt den Patienten, mit den Schmerzen umzugehen, so, als ob sie für ihn nicht existieren".

Wenn Ärzte so unvollständig über psychologische Arbeitsformen in der Schmerztherapie unterrichtet werden, bleiben viele Patienten auf der Strecke.

Über ein psychologisch-verhaltensmedizinisches Forschungsprojekt auf einem schmerztherapeutischen Teilgebiet, der Therapie der Migräne, berichtet ausführlich und differenziert Gerber:

Gerber W-D (1986) Verhaltensmedizin der Migräne. edition medizin, VCH, Weinheim

In seiner Einleitung weist Gerber darauf hin, daß der Begriff „Verhaltensmedizin" nicht ein Synonym für „Psychosomatik" oder „psychosomatische Medizin" ist, sondern multidisziplinäre Verknüpfung hinsichtlich Erforschung, Prävention und Behandlung einer Erkrankung meint. Gerber gibt schon im Titel seines Buches den Hinweis auf notwendige Korrekturen einiger beim Thema Migräne eingeschliffener gewohnheitsmäßiger Denkungenauigkeiten. Tatsächlich wird, wie Gerber schreibt, in der Medizin „Psychosomatik" meist mit „psychogen" gleichgesetzt. Diese Gleichsetzung hatte hinsichtlich der Migräne zur Folge, daß sie nicht als Krankheit ernst genommen wurde. Da in der Häufigkeitsverteilung ihres Auftretens mehr Frauen als Männer betroffen sind, wurde sie sogar zur typischen Besonderheit „hysterischer" Frauen stilisiert. Der von Gerber favorisierte verhaltensmedizinische Ansatz verzichtet auf die Suche nach einer Typologisierung und richtet sein Erkenntnisinteresse auf konkrete Erlebens- und Verhaltensweisen, die therapierelevante Ansätze zur Veränderung bieten.

„Verhaltensmedizin der Migräne" ist inhaltlich und didaktisch genau gegliedert. Aufbauend auf neueren Befunden zu biochemischen und vaskulären Einflüssen hinsichtlich Ätiologie und Pathogenese wird die Mit- und/oder Auswirkung (persönlichkeits-, entwicklungs- und sozial-) psychologischer Faktoren z. T. anhand eigener Untersuchungen dargestellt. Der umfangreiche Literaturüberblick spiegelt eindrucksvoll das multifaktorielle Bedingungsgefüge der Migräne wider, so daß jede einseitige Betrachtung fallengelassen werden muß.

Besonderes Gewicht bekommen psychophysiologische Befunde und Hypothesen. Eine umfangreiche experimentelle Therapievergleichsstudie des Autors zeigt, daß das „physiologische Lernen" (durch Biofeedbacktraining) in Kombination mit einem Therapieansatz, der auf die Reduktion der sympathischen Stimulation durch Streß ausgerichtet ist, den größten Behandlungserfolg aufweist. Die verhaltensmedizinischen therapeutischen Interventionsebenen waren: Resozialisierung und Dekonditionierung, sympathikotone Regulation und vasokonstriktorische Gegenregulation. Bei 54% der Patienten kam es zu einer Reduktion der Anfallshäufigkeit und Schmerzintensität, bei etwas weniger strengen statistischen Kriterien steigt der Behandlungserfolg sogar auf 80%.

Der Schwerpunkt der Therapie liegt begründetermaßen auf behavioralen Ansätzen. Selbst die tradierte (in der Hauptsache psychoanalytische) Vorstellung von einer „Migränepersönlichkeit" mußte anhand empirischer Daten fallengelassen werden. Wer den Band *Migräne* von Gerber u. Haag (1982, Springer, Berlin) kennt, findet jetzt hier im theoretischen Teil vieles wieder. Der empirische Teil liefert handfeste neue Befunde. (Gerber ist für dieses Buch mit dem Förderpreis für Schmerzforschung und Schmerztherapie ausgezeichnet worden). Forschungsthema wird die Migräne wegen ihrer Komplexität noch auf lange Zeit bleiben.

Hatte sich Gerber den spezifischen Problemen der Migränepatienten gewidmet, so wenden sich Rehfisch, Basler und Seemann den Rheumatikern zu:

Rehfisch H-P, Basler H-D, Seemann H (1989) Psychologische Schmerzbehandlung bei Rheuma. Springer, Berlin Heidelberg New York Tokyo

In Zusammenarbeit mit Raspe und Mattusek gelang den Autoren hier überzeugend die Übertragung von Ergebnissen der Grundlagenforschung in deren praktische Anwendung.

Praktizierenden psychologischen Kollegen wird ein Therapieprogramm für Patienten mit rheumatischen Erkrankungen vorgelegt, das sie hinsichtlich des Inhalts und Ablaufs ohne Veränderungen übernehmen können, da es sowohl dem Therapeuten als auch v. a. dem Patienten gerecht wird. Dies bedarf besonderer Erwähnung, weil viele Therapieprogramme, die aus Forschungsvorhaben hervorgegangen sind, wegen der unverhältnismäßigen Zahl in der Forschung verwendeter paper-und-pencil-Tests in der Praxis weder vom Therapeuten noch vom Patienten zu bewältigen sind. Das Programm basiert auf einem verhaltensmedizinischen Ansatz.

Im ersten Teil finden sich eine Einführung in die Grundlagen psychologischer Schmerzbehandlung bei Rheuma, generelle somatische Fakten zu Ätiologie und Pathogenese und eine Darstellung der unterschiedlichen Typen rheumatischer

Erkrankungen. Es folgen eine Übersicht über Aufklärungsprogramme und Therapiestudien und eine Beschreibung von Entspannungstechniken sowie imaginativer und hypnotischer Verfahren zur Schmerzbehandlung.

Das Therapieprogramm der Autoren wird genau nach Ablauf (12 Sitzungen) und verwendeten didaktischen Begleitmaterialien beschrieben.

Da sich Patienten mit Erkrankungen aus dem rheumatischen Formenkreis oft mit immer wiederkehrenden starken Schmerzen und drohenden körperlichen Verunstaltungen konfrontiert sehen, haben die Autoren die Analyse und Bewältigung angstinduzierender Kognitionen als Programmbaustein aufgenommen.

Durch eine vorgeschaltete Einführungssitzung wird versucht, den allgemeinen Vorbehalt von Patienten mit chronischen Schmerzen gegenüber psychologisch orientierten Therapien abzubauen.

Alle hier verwendeten Techniken können üblicherweise in psychologisch orientierten Schmerztherapien ihre Anwendung finden. Insofern ist das Programm nicht zu spezialisiert, als daß es nicht auch zur Behandlung von Patienten mit anderen chronischen Schmerzsyndromen (z. B. Rückenschmerz oder Spannungskopfschmerz) geeignet wäre.

Die detaillierten und häufig wörtlichen Handlungsanweisungen und die Materialien zur Verlaufsbeobachtung und -kontrolle sind, zumal für weniger erfahrene Therapeuten, eine große Hilfe.

In den beiden Schlußkapiteln legen die Autoren erste Ergebnisse von Evaluationsstudien v. a. mit Patienten mit chronischer Polyarthritis vor (Einjahreskatamnesen).

Zum Abschluß sei auf ein Buch hingewiesen, das sich eines brisanten Teilgebiets der Schmerztherapie annimmt, nämlich der Folgen einer langjährigen Schmerzmittel-(über)medikation:

Mihatsch MJ (Hrsg) (1986), Das Analgetikasyndrom, Folgen des langjährigen Schmerzmittelmißbrauchs, Grundlagen, Klinik, Prävention. Thieme, Stuttgart

Dieses Buch haben 22 Autoren geschrieben, um die Ärzteschaft stärker auf das Analgetikasyndrom aufmerksam zu machen und um zu appellieren, daß „alle Verantwortlichen – Produzent, Gesetzgeber und Konsument – durch ein Bündel sinnvoller Maßnahmen eine vermeidbare Krankheit auch vermeiden".

Einleitend werden aus verschiedenen Aspekten (pharmakologisch, sozioökonomisch, psychologisch/psychiatrisch, hämatologisch) Grundfakten zum Analgetikasyndrom mitgeteilt.

Den breitesten Raum nehmen Informationen über spezifische Analgetikawirkungen auf einzelne Organsysteme (Magen, Niere, Harnwege u. a.) ein (speziell zum wichtigen Thema des medikamenteninduzierten Kopfschmerzes s. auch Diener u. Wilkinson, Hrsg., Springer, Berlin, 1988).

Die Schlußfolgerungen sind in 10 Kernsätzen auf einer Seite (S. 134) zusammengefaßt.

Ärzte wie (z. B. an Medikamentenentzugsprogrammen arbeitende) Psychologen sollten dieses Buch sorgfältig zur Kenntnis nehmen. Denn bisher sind Analgetikaschäden, so wird es im Geleitwort von Zollinger formuliert, „diagnostisch und therapeutisch in den Grauzonen der Medizin angesiedelt. Der Patient spricht nicht darüber, und der Arzt fragt nicht danach."

Versucht man abschließend, einen Gesamtüberblick über alle 15 hier vorgestellten Bücher zu erreichen, so beeindruckt am meisten die Heterogenität der Arbeitsansätze und -schwerpunkte. Eindeutig wachsen die Einzelkenntnisse zum Phänomen Schmerz. In forscherisch expansiven Zeiten bleiben aber oft die auf einer Metaebene angesiedelten, reflektierenden Überlegungen zur Forschungsstruktur unterentwickelt. Die bei Wittchen u. Brengelmann (s. oben) genannten Strukturüberlegungen zu einer Weiterentwicklung und Verbesserung psychologischer Schmerztherapieforschung geben für die Psychologie und Verhaltensmedizin Anhaltspunkte, in welche Richtung die zukünftige Arbeit gehen müßte. Der Dialog zwischen methodischer Strenge und klinischer Praktikabilität wird weitere Akzente setzen. Schmerzforschung wird intensiv weiterbetrieben werden müssen. Es wird wohl deutlich geworden sein, daß dies nur interdisziplinär Erfolg haben kann.

Nachtrag der Schriftleitung:
Nach Abschluß des Manuskripts (Ende 1989) mit der Besprechung von 15 Büchern zum Thema Schmerz aus der Zeit 1982–89 ist ein neues potentielles Standardwerk zur „Psychologischen Schmerztherapie" (Hrsg. Basler, Franz, Kröner-Herwig, Rehfisch und Seemann; Springer-Verlag, Berlin Heidelberg New York Tokyo, 1990, 641 Seiten, 65 Abbildungen, 18 Tabellen) erschienen, das leider nicht mehr in diesem Kontext rezensiert werden konnte, vor allem weil alle Autoren des Rezensionsbeitrages Mitautoren dieses Buches sind. 37 Fachautoren beleuchten in 40 Kapiteln Grundlagen, Diagnostik, Krankheitsbilder und Behandlung vor allem chronischer Schmerzpatienten.

D. Historische Seiten

Sterilität und Schwiegermutter*

H. Roemer

Die 23 jährige Frau, die scheu, ein wenig unsicher und mit leichtem Erröten das Sprechzimmer betritt, gibt zunächst eine längere gynäkologische Vorgeschichte. Die Menstruationsanamnese ist normal: Vor fünf Jahren hat sie eine normale Geburt, vor drei Jahren einen Abortus durchgemacht. Schon zwei Jahre vor dem Partus ist sie wegen einer „Unterleibsentzündung", die aber ohne Fieber verlaufen sein soll, mit Tampons behandelt worden. Vor zwei Jahren war sie nochmals wegen Leibschmerzen, die ebenfalls auf eine Entzündung der Unterleibsorgane zurückgeführt wurden, in ambulanter Behandlung. Schließlich hat sie vor einem Jahr eine Moorbadekur gemacht, um ihre Beschwerden loszuwerden und weil sie sich noch ein Kind wünscht. Trotzdem wurde es schlimmer. Nur während der Kur in Bad Aibling war sie beschwerdefrei. Schon gleich bei der Rückkehr waren die Beschwerden wieder da. Sie klagt: „Ich habe ein wundes Gefühl im Unterleib, hin und her ziehende Schmerzen, auch Kreuzschmerzen, schon sehr lange, vor allem wenn ich stehe. Die Arbeit zu Hause fällt mir schwer. Ich kann meinem Mann im Geschäft nicht mehr helfen. Wenn ich mich aufrege, geht es gar nicht mehr." Später erzählt sie dann, daß sie mühelos längere Fußwanderungen macht. Die Schmerzen sind unabhängig von der Menstruation, sie hat regelmäßig Kohabitationen, die ebenfalls keine Beschwerden machen. Sie kennt das Konzeptionsoptimum und meint, die sekundäre Sterilität hänge mit den Schmerzen und der Unterleibsentzündung zusammen.

Die leptosom-kräftige Frau zeigt ein sehr labiles Vasomotorium. Der geringste Anlaß läßt sie erröten. Sie hat etwas feuchte Hände und einen starken Dermographismus. Die Sehnenreflexe sind leicht gesteigert. Auffallend gering ist der gynäkologische Befund. Außer einer leichten Druckschmerzhaftigkeit der linken Adnexe, die nicht im geringsten verdickt sind, und einer spastischen Verkürzung des linken Sacrouterinligamentes finden sich vollkommen normale Verhältnisse. Die Kreuzschmerzen werden als diffuser Druck in der Sakralgegend angegeben. Sie hat keine Senkfüße, keine Wirbelsäulenveränderungen,

---

* Auszug aus H. Roemer (1953) Gynäkologische Organneurosen. Thieme, Stuttgart, S. 120–123

keinen Hängeleib, also keinen orthopädischen Befund, der für die Kreuzschmerzen verantwortlich gemacht werden könnte. Psychisch fällt die ängstlich-depressive Stimmungslage sofort auf. Auch hypochondrische Ideen kommen bei der Schilderung der Beschwerden zum Vorschein, so daß man von vornherein eher an eine beginnende endogene Depression oder eine Neurose als an ein organisches Leiden denkt. Da der geringe gynäkologische Befund sowohl mit der Vorgeschichte wie mit den vorgebrachten Beschwerden schlecht übereinstimmt, wird die Frau zur Beobachtung in die Klinik aufgenommen. Sie hat kein Fieber, eine normale Leukocytenzahl und eine normale Blutkörperchensenkungsgeschwindigkeit. Eine genauere Anamnese ergibt nun folgendes: Ihr Mann, ein kleiner, stets etwas kränklicher, hypersensibler Psychastheniker ist ihr nicht energisch genug. Es fing schon vor der Ehe an. Die beiden Eheleute waren 10 Jahre verlobt, ehe der Mann sich seiner Mutter gegenüber durchsetzte und die Patientin heiratete. Die Schwiegermutter bestimmt noch heute immer und überall, was zu geschehen hat. Mit ihr bespricht der Mann seine geschäftlichen und privaten Sorgen, während die Frau ganz zur Seite geschoben wird. Sie gilt nichts in der Familie ihres Mannes, und er versteht es nicht, ihr Geltung zu verschaffen, obwohl er seine Frau liebt und die Eheleute in gutem Einvernehmen leben. Er ist zu gutmütig, zu weich und empfindlich, um Streit mit der eigenen Mutter anzufangen. Der Patientin selbst sind die Hände gebunden, weil ihr Mann auf jede Aufregung mit einer Gastritis reagiert und gesundheitlich nicht auf der Höhe ist. Um ihn nicht zu kränken, hat sie es nie gewagt, mit ihrem Mann offen über ihre Not zu sprechen. Diese Situation hat sich in den letzten Jahren mehr und mehr zugespitzt und ist für die Patientin fast unerträglich geworden, seit ihre eigene Mutter, die als alleinstehende Frau in die gleiche Stadt gezogen ist, ebenfalls unter dem Boykott der Schwiegermutter zu leiden hat.

Eine Aussprache mit dem ebenfalls sehr empfindsamen, etwas schizoiden Ehemann hat ein günstiges Ergebnis. Er ist intelligent und differenziert genug, um die Zusammenhänge zu verstehen, und bemüht sich in der Folgezeit, seiner Frau die ihr gebührende Stellung in seiner Familie zu verschaffen. Im Laufe eines halben Jahres, währenddessen die Entwicklung durch gelegentliche Aussprachen mit einem oder dem anderen der beiden Ehepartner kontrolliert wird, verlieren sich die Beschwerden der Frau vollständig. Eine Schwangerschaft tritt jedoch nicht ein. Der Ehemann wird untersucht und zeugungsfähig befunden. Eine Tubendurchblasung ist vorgesehen. Da stirbt die Schwiegermutter, und damit ist der ständige seelische Druck, der auf der Frau besonders in den letzten drei Jahren gelastet hat, gewichen. Aber nun versucht die unverheiratete Schwester des Mannes, die Lehrerin ist, das Erbe der Mutter anzutreten und verlangt, in den Haushalt des Bruders aufgenommen zu werden. Die Patientin tritt daraufhin erstmalig aus ihrer Reserve heraus und bleibt in einer einmaligen und endgültigen Auseinandersetzung mit dem Mann und der Schwägerin Siegerin.

Die Schwägerin zieht sich nun ganz von den beiden zurück. Zwei Monate nach dem Tod der Schwiegermutter wird die Patientin schwanger, ohne daß irgendeine Sterilitätsbehandlung durchgeführt worden wäre. Schwangerschaft und Geburt verlaufen normal. Die Frau ist auch nach dem Partus nunmehr zwei Jahre beschwerdefrei geblieben.

Fragen wir uns rückblickend, wie die richtige Diagnose gestellt werden konnte, so kann man sagen: durch das Zusammentreffen von drei Symptomgruppen, die nur als pathologische Erlebnisreaktion auf einen Nenner zu bringen sind. Die erste und wichtigste besteht aus den gynäkologischen Symptomen, denen ein entsprechender Organbefund fehlt. Die zweite Gruppe umfaßt die psychischen Veränderungen, die man als leichte reaktive Depression mit hypochondrischem Einschlag charakterisieren kann. Die Depression ist also als psychoneurotisches Symptom zu deuten. Die dritte Gruppe, nämlich die vasomotorischen Symptome, ist am wenigsten spezifisch, aber im Zusammenhang mit den übrigen beiden Symptomgruppen außerordentlich charakteristisch für eine Neurose. Die sekundäre Sterilität kann natürlich nur ex juvantibus als Ausdruck der Neurose gedeutet werden. Der zeitliche Zusammenhang zwischen dem Tod der Schwiegermutter und der Konzeption ist aber so eklatant, daß in diesem Falle die psychogene Sterilität als erwiesen gelten kann. Möglicherweise war der Abortus vor drei Jahren ebenfalls Folge einer „Aufregung", also psychogen. Die Angaben sind jedoch für eine Beweisführung zu spärlich. Für das Zustandekommen einer psychogenen Sterilität lassen sich drei Möglichkeiten denken:

1. Eine Störung der Eireifung auf neuro-hormonalem Wege, die S t i e v e nachgewiesen hat. Sie ist in unserem Falle nicht sehr wahrscheinlich, da die Frau regelmäßig menstruiert war und in der für sie schwierigen Situation einmal konzipiert hatte (Abortus vor drei Jahren). 2. Funktionelle Hemmungsmechanismen bei der Konzeption selbst und 3. Eine Motilitätsstörung der Tuben, an die man in Analogie zur psychogenen Obstipation denken kann.

Sie werden mich vielleicht fragen, worin in diesem Falle die Psychotherapie bestand, denn offenbar hat doch erst der Tod der Schwiegermutter die endgültige Heilung der Neurose ermöglicht. Die ärztliche Aufgabe bestand darin, der Patientin die Ursache ihrer Neurose bewußt zu machen und ihr zu zeigen, daß sie ohne Widerstand zu leisten und den Kampf mit der Familie des Mannes aufzunehmen nicht gesunden kann. Sie mußte ihre falsche, übertriebene Rücksichtnahme auf die Gefühle ihres Mannes überwinden, um sich im entscheidenden Moment durchzusetzen und sie erfuhr zu ihrer Überraschung, daß ihr Mann ihre Haltung billigte. Es ging darum, die äußere Situation durch Aussprachen mit dem Ehemann zugunsten der Patientin zu ändern, gleichzeitig ihr Selbstvertrauen und ihre Selbstsicherheit wieder herzustellen und sie aus ihrer Passivität herauszuholen. Nicht die äußeren Umstände allein, sondern ihr Zusammentreffen mit einer übermäßig empfindsamen Persönlichkeit (psych-asthenische Konstitution s. S. 10) führten hier zu einer Neurose, die ihrer Struktur nach eine *Überschneidung von Situations- und Persönlichkeitsneurose* (Schichtneurose I. H. S c h u l t z) darstellt.

Das Kernproblem dieser Neurose war, den Kontakt zwischen den beiden Eheleuten wieder herzustellen, der zwar durch äußere Begebenheiten verlorengegangen war, aber infolge der Charaktereigenschaften beider Partner ohne ärztliche Hilfe nicht wiedergefunden werden konnte.

Jahrbuch der medizinischen Psychologie
Band 6, Psychologische Probleme in der Humangenetik

E. Brähler, A. Meyer (Hrsg.)

Über den Inhalt des nächsten Bandes

Das Schwerpunktthema von Band 6 sollte ursprünglich in den vorliegenden Band mit aufgenommen werden, doch dies ließ sich wegen des Umfanges nicht realisieren. Es werden dort v. a. psychologische Probleme in der Humangenetik und in der pränatalen Diagnostik abgehandelt. Drei Beiträge liefern dazu eine Problemdarstellung bzw. einen Problemaufriß.

Der erste Beitrag von Maria Reif und der Arbeitsgruppe in Ulm bietet eine umfassende Darstellung der psychologischen Probleme, die sich aus der Schwangerschaftsdiagnostik durch Amniozentese und Chorionzottenbiopsie für die Schwangeren ergeben.

Gerhard Wolff befaßt sich in seinem Beitrag mit psychologischen Aspekten der prädiktiven Diagnostik bei der Huntingtonschen Krankheit, wobei besonders auf die „Risikopersonen" eingegangen wird.

Manfred Endres schildert Probleme der humangenetischen Beratung aus psychoanalytischer Sicht; es geht dabei um die häufige Vermischung von persönlichen psychischen Schwierigkeiten mit der genetischen Problematik.

Drei Beiträge sind empirischen Untersuchungen zur pränatalen Diagnostik und Beratung gewidmet: John Weinmann präsentiert einen Überblick der empirischen Untersuchungen und zeigt auf, mit welchen psychologischen Problemen die verschiedenen Stadien pränatal-diagnostischer Untersuchungen verbunden sind. Susanne Bauer und die Gießener Arbeitsgruppe stellen Ergebnisse einer Befragung von schwangeren Frauen über 34 Jahre vor, die eine Chorionzottenbiopsie oder eine Amniozentese durchführen ließen. Ziel der Untersuchung ist ein Einblick in die Motivationslage, durch die die Art der Diagnostik beeinflußt wird. Wolfgang Kroner und Christine Scholz aus München beschreiben die interaktive Herstellung von Risiko in genetischer Beratung vor pränataler Diagnostik.

Die folgenden Beiträge befassen sich mit Problemen der Betreuung: Marianne Ringler und Martin Langer beschreiben das „Wiener Modell", ein interdisziplinäres Betreuungskonzept für werdende Eltern bei der Diagnose „fetale Mißbildung". Astrid Bühren und die Arbeitsgruppe aus Homburg/Saar berichten über den Umgang mit psychologischen Problemen in der Humangenetik, aufgezeigt an der Betreuung von Ratsuchenden mit Ullrich-Turner-Syndrom und anderen Geschlechtschromosomenanomalien.

Das Schwerpunktthema wird abgeschlossen mit einem Beitrag zu ethischen Aspekten: Irmgard Nippert setzt sich kritisch mit der normativen Bewertung genetisch bedingter Behinderung auseinander.

Der forschungsstrategische Beitrag dieses Jahrbuches von Harry Schröder befaßt sich mit tätigkeitspsychologischen Orientierungen für die medizinische Psychologie.

Im Rezensionsteil werden 15 meist neuere deutschsprachige Lehr- und Übersichtsbücher zur Psychosomatik von Burkhard Brosig und Regina Woidera kritisch gewürdigt.

Das Buch endet mit den "Historischen Seiten", die einen Text aus einem Lehrbuch der Humangenetik aus der Zeit des Nationalsozialismus wiedergeben.

Hinweise für Autoren

In der Regel werden die Manuskripte von der Schriftleitung angefordert; daneben können Beiträge und Vorschläge für Schwerpunktthemen an die Adresse eines der Schriftleiter (siehe Seite I) eingereicht werden.

Bedingungen für die Einsendungen: Manuskripte sind in 2facher Ausfertigung 2zeilig maschinengeschrieben mit breitem Rand einzureichen. Sie müssen formal und inhaltlich einwandfrei sein und dürfen den Umfang von 25 Manuskriptseiten (2zeilig beschrieben, mit 33 Zeilen à 65 Anschläge) einschließlich Literaturverzeichnis und Abbildungen nicht überschreiten. Die Schriftleitung behält sich das Recht vor, ihr notwendig erscheinende sprachliche Verbesserungen vorzunehmen. Gegebenenfalls wird das Manuskript zum Neuschreiben an den Autor zurückgeschickt. Voraussetzung für die Einreichung eines Manuskriptes an die Schriftleiter ist, daß die Arbeit noch nicht publiziert oder an anderer Stelle zur Publikation eingereicht wurde. Die endgültige Annahme des Manuskriptes kann erst erfolgen, wenn die oben genannten Bedingungen erfüllt sind.

Gestaltung der Manuskripte: Sie sollen kurz und präzise abgefaßt werden, überflüssige Literaturhinweise und doppelte Darstellungen in Abbildungen, Tabellen und Text sind zu vermeiden. Die Beiträge sollen durch Zwischenüberschriften gegliedert sein. Die gewünschte Position von Abbildungen und Tabellen ist am Rand der Manuskriptseite anzugeben.

Am Anfang des Beitrages – unter dem Titel – erscheint der Name des Autors (Vor- und Zuname) und seine komplette (Instituts-)Adresse, gefolgt von einer kurzen deutschen Zusammenfassung und einem englischen Summary.

Fußnoten werden fortlaufend numeriert. Ausnahme: Fußnoten, die sich auf den Beitragstitel oder auf den Autor beziehen; sie werden mit * versehen.

Literatur: Alle im Text zitierten Arbeiten – *und nur diese* – sind in einem Literaturverzeichnis aufzuführen. Im Text sollen Autorenname und Erscheinungsjahr angegeben werden. Arbeiten, die im selben Jahr erschienen sind, werden durch den Zusatz a, b, c etc. hinter der Jahreszahl (z. B.: 1981a) gekennzeichnet. Das Literaturverzeichnis muß alphabetisch geordnet sein.

Bei Zeitschriftenbeiträgen sind anzugeben: Sämtliche Autorennamen mit nachgestellten Initialen, Jahreszahl, vollständiger Beitragstitel, abgekürzter Titel der Zeitschrift (gemäß Index Medicus), Bandnummer, erste und letzte Seitenzahl. Bei Monographien sind anzugeben: Sämtliche Autorennamen mit nachgestellten Initialen, Jahreszahl, vollständiger Buchtitel, Auflage, Verlag, Verlagsort. Bei Beitragswerken, Handbüchern, Reihen und Symposien sind anzugeben: Autorennamen mit nachgestellten Initialen, Jahreszahl, Beitragstitel, Herausgeber, Buchtitel, Verlag, Verlagsort, erste und letzte Seitenzahl.

Beispiele:
Beckmann D (1984) Grundlagen der Medizinischen Psychologie. Vandenhoeck & Ruprecht, Göttingen
Steingrüber HJ (1974) Grundlagen psychischer Störungen. In: Kerekjarto M von (Hrsg) Medizinische Psychologie. Springer, Berlin Heidelberg New York, S 219–251
Zenz H (1978) Professionelle Aspekte der Schwesternrolle. Med Psych 3:229–230

Abbildungen: Zahl und Größe der Abbildungen sind auf das zum Verständnis der Arbeit nötige Minimum zu beschränken. Erläuterungen zu Abbildungen, die als Bildlegenden gebracht werden, sollen nicht im Text wiederholt werden. Numerische Daten sollen nicht doppelt in Diagrammen und Tabellen erscheinen. Farbabbildungen werden in der Regel nicht veröffentlicht, es sei denn, der Autor trägt die Kosten. *Strichabbildungen:* Einzureichen sind qualitativ einwandfreie Hochglanzabzüge in der gewünschten Endgröße, mit deutlich lesbarer Beschriftung. (Schrifthöhe 2 mm). *Halbtonabbildungen:* Einzureichen sind kontrastreiche Hochglanzabzüge, rechtwinklig in der gewünschten Endgröße beschnitten (Beschriftung: 3 mm Schrifthöhe).

Legenden: Jede Abbildung ist kurz und verständlich zu beschreiben. Bemerkungen wie „Erläuterungen siehe Text" sind zu vermeiden. Legenden werden auf einem gesonderten Blatt aufgeführt.